疾患別
看護過程セミナー

上巻

サイオ出版

執筆者一覧（執筆順）

- 成澤　幸子 ●新潟医療技術専門学校看護学科学科長
- 吉永　純子 ●徳島文理大学保健福祉学部看護学科教授
- 森　　菊子 ●兵庫県立大学看護学部教授
- 山田　幸宏 ●昭和伊南総合病院健診センター長
- 間瀬　由記 ●神奈川県立保健福祉大学保健福祉学部看護学科教授
- 佐藤　朝美 ●横浜市立大学医学部看護学科准教授
- 児玉千代子 ●東海大学医学部看護学科准教授
- 三枝香代子 ●千葉県立保健医療大学健康科学部看護学科准教授
- 内野　恵子 ●国際医療福祉大学小田原保健医療学部看護学科講師
- 笹野　幸春 ●順天堂大学保健看護学部助教
- 市村久美子 ●茨城県立医療大学保健医療学部看護学科教授
- 石井真紀子 ●岩手保健医療大学看護学部講師
- 瀬尾　昌枝 ●順天堂大学医療看護学部助教
- 田村　綾子 ●徳島大学大学院医歯薬学研究部教授
- 林　　裕子 ●北海道科学大学保健医療学部看護学科教授
- 木島　輝美 ●札幌医科大学保健医療学部看護学科講師

はじめに

　いかに看護展開をするか、を考えるための最良の道しるべ。それが本書のスタイルです。臨地実習の場面で遭遇する疾患を精選し、病態生理から看護展開までを詳述しました。臨床現場での典型的な事例をもとに、看護展開を行っている点、どの専門領域の実習でも活用していただけるよう、多くの領域を網羅し、手術期、慢性期といった経過や、年齢、性別などにおいて、幅広い事例を取り上げました。

　本書で登場する患者について、イメージを膨らませながら、アセスメントのポイントや情報収集とアセスメント、関連図、看護上の問題、看護計画について、根拠や原理を十分に示しながら、具体的に、詳しく取り上げています。知識をただ暗記するのではない、看護を実践するうえで不可欠な思考力、応用力を養うことができます。

　まずはじめに、「病態生理」として、疾患の病態、症状、検査、診断、治療についてわかりやすく解説してあります。正常な組織や臓器が疾患によってどのように変化しているのか、基本的なイメージをつかめるようにしました。その結果として、それぞれの疾患に特有な症状がなぜ生じるのかが、理解しやすくなっています。さらに検査について解説し、基本的な治療法から最新のものまでを紹介しました。

　次に「看護プロセス」では、臨床でよく出合う患者例を設定して、アセスメントのポイント、情報収集とアセスメント、関連図、看護上の問題、看護計画まで、一連の看護過程の展開に沿って、具体的で実践的な知識を詳しく取り上げました。とくに、アセスメントのポイントでは、一般的な視点だけでなく、間違えやすいポイント、条件が変わる場合についても解説してあります。看護計画ではそれぞれの計画を立てた根拠や理由が詳細に載っていますので、臨地実習で疑問にぶつかったり、指導者の質問に答えられなかったとき、その答えは必ず本書のなかにみつかるでしょう。

　また、見開き2ページにわたる「ナーシング・ケアマップ」は、患者の病状や治療、看護の経過が表の形式で示されていて、一目瞭然です。臨地実習に持っていき、患者が今どの段階にいるのかを確認し、今後どのようなケアを行えばよいのかチェックする、という使い方もできます。

　本書は『疾患別看護過程セミナー統合改訂版』をベースに、医療の動向を踏まえ、治療法、分類、疫学的データなどを最新のものに刷新したものです。

サイオ出版編集部

疾患別看護過程セミナー 上巻 目次

呼吸器

① 肺炎
病態生理 成澤幸子—6　　看護プロセス 吉永純子—12

② 慢性閉塞性肺疾患
病態生理 成澤幸子—26　　看護プロセス 森 菊子—32

③ 肺がん
病態生理 山田幸宏—44　　看護プロセス 間瀬由記—54

循環器

④ 心不全
病態生理 山田幸宏—68　　看護プロセス 成澤幸子—76

⑤ ファロー四徴症
病態生理 佐藤朝美／児玉千代子—88　　看護プロセス 佐藤朝美／児玉千代子—94

⑥ 狭心症
病態生理 山田幸宏—106　　看護プロセス 三枝香代子—114

⑦ 心筋梗塞
病態生理 山田幸宏—126　　看護プロセス 内野恵子／笹野幸春—132

消化器

⑧ 胃がん
病態生理 山田幸宏—144　　看護プロセス 市村久美子—152

⑨ 大腸がん
病態生理 山田幸宏—164　　看護プロセス 石井真紀子—172

⑩ 肝硬変
病態生理 山田幸宏—184　　看護プロセス 瀬尾昌枝—190

脳血管

⑪ くも膜下出血
病態生理 山田幸宏—204　　看護プロセス 田村綾子—210

⑫ 脳梗塞
病態生理 林 裕子／木島輝美—222　　看護プロセス 林 裕子／木島輝美—230

索引—————243

呼吸器

①肺炎
②慢性閉塞性肺疾患
③肺がん

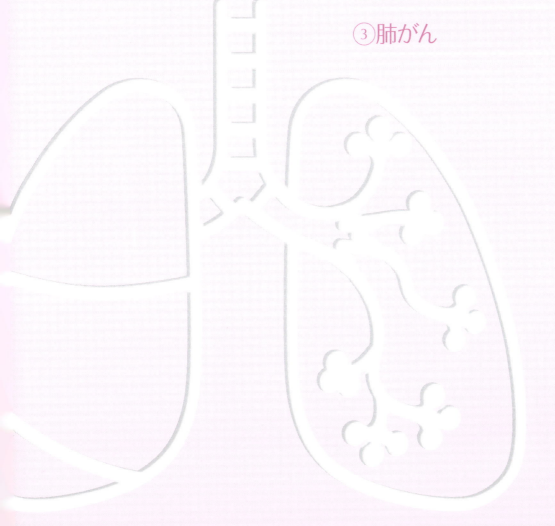

pneumonia

1 肺炎

病態生理

肺炎は2011年に脳血管疾患に代わり、死因第3位となったきわめてリスクの高い疾患である。人口の高齢化と医療の高度化に伴い易感染性患者が増加しており、とくに基礎疾患をもつ場合は重症化しやすい。病原微生物の感染症である肺炎の原因菌は多岐にわたり、近年、耐性菌やSARSなどの新興感染症の発生からその重要性が注目されている。肺炎の治療は抗菌療法が中心であるが、適切な抗菌薬の選択とともに感染防止が重要である。

❗学習 Check Point

- □ 肺胞におけるガス交換
- □ 感染防御機構
- □ 肺胞組織の病原微生物感染
- □ 肺組織の炎症による呼吸器症状
- □ 肺組織の炎症による全身症状
- □ 原因菌推測の手がかりとなる生活背景
- □ エンピリック治療と補助療法
- □ 感染予防対策

肺炎の病態

1 肺炎とは

肺炎は**肺実質（肺胞）の炎症**である（図1-1）。その病態像は肺胞内が炎症性滲出物で置換された状態（肺胞性肺炎）、または肺胞壁（間質）に炎症性細胞が浸潤した状態（間質性肺炎）を示す。原因の多くは**病原微生物**（ウイルスや細菌、真菌など）であるが、食物残渣・唾液・胃内容物の逆流などの誤嚥でも発生する。ほかに膠原病関連疾患や粉塵、薬物・毒物、放射線などの刺激によってもひき起こされる。また、急性から慢性の経過で肺実質の線維化によって肺線維症に至ると、肺が固く膨らみにくくなる**拘束性換気障害**を起こす（図1-2）。

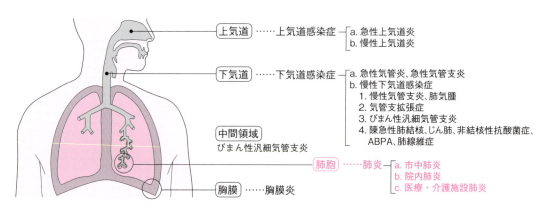

図1-1 呼吸器感染症の分類

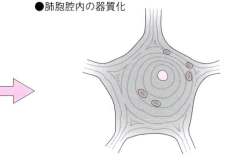

●肺炎　　　　　　　　　　　●肺胞腔内の器質化

滲出液、赤血球、好中球を主とした　　肺胞内への滲出液、多核白血球の出現、その器質化
炎症細胞の出現　　　　　　　　　　（肉化）は肺胞腔内に起こるものである

図1-2 肺胞の線維化

表1-1 医療・介護関連肺炎（NHCAP）の定義

1. 長期療養型病床群もしくは介護施設に入所している
2. 90日以内に病院を退院した
3. 介護を必要とする高齢者、身障者
4. 通院にて継続的に血管内治療（透析、抗菌薬、化学療法、免疫抑制薬等による治療）を受けている

（日本呼吸器学会編：医療・介護関連肺炎診療ガイドライン、p.7、2011、http://www.jrs.or.jp/uploads/uploads/files/photos/1050.pdf）

2 分類および原因

近年では肺炎は、原因微生物による**定型肺炎**（細菌性肺炎）と**非定型肺炎**（非細菌性微生物による肺炎）に、また発症の場による**市中肺炎**と**院内肺炎**、**医療・介護関連肺炎**（表1-1、図1-3）に分類される。市中肺炎は一般社会生活者に発症した場合で、院内肺炎は入院後48時間以上を経て発症した場合、その中間的な存在の医療施設で発症した場合をいう。その他、免疫能低下による**日和見感染性肺炎**がある。予後は基礎疾患の重症度に左右されるが、一般に良好である。

一方、急性あるいは慢性に肺実質に線維化をひき起こす間質性肺炎は、原因不明の特発性間質性肺炎や膠原病関連肺疾患、原因の明確な過敏性・感染性・放射線性・薬剤性肺炎などに分類される。しかし、診断が困難で特異的治療法がなく、予後は不良である。

3 症状

市中肺炎は感冒に引き続いて起こったり、突然の**悪寒・発熱**で発症し、**全身倦怠感・食欲不振・頭痛・発汗**を伴う。また、咳・喀痰（粘液性から膿性、肺炎球菌肺炎ではさび色）・胸痛・頻呼吸・呼

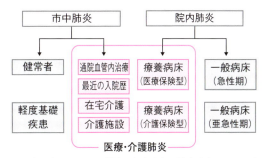

高齢者を中心とした、単純な市中肺炎や院内肺炎ではない症例が多く含まれる

図1-3 市中肺炎、院内肺炎、医療・介護関連肺炎の分類

〔今村 圭文、河野 茂肺炎診療ガイドライン：日本における総括と今後への展望、日本内科学会雑誌、104（10）：2232、2015より改変〕

吸困難などの呼吸器症状がみられる。脈拍は一般的に**頻脈**である。しかし、ウイルスやマイコプラズマ、クラミジア、レジオネラによる肺炎では徐脈が認められ、病変部の肺胞呼吸音は減弱、消失する。

高齢者では脱水を伴い、意識レベルの低下が現れ、症状がはっきりしないことがある。

重症例では意識混濁、筋肉痛、下痢、嘔吐、チアノーゼを起こす。

院内肺炎では基礎疾患の症状が前面に現れるため、肺炎症状の出現がわかりにくいことがある。低

表1-2 喀痰検査

●ミラーとジョーンズの分類（喀痰の肉眼的評価）

M1	膿を含まない、粘性痰のみ
M2	粘性痰の中に膿性痰を少量含む
P1	膿性痰で、膿性部分が3分の1以下
P2	膿性痰で、膿性部分が3分の1～3分の2
P3	膿性痰で、膿性部分が3分の2以上

※Mは粘液mucous、Pは膿pusを表す。M1とM2は唾液が多いため、細菌検査には適さないとされる

●検体の採取方法

非侵襲的	喀出痰：水道水でうがいをした後、採取 誘発喀痰：ネブライザー吸入後、採取 吸引喀痰（ETA）
侵襲的	血液培養 経気管吸引法（TTA） 気管支肺胞洗浄法（BAL） PSB（protected-specimen-brushing） 経気管支肺生検（TBLB） 経皮的肺生検 開胸肺生検

（文献4から改変）

酸素血症の急速な進行、呼吸困難、発熱、意識レベルの低下が現れる。

肺炎の検査

●胸部X線検査
気管支支配区域に沿って不均等性浸潤影が多くみられる。

●CT検査
非感染性の心不全、無気肺、肺梗塞などとの鑑別や陰影の性状や広がりを知るために用いられる。

●血液検査
C反応性タンパク（CRP）、赤沈、乳酸脱水素酵素（LDH）など炎症を反映する検査値の亢進・上昇と白血球の増多がみられるが、非細菌性肺炎（ウイルスやマイコプラズマ、クラミジア）ではこれがみられず、肝逸脱酵素（AST [GOT]、ALT [GPT]）が上昇する。

●検尿
発熱性タンパク尿、脱水による高比重がみられる。

●動脈血ガス分析
初期に低酸素血症に伴う過呼吸で低二酸化炭素血症とアルカローシスが進行すると、高二酸化炭素血症による呼吸性アシドーシスになる。

●喀痰検査
原因微生物の見極めには、最も容易な喀痰が用いられる。また、その適正評価はミラーとジョーンズの分類（表1-2）を用いる。しかし、マイコプラズマやクラミジア、レジオネラによる肺炎では、動物との接触歴、生活環境、糖尿病やアルコール多飲者などが原因微生物の推測に重要な因子であるので、その聴取も必要である。

肺炎の重症度分類

初診時の重症度分類は、その後の治療方針決定に重要である。とくに高齢者は心・呼吸器疾患や糖尿病、脳血管障害などの基礎疾患をもち重症化することから、早期対応が求められる。日本呼吸器学会の重症度の判定基準を表1-3に示す。

肺炎の治療

病原微生物に対する**抗菌化学療法**が主体になる。しかし、起因菌を同定するまでには数日、薬剤感受性試験の成績が判明するまでに数日～数十日かかる。そのため、とくに重症肺炎の場合には起因菌が何かを確定する前に、病原微生物を推定して治療を開始する必要がある。これをエンピリック治療（empiric therapy、表1-4）とよぶ。それと同時に必要に応じて安静、栄養補給、電解質のバランス調整、脱水の是正などの補助療法が重要になる。また、低酸素血症を認める場合は酸素投与を考慮する。とくに院内肺炎では手指消毒などをはじめとする感染予防対策、また誤嚥性肺炎を起こしやすい高齢者や脳血管障害者などの嚥下障害者への口腔ケアや体位の調整など誤嚥防止対策も大切である。

表1-3 肺炎の重症度分類

●検査成績による肺炎の重症度判定

	軽症	中等度	重症
判定項目	3項目中2項目以上に該当	軽症と重症のいずれにも該当しない	3項目中2項目以上に該当
白血球	<10,000/μL		≧20,000/μLあるいは<4,000/μL
CRP	<10mg/dL		≧20mg/dL
PaO_2	>70Torr		≦60Torr、SpO_2≦90%

附記：下記に該当する場合は重症度を一段重く判定する
1. 65歳以上の症例で外来通院が困難な症例
2. 感染症の経過および治療効果に重大な影響を及ぼすと考えられる基礎疾患・合併症を有する症例

●身体所見、年齢による肺炎の重症度分類（A-DROPシステム）

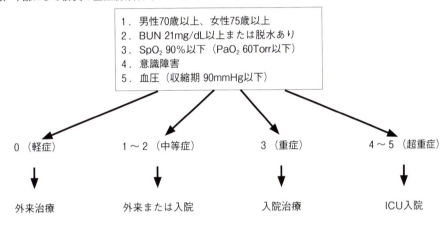

表1-4 エンピリック治療

●インフルエンザ流行時（肺炎球菌、インフルエンザ菌、黄色ブドウ球菌）	ペニシリン系薬、β-ラクタマーゼ阻害薬配合ペニシリン系薬、フルオロキノロン系薬
●慢性呼吸器疾患・感染反復（肺炎球菌、インフルエンザ菌、モラクセラ、緑膿菌）	経口フルオロキノロン系薬、β-ラクタマーゼ阻害薬配合ペニシリン系薬
●脳血管障害・誤嚥性肺炎、口腔病変・肺がんなどの閉塞性病変（嫌気性菌）	クリンダマイシン、β-ラクタマーゼ阻害薬配合ペニシリン系薬、カルバペネム系薬
●糖尿病（肺炎球菌、グラム陰性桿菌）	第3世代セフェム系薬、カルバペネム系薬
●温泉旅行・循環式風呂（レジオネラ菌）	マクロライド系薬、フルオロキノロン系薬、リファンピシン
●鳥類との接触（オウム病、クラミジア）	テトラサイクリン系薬
●家畜や妊娠している猫との接触（Q熱、コクシエラ）	テトラサイクリン系薬
●長期のステロイド剤投与中、HIV感染症のリスクファクターをもつ人	複数の病原体を想定したエンピリック治療を開始

（文献1から改変）

引用・参考文献
1）肺炎と気道感染症新しいガイドラインに沿った実地診療、内科総合誌、19(11)、文光堂、2002
2）田中健彦編：呼吸器疾患ナーシング、JJNブックス、医学書院、1994
3）呼吸器感染症に関するガイドライン成人院内肺炎診療の基本的考え方、日本呼吸器学会、2002
4）泉孝英編：標準呼吸器病学、医学書院、2000
5）新しい市中肺炎ガイドライン、医学のあゆみ、217(2)、2006
6）日本呼吸器学会編：医療・介護関連肺炎診療ガイドライン、日本呼吸器学会、2011
7）浅野浩一郎ほか：呼吸器、第14版、系統看護学講座 専門分野Ⅱ、成人看護2、医学書院、2017

肺炎患者のナーシング・ケアマップと関連図

	急性期	回復期（発熱がみられなくなり、炎症症状が改善した時期）	退院前
安静度	ベッド上安静、終日臥床安静	病棟内歩行許可	活動制限なし、外出や外泊の許可
治療方針	肺炎の診断および薬物療法（解熱薬、抗生剤静注の開始）	早期離床と体力の回復、全身状態の改善	全身状態の安定
ケアのポイント	□心身の安静を保ち、酸素消費量を最小にする □エネルギーの消耗を最小限に抑える □発熱、炎症症状による苦痛の緩和 □二次感染、合併症の予防	□体力の回復 □二次感染、合併症の予防 □炎症症状の再燃の予防	□再発予防 ・感染予防、生活指導 ・基礎疾患の自己管理方法 ・継続の薬物療法に関する指導（内服薬、吸入方法）
目標	・発熱による心身の苦痛の緩和 ・安静時の呼吸困難が改善する ・効果的な気道浄化方法による気道のクリアランス ・安静時にガス交換の障害がみられない ・心身の苦痛に対する不安に対する援助	・労作時の呼吸困難がみられない ・活動範囲の拡大 ・咳嗽や喀痰が減少する ・回復を助けるために十分な休息、睡眠をとる援助 ・活動負荷によるガス交換の障害がみられない	・呼吸困難が消失する ・咳嗽や喀痰が減少、あるいは消失する ・安定したガス交換 ・退院後の生活に適応できるための体力回復 ・再発予防のための知識と方法の獲得
指標	□検査値：CRP（C反応性タンパク）、WBC（白血球数）が改善する □血液ガス値が改善する □胸部X線所見の改善 □咳嗽が減少する □喀痰が減少する □酸塩基平衡、電解質異常が改善する □喀痰の性状（膿性、濃黄色、黄褐色から黄色へ）	□検査値が基準値になる、あるいは近づく □血液ガス値が基準値になる、あるいは近づく □胸部X線上の炎症所見が消失する □咳嗽が減少する □喀痰が減少する □酸塩基平衡、電解質バランスが基準値に近づく □喀痰の性状（膿性⇒粘液性、黄褐色、黄色⇒白色）	□検査値が基準値、あるいは入院前の値 □血液ガス値が基準値、あるいは入院前の値 □胸部X線上に異常所見がない □咳嗽がない、あるいはほとんどみられない □喀痰がない、あるいは入院前の状態になる □酸塩基平衡、電解質バランスが基準値になる □喀痰の性状（白色の粘液性、透明な漿液性）
観察	□バイタルサイン、発熱、頻脈、動悸、息切れ □呼吸困難、呼吸音、呼吸数、呼吸パターン □咳嗽の回数、頻度、咳嗽による疲労度 □喀痰の量、性状、喀出困難度 □食事摂取量、水分出納 □腹満感、胃部膨満感、疲労感	□バイタルサイン、発熱、頻脈、動悸、息切れ □呼吸困難、呼吸音、呼吸数、呼吸パターン □咳嗽の回数、頻度、咳嗽による疲労度 □喀痰の量、性状、喀出困難度 □食事摂取量、水分出納 □腹満感、胃部膨満感、疲労感	□バイタルサイン □呼吸困難、呼吸音、呼吸数、呼吸パターン □咳嗽の回数、頻度、咳嗽による疲労度 □喀痰の量、性状、喀出困難度 □食事摂取量、水分出納 □腹満感、胃部膨満感、疲労感
検査	□血液検査：血算、生化学、炎症反応 □動脈血液ガス値、SpO_2、酸塩基平衡、電解質バランス □喀痰培養、血液培養、胸部X線	□血液検査：血算、生化学、炎症反応 □動脈血液ガス値、SpO_2、酸塩基平衡、電解質バランス □胸部X線	□血液検査：血算、生化学、炎症反応 □SpO_2、酸塩基平衡、電解質バランス □胸部X線

	急性期	回復期（発熱がみられなくなり、炎症症状が改善した時期）	退院前
治療	□酸素療法（効果的な酸素吸入） □抗菌薬の静脈投与 □去痰薬、鎮咳薬 □必要時：強心薬、利尿薬、胃腸薬	□酸素療法（吸入酸素量の減少） □抗菌薬の静脈投与から内服投与に移行 □去痰薬、鎮咳薬 □必要時：強心薬、利尿薬、胃腸薬	□酸素療法は不要、あるいは在宅酸素療法へ移行 □抗菌薬の中止 □去痰薬、鎮咳薬 □必要時：強心薬、利尿薬、胃腸薬
食事	□消化吸収のよい食品、刺激の少ない食品 □少量で栄養価の高い物 □食欲低下時は患者の嗜好を十分取り入れる	□消化吸収のよい食品、刺激の少ない食品 □栄養価の高い物 □食欲低下時は患者の嗜好を十分取り入れる	□食欲が回復していれば、制限はなし
清潔	□ベッド上清拭、部分浴 □口腔ケア（とくに発熱時、食欲不振時は留意して実施）	□呼吸状態、SpO_2が不安定な間はベッド上清拭、部分浴 □洗面、口腔ケアは休息をとりながら、洗面所で自分で実施 □呼吸状態、SpO_2が安定してくれば短時間のシャワー浴	□シャワー浴、入浴 □在宅酸素療法に移行する場合は酸素使用しながらの入浴方法を指導する

●肺炎患者の病態と看護診断

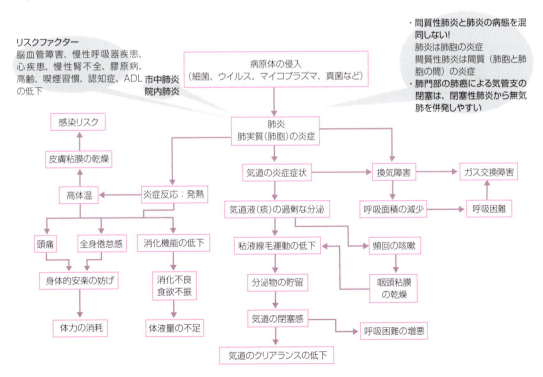

看護プロセス

事例紹介

- **氏名** Tさん
- **性別、年齢** 男性、78歳
- **診断名** 慢性閉塞性肺疾患（COPD：chronic obstructive pulmonary disease）、気管支肺炎
- **職業** 農業（ビニールハウスで果物を栽培）、現在は息子夫婦に任せている。
- **現病歴**

  70歳を過ぎた頃から易疲労感を自覚していたが、加齢によるものと放置していた。

  5年前に、風邪を引いて近医を受診。呼吸機能の低下を指摘され、大学病院を紹介された。大学病院で慢性閉塞性肺疾患（COPD）と診断され、月に1回、通院治療を受けていた。1年ほど前から労作時の息切れの増強、咳嗽と喀痰の増加、痰の喀出困難を自覚するようになった。

  呼気の延長は顕著で、2か月前の検診で、肺機能検査は、％肺活量95.5％、1秒率（$FEV_{1.0}$％）65.7％、呼吸困難度はヒュー・ジョーンズの分類Ⅲ度。喀痰は白色の粘稠な痰が多くみられ、強くせき込まないと痰の喀出が困難であるが、咳き込みが続くと呼吸困難が増強するため、喀痰を出しきれない。

- **家族構成**

  妻（72歳）と息子（45歳）夫婦と孫（17歳）の五人家族。娘（48歳）は結婚して県外に住んでいるが、年に2～3回帰ってくる。主な介護者は妻だが、患者自身はできるだけ家族（とくに子ども）に負担をかけたくないと思っている。

- **入院までの経過**

  4～5日前から咳嗽が増えた感じだったが、ほかに自覚症状もなかったため、次回の定期検診の時に相談しようと思い、様子をみていた。2月10日夕食後から、突然の悪寒戦慄、発熱（38.5℃）、呼吸困難の増悪がみられ、会話も困難になったため、午後8時頃に救急車で救急外来を受診、緊急入院になった。

- **入院時の状態**

  体温：39.0℃、末梢冷感軽度あり。脈拍数：140回/分、（心房細動）血圧：150/80mmHg。

  呼吸数：36回/分（話すと呼吸数が50回/分に増加）。苦しくて仰臥位になることはできず、起座位になっているが、呼吸困難が強く、会話できない状態であった。浅表性の呼吸で、呼吸音は弱く、胸部の動きは不規則で、口呼吸がみられた。両下肺野に湿性ラ音が聴かれ、咽頭部でも気道分泌物貯留の音と気道の狭窄音が聴かれる。時々、自発咳嗽があるが非常に弱く、喀痰が喀出できるような強い咳嗽ができない。鼻口腔内を吸引すると、黄色粘稠の膿性痰が多量に吸引でき、吸引直後には一時的に呼吸音が改善するが、吸引による負担が大きく、吸引後は酸素飽和度が低下しやすい。吸引後も30分くらい経つと咽頭部のゴロゴロ音が聴かれ始め、気道のクリアランスが低下している。チアノーゼおよび浮腫はない。声をかけると開眼して応答するが、すぐに眼を閉じてうとうと眠ってしまう。

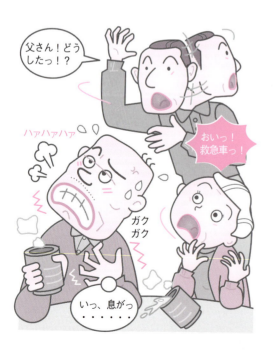

アセスメントのポイント

肺炎に併発する食欲不振や、全身倦怠感、不安などの表面に現れている問題、呼吸困難などの自覚症状にだけ注目しやすい。しかし、ガス交換障害、気道のクリアランスの低下などの身体問題の優先度を高く設定すると同時に、急性期、発熱や炎症症状の改善した回復期、退院前と病期に合わせたケアプランを考えることが重要である。

視点

❶ 感染症の症状

1）発熱の程度、熱型、悪寒戦慄を伴うかどうか、解熱状態
2）循環状態：頻脈、チアノーゼ、末梢冷感
3）全身倦怠感、頭痛
4）栄養状態、水分出納：食欲不振、腹部膨満、下痢
5）脱水症状
6）関節痛、腹痛など
7）不安、不穏などの精神症状

❷ 呼吸器症状および換気障害

1）呼吸数、異常な呼吸音、湿性ラ音、不規則な呼吸パターン
2）努力呼吸：息切れ、鼻翼呼吸
3）呼吸困難
4）呼吸に伴う胸壁の陥没はないか
5）咳の有無と程度、痰を伴うかどうか、痰の喀出につながっているか、咳の持続による疲労感や筋肉痛の有無と程度
6）痰の性状や量、喀出しやすさ
7）咽頭痛、咽頭部の狭窄感、気道の閉塞感
8）胸痛、胸部の閉塞感や圧迫感の有無と程度

❸ 検査所見

1）胸部X線の異常陰影
2）動脈血ガス分析値
3）喀痰培養による病原微生物の特定
4）赤血球沈降速度の亢進
5）CRP（C反応性タンパク）の亢進
6）白血球数の増加、白血球分類の異常はないか（顆粒球の減少はないか）
7）ウイルス血清抗体価の上昇

間違えやすい部分および状況が変わる場合

❶ 高齢者の場合

発症が緩徐で、自覚症状が乏しく、身体症状が非定型で、発熱や呼吸器症状がみられないことも多く、初期症状が見逃されやすいため、短期間に重症化しやすい。食欲不振や倦怠感などが肺炎の徴候であることも多く、とくに脳血管障害や認知症のある高齢者では注意深い観察が必要である。ADLの低下や低栄養なども状態急変のリスクになる。

❷ 細菌性肺炎と間質性肺炎

細菌性肺炎はガス交換を行う肺胞の中に炎症が起きるが、間質性肺炎は肺胞と肺胞の間の間質に炎症が起こる。どちらも発熱や呼吸困難が強いが、細菌性肺炎では黄色や鉄さび色の痰や、痰を伴う湿性の咳がみられるのに対して、間質性肺炎では痰は少なく、空咳が多く、呼吸困難の改善が困難なことが多い。また、細菌性肺炎は、炎症病変が葉を越えて広がることは少なく、抗菌薬によって短期間に症状の軽快を期待できることが多いが、間質性肺炎では葉を越えて炎症が拡大することがあり、息切れや呼吸困難、ガス交換障害などの症状が長期にわたって持続し、不可逆的な拘束性換気障害を起こす。強皮症や皮膚筋炎、多発性筋炎などの線維化を起こす膠原病では、間質性肺炎を発症する頻度が高く、慢性的な換気障害が患者の予後を左右する因子になる。

マイコプラズマの感染は間質性肺炎を起こしやすいが、抗生物質が有効で、感染が治まると換気障害は残らない。

❸ 慢性閉塞性肺疾患

慢性閉塞性肺疾患の患者は、慢性的にPaO_2（動脈血酸素分圧）が高くなっていることが多い。正常な状態の呼吸中枢は、$PaCO_2$（動脈血二酸化炭素分圧）の上昇とPaO_2の低下によって刺激されている。しかし、慢性的な高二酸化炭素血症では、$PaCO_2$に対する受容体が麻痺し、PaO_2のみが呼吸中枢への刺激になっている。そのため、酸素療法を行う場合

は、高濃度の酸素投与を行うと急激にPaO_2が上昇することで呼吸抑制が起こり、二酸化炭素の蓄積によるCO_2ナルコーシスのリスクが高くなる。

情報収集とアセスメント

項目	情報	アセスメント
入院までの経過	● 5年前に慢性閉塞性肺疾患（COPD）と診断され、近くの大学病院で月に1回通院治療を受けていた。 ● 1年ほど前から体動時の息切れや喀痰の増加、痰の喀出困難を自覚するようになり、呼気の延長がみられた。肺機能検査結果は、％肺活量95.5％、1秒率（$FEV_{1.0}$％）65.7％で、呼吸困難度はヒュー・ジョーンズの分類Ⅲ度であった。 ● 日頃から、喀痰は白色の粘稠な痰が多くみられ、強くせき込まないと喀痰喀出が困難な状態であった。 ● 4～5日前から咳嗽が増えた感じだったが、ほかには自覚症状もなかったため、次回の定期検診のときに相談しようと思い、様子をみていた。 ● 突然の悪寒戦慄、発熱（38.5℃）、呼吸困難の増悪がみられ、会話も困難になったため、午後8時頃に救急車で救急外来を受診し、緊急入院になった。	● ％肺活量、1秒率の低下から閉塞性の換気障害が考えられる。 ● COPDでは、肺胞の破壊に伴う肺の弾性収縮力の低下（正常な肺胞は常に縮もうとする力が働いている）により、末梢気道の閉塞が起こり、呼出時のフローが低下する。 ● 肺胞の破壊は、肺胞呼吸面積の減少をきたし、ガス交換のための拡散面積を減少させる。 ● 肺胞壁の破壊、肺の収縮力の低下→低換気（低酸素血症、高炭酸ガス血症） ● 悪寒戦慄、発熱、呼吸困難は感染徴候を示す。
入院時の患者の情報 ①身体所見 （自覚症状、全身状態）	● 身長：168cm、体重：55kg ● 体温：39.0℃、脈拍数：140回/分（心房細動）、血圧：150/80mmHg、呼吸数：36回/分（話すと呼吸数が50回/分に増加） ●「息苦しい」「胸が苦しい」 ● 呼吸音は弱く、両下肺野に湿性ラ音、喀痰は黄色粘稠、膿性痰で、自力で喀出困難のため吸引すると多量に出る。時々湿性の咳嗽がみられる。チアノーゼおよび浮腫はない。声をかけると開眼して応答するが、すぐに眼を閉じとうと眠ってしまう。 ● 樽状胸郭である。	● やせていることが、消化吸収能力の低下、エネルギー効率の悪さにつながっている。 ● 発熱による呼吸器・循環器への負荷→心房細動 ● 強い呼吸困難、気道のクリアランス低下、痰の性状：気道の急性感染を思わせる。 ● 呼吸不全による意識レベル低下の徴候がみられる。 ● 樽状胸郭（胸郭前後径の増大）は、慢性閉塞性肺疾患（COPD）の特徴的な身体所見である。
②検査所見 血液検査 血液ガス分析値 その他の検査項目 胸部X線	☞ 略語については次ページ参照 ● WBC：19600/μL、RBC：424×10^4/μL、Hb：12.3g/dL、Ht：39.3％、PLT：17×10^4/μL ● O_2吸入4L/分（経鼻カニューレ） ● pH：7.399、PaO_2：49.3Torr、$PaCO_2$：56.3Torr、HCO_3^-：32.2mEq/L、（SpO_2：89％） ● TP：7.2g/dL、Alb：3.5g/dL、TG：146mg/dL、TC：180mg/dL、GOT 30U/L、GPT 40U/L、BUN：15mg/dL、CRNN：0.85mg/dL、Na：126mEq/L、K：4.4mEq/L、Cl：102mEq/L、Ca：9.8mg/dL、CRP：18.23mg/dL、CTR：59％ ● 全体的に透過性が不良で、散布性陰影が認められる。心胸郭比が拡大している。	● WBCが上昇している。 ● 低酸素血症、高炭酸ガス血症である。 ● 電解質は基準値内である。 ● CRP上昇は感染徴候を示す。 ● CTR拡大は心拡大を示す。 ● 肺炎、心拡大から心負荷のリスク

項目	情報	アセスメント
③治療方針	●COPDに気道感染を合併したことによる慢性呼吸不全の増悪と考えられる。 ●気道のクリアランスを高め、呼吸困難を緩和する。 ●心不全、CO_2の蓄積に注意する。 ●COPDに気道感染を合併したことによる慢性呼吸不全の増悪と考えられるため、気道感染（気管支肺炎）の治療を行う。	●右心不全から肺性心のリスク ●COPDは、肺胞の破壊を伴う不可逆的な変化をきたす疾患であるため、治療とケアは可逆的な気道の病変（急性の気道感染）を改善することと、残存機能を低下させない（維持する）ことが目標になる。
④入院後の経過	●抗菌薬 ・2月10日〜2月21日：ファーストシン®（静注用1gを1日2回、ダラシンS®600mg/4mLを1日2回 ・2月22日〜2月26日：クラビット®100mg 1錠を1日3回 ●抗菌薬以外の内服薬 ・ジギトキシン 0.1mg　1/2錠を1日3回 ・ムコダイン® 250mg　2錠を1日3回 ・ムコソルバン® 15mg　1錠を1日3回 ・メジコン®散0.1g　0.3gを1日3回 ・ムコスタ® 100mg　1錠を1日3回 ・プロテカジン® 10mg　1錠を1日3回 ●吸入薬 ・ビソルボン®吸入薬2mg/mL（生理食塩水で2.5倍に希釈して吸入）を1日4回	●ファーストシン®：セフェム系抗生物質製剤／セフォゾプラン ●ダラシンS®：抗菌薬／クリンダマイシン ●クラビット®：合成抗菌薬／レボフロキサシン ●ジギトキシン：強心薬／ジギトキシン ●ムコダイン®：気道粘液調整・粘膜正常化薬／L-カルボシステイン250mg ●ムコソルバン®：気道潤滑去痰薬／アンブロキソール ●メジコン®：鎮咳薬／デキストロメトルファン ●ムコスタ®：胃炎・胃潰瘍治療薬／レバミピド ●プロテカジン10：H_2受容体拮抗薬／ラフチジン ●ビソルボン®：ブロムヘキシン
2月13日	●O_2吸入2L/分（経鼻カニューレ） ●WBC：10600/μL、pH：7.415、PaO_2：69.3Torr、$PaCO_2$：42.3Torr、SpO_2：92%、CRP：6mg/dL、CTR：53%、体温：37.0〜37.5℃ ●抗菌薬の効果がみられ、肺炎症状、炎症反応、自覚症状は改善傾向。38℃を超える発熱はみられなくなったが、喀痰は黄白色粘稠で多い。また、痰の切れが悪く、自力では喀出困難。	●基礎疾患の慢性慢性閉塞性肺疾患（COPD）による慢性の気道炎症の存在、年齢的に気管支肺炎による重症化のリスクが高いことなどから、炎症の再発に十分に注意して観察する必要がある。 ※本稿の検査の略語について WBC：白血球数 RBC：赤血球数 Ht：ヘマトクリット PLT：血小板数 PaO_2：動脈血酸素分圧 $PaCO_2$：動脈血二酸化炭素分圧 HCO_3^-：炭酸水素イオン SpO_2：経皮的酸素飽和度 TP：総タンパク Alb：アルブミン TG：トリグリセリド（中性脂肪） GOT：グルタミン酸オキザロ酢酸トランスアミナーゼ GPT：グルタミン酸ピルビン酸トランスアミナーゼ BUN：血清尿素窒素 Na：ナトリウム K：カリウム Cl：クロール Ca：カルシウム CRP：C反応性タンパク CTR：心胸郭比
2月21日	●O_2吸入1.5L/分（経鼻カニューレ） ●WBC：8600/μL、pH：7.411、PaO_2：79.3Torr、$PaCO_2$：40.2Torr、SpO_2：95%、CRP：1.8mg/dL、CTR：52%、体温：37.0〜37.2℃ ●食事摂取量も増加し、持続点滴が終了する。さらに抗菌薬が内服薬に変更になり、全身状態は改善傾向。しかし、喀痰は黄白色粘稠のままで、量も多い。痰の切れも悪いため、強い咳をしないと喀出が困難である。	
2月27日	●O_2吸入1L/分（経鼻カニューレ） ●WBC：7200/μL、pH：7.407、PaO_2：86.4Torr、$PaCO_2$：38.6Torr、SpO_2：96%、CRP：0.4mg/dL、CTR：51.5%、体温：36.0〜36.5℃	

項目	情報	アセスメント
⑤入院前の生活 家族構成	●妻（72歳）と息子（45歳）夫婦と孫（17歳）の五人家族、娘（48歳）は結婚して県外に住んでいるが年に2～3回帰ってくる。主な介護者は妻。本人は、できるだけ子どもに負担をかけたくないと思って暮らしている。	
食事	●1日3回、軟らかめのものを好んで食べる。食べ物の好き嫌いはない。休みながら食べるので、時間がかかる。	
嗜好	●慢性慢性閉塞性肺疾患（COPD）と診断されるまでは、1日20本以上喫煙していた。呼吸困難が強くなった3年くらい前から完全に禁煙している。飲酒習慣はない。	
排泄	●排尿は1日に10回（うち夜間に2回）、排便は2日に1回（市販の緩下薬を使用）。	
活動と休息	●3年ほど前までは、好きな時に外出し、農作業にも出かけていたが、1年ほど前からは外来受診以外は外出しない。身の回りのこと以外は妻に任せきりでテレビばかり見て過ごす。	
睡眠	●夜間、排尿と息苦しさで眠りが浅く、昼間もうとうとしていることが多い。	
清潔	●妻と息子の介助で2日に1回入浴する。洗面や歯磨きは自分で洗面所で行うが、息苦しいので歯磨きやうがいは簡単にすませることが多い。	
感覚器	●日常生活に支障をきたすような視力や聴力の障害はない。新聞などの細かい文字は老眼鏡を使用するが、通常は眼鏡なしでも支障はない。	

NOTE 肺炎の自己学習キーポイント

1 酸素療法

① 酸素吸入の方法
② 酸素吸入器具の種類と特徴：経鼻カニューレ、酸素マスク（単純フェイスマスク、リザーバー付きマスクなど）
③ 酸素療法における注意事項と禁忌事項
　高濃度の酸素投与について、2型の慢性呼吸不全患者に酸素投与するときの注意点
④ 在宅酸素療法：HOT、HMV、NIPPV
⑤ パルスオキシメータによる酸素飽和度：SpO_2（％）とPaO_2（Torr）の関係

2 呼吸理学療法

① リラクゼーション
② 呼吸訓練：腹式呼吸、口すぼめ呼吸
③ 呼吸筋トレーニング
④ 胸部可動域訓練
⑤ 排痰法：体位ドレナージ、強制呼出（ハッフィング）、タッピング・バイブレーションなど
⑥ 用手的肺理学療法手技（スクイージング）
⑦ 薬物療法に対する理解：各種の抗菌薬の特徴と副作用、禁忌事項

※ 肺炎治療に使用される抗菌薬には、さまざまな種類がある。それぞれの病原菌に最も有効な薬剤が処方される。
　薬物療法の援助は、その薬の商品名、一般名、薬理作用、副作用、禁忌事項を理解したうえで、「この患者さんには、どの目的（効果）で処方されているか」を理解しておくことが重要である。

※ 注目すべき薬剤：ST合剤は、スルファメトキサゾールとトリメトプリムの2種の合剤である（市販薬名は、バクタ錠、バクタ顆粒、バクトラミン、バクトラミン顆粒など）。抗がん薬などによる易感染性宿主に併発するニューモシスチス肺炎の予防と治療に、きわめて有用である。

Tさんの情報から作成した全体関連図

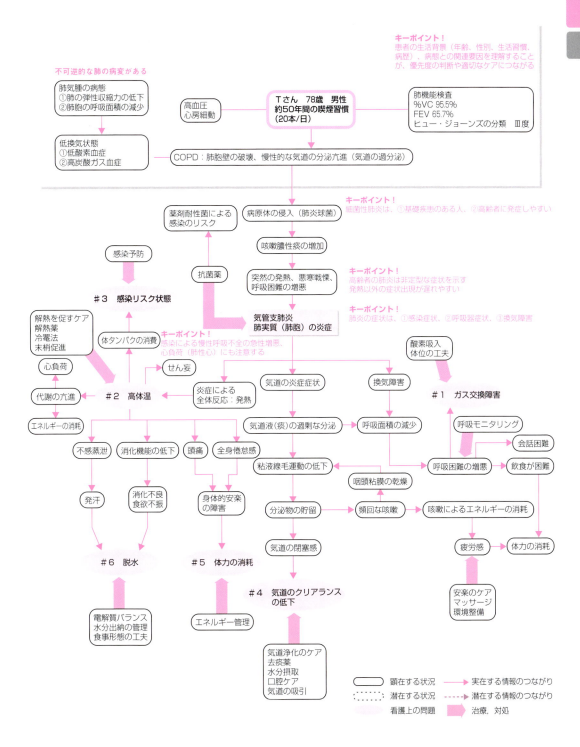

関連図の解説

Tさんは、慢性慢性閉塞性肺疾患（COPD）をもつ78歳の男性である。入院前から呼吸機能の低下やガス交換の障害、過剰な気道分泌物による気道のクリアランスの低下がみられていた。

慢性呼吸器疾患をもつ高齢者の場合は、細菌性肺炎を発症するリスクが高く、呼吸状態が急変しやすいため、基礎疾患の病態を十分理解することが重要である。

看護問題は、①気管支肺炎（気道の急性炎症）による全身症状、②気道の炎症に関連する呼吸器症状、③換気障害、の3つの視点に分けられる。

感染による全身症状と気道の局所症状、加齢に伴う生体防御機能の低下、治療に伴う合併症のリスクなどの関連性を統合的に分析することが重要である。

高齢の肺炎患者の場合は、高熱の持続、疲労感、体力の消耗などから活動耐性が大きく低下しやすい。また、闘病意欲や生きる気力が低下することにより、療養・就床状態の長期化に陥りやすい。

急性期には、強い全身倦怠感、呼吸困難、体動に伴う苦痛などから、ケア実施時に患者の同意が得られにくく、十分な清潔援助が実施しにくくなることも多い。とくに口腔粘膜は、高体温による乾燥や食事摂取量の低下などから細菌繁殖をきたしやすいため、患者の負担が少ない効果的な方法を工夫する。

● 看護問題の優先順位

COPDの病態は、肺胞壁の破壊に関連した肺の弾性収縮力の低下と肺胞における呼吸面積（ガス交換機能）の減少による低換気が生じる。

COPDによる2型の慢性呼吸不全に急性気道感染（病原体＝肺炎球菌の侵入）を併発したTさんの場合、感染のないときにも顕在していた低酸素血症や高二酸化炭素血症が、急性感染によって増悪するリスクが高く、ガス交換の障害は生命維持に直接関与する問題である。さらに、低酸素脳症、CO_2ナルコーシスなどの重篤な合併症を併発するおそれもあるため、ガス交換障害を♯1と考えた。

高体温は、急性感染、急性炎症の症状である。しかし、Tさんの年齢、高血圧、心房細動などの既往歴から発熱による全身への影響、高体温に伴う倦怠感や頭痛などの心身の苦痛、解熱薬使用による循環器系への負担など、呼吸器系、循環器系への負担は大きい。回復を妨げる要因として♯2とした。

二次感染のリスクは、安静療法による無気肺や、不動の状態に起因する褥瘡発生のリスクなどに伴い、全身状態の悪化、急変のリスク、回復遅延などの要因になるため、感染予防は重要である。とくにTさんの場合、年齢、基礎疾患、喫煙歴、やせていることなどを総合して判断すると、感染徴候が短期間で重症化しやすいと考えられるため、感染リスクを♯3とした。

Tさんの看護上の問題

- **♯1** 肺の炎症によるガス交換の障害：看護診断「ガス交換障害」
- **♯2** 発熱の持続：看護診断「高体温」
- **♯3** 抵抗力の低下、二次感染のリスク：看護診断「感染リスク状態」
- **♯4** 気道の分泌物の増加と喀出困難による気道のクリアランスの低下：看護診断「非効果的気道浄化」
- **♯5** 発熱、咳嗽や呼吸困難の持続、低酸素血症に関連するエネルギーの消耗：看護診断「消耗性疲労」
- **♯6** 呼吸困難による食事摂取量、飲水量の減少：看護診断「体液量不足」
- **♯7** 発熱、強い呼吸困難に関連した状態悪化の不安、死の不安：看護診断「不安」「死の不安」

（紙面の都合上、♯4〜7を省略）

#1 ガス交換障害

　ガス交換障害は、肺胞換気と換気運動、気道のクリアランスが関連しているため、自覚症状と他覚症状、検査結果などを関連させて総合的に判断することが重要である。肺炎により、肺実質の炎症が生じることで、肺胞におけるガス交換が重度に障害される。Tさんは、感染のないときにも慢性慢性閉塞性肺疾患（COPD）による肺胞壁の破壊と肺の弾性収縮力の低下があり、肺胞における呼吸面積が減少している状態である。この状態に急性感染を併発することにより、顕在していた低酸素血症や高二酸化炭素血症が急激に増悪するリスクが高くなる。気道の急性炎症による気道分泌物の増加と頻回な咳嗽などに伴い、呼吸困難の増強、換気障害の増悪が生じるため、生命危機に陥るリスクのある最も重要な問題である。

　看護活動として（1）ガス交換効率の改善、（2）換気運動の援助、（3）呼吸器症状を緩和するケアを計画し、短期間で評価修正しながら最も効果的なケアを実施する。

#1 関連図

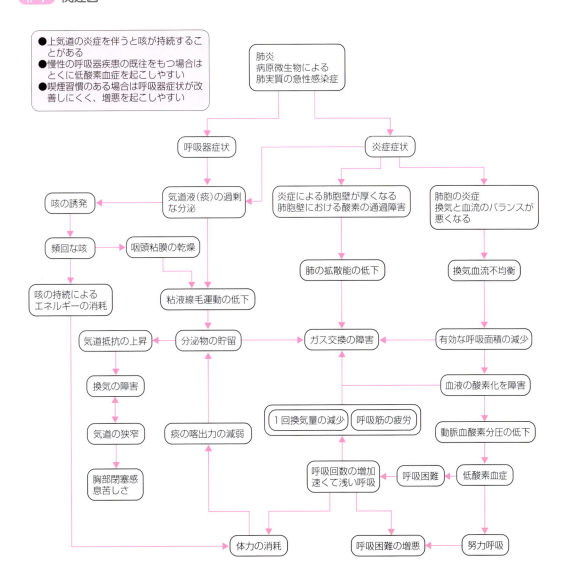

看護目標

❶ 気道の開通性と適切なガス交換を保つことができる。
❷ 動脈血液ガス分析値が改善され、基準値に近づく。

看護計画	看護計画の根拠・理由
OP（観察計画） ① 呼吸状態 ・呼吸困難の有無と程度 ・呼吸数 ・呼吸パターン ・呼吸音の減弱と湿性ラ音の有無 ・排痰前後または気道吸引前後の呼吸音 ② 循環状態 ・末梢冷感の有無と程度 ・チアノーゼの有無と程度 ③ 胸郭の動き、呼吸補助筋の動き、肋間筋の陥没の有無、努力呼吸の有無 ④ 咳の有無と程度、痰を伴うかどうか、咳の持続による身体症状の有無と程度 ⑤ 痰の有無と性状、痰の喀出しやすさ、気道および胸部閉塞感の有無と程度 ⑥ 随伴症状の有無と程度 ・頭痛、頭重感 ・倦怠感、疲労感 ・胸痛 ⑦ 血液ガス分析（PaO_2、$PaCO_2$）、パルスオキシメータによる酸素飽和度の測定 ⑧ 血液検査値（白血球数、CRP値） ⑨ 胸部X線所見 **TP（直接的ケア計画）** ① 呼吸しやすい安楽な体位の援助を行う。 ・換気や深呼吸、咳をしやすい体位：頭部を挙上または上体を少し起こしたセミファーラー位、ファーラー位、起座位 ② 呼気の援助：呼気時に気道の虚脱（閉塞）を防ぐための口すぼめ呼吸の実施 ③ 気道の閉塞を防ぐケアを行う。 ・効果的な咳と排痰の援助 ④ 酸素消費を少なくするために身体活動を制限し、心身の安静を保つ。 ⑤ 酸素吸入を行う。 ・酸素濃度、適切な加湿、酸素吸入器具の清潔 ⑥ 分泌物の喀出を促す。 ・去痰薬の使用、吸入療法、気道の吸引 ⑦ セルフケアの援助を行う。 ・清潔ケア、口腔ケア ⑧ 治療や処置により安静や睡眠が妨げられないように、実施時間を調整する。	● 慢性閉塞性肺疾患（COPD）患者は、気道感染のないときに咳や痰、息切れがみられ、低酸素血症を起こしやすい。さらに、慢性的な気道の炎症や気道組織の破壊により、呼気時に気道の虚脱が起こりやすく気道が閉塞しやすいため、ガス交換障害が起こりやすく、悪化しやすい。 ❼ COPDの場合、慢性的な高二酸化炭素血症が存在する。健常な状態の呼吸の生理は、動脈血酸素分圧（PaO_2）の低下と動脈血二酸化炭素分圧（$PaCO_2$）の上昇が呼吸中枢を刺激している。しかし、COPD患者のように慢性的な高二酸化炭素血症があると、動脈血酸素分圧（PaO_2）の低下だけが呼吸中枢を刺激する因子になる。そのため、高濃度の酸素吸入によってPaO_2が上昇すると、呼吸中枢への刺激が途絶え、CO_2ナルコーシスに移行する危険性が高くなる。 ❼ パルスオキシメータによる酸素飽和度（SpO_2）の測定は、患者の身体的苦痛が少なく、簡便に動脈血酸素分圧（PaO_2）を推し量ることができる。しかし、酸素飽和度の値だけでガス交換障害の有無と程度を判断せず、呼吸器症状を細かく観察することが適切なアセスメントにつながる。パルスオキシメータの使用では、重度の末梢循環不全の患者では測定値に誤差が生じること、動脈血二酸化炭素分圧（$PaCO_2$）をアセスメントすることはできないことを理解しておくことが重要である。 ❺ COPDによる慢性呼吸不全患者の場合は、厳密な酸素療法の管理が必要になる。とくに、酸素吸入の流量、酸素濃度に注意する。 ● 急性呼吸不全で、急激な呼吸困難がみられる場合は、「息ができない」「息が詰まる」という自覚症状が死を連想させ、強い不安を感じることが多い。精神的な動揺や不安は、呼吸状態を悪化させる要因になり、呼吸困難を増悪させるため、安心感を与えるようなケアが重要である。 ● 動脈血の酸素分圧が急速に低下することに伴って、意識が朦朧としたり、強い呼吸困難から窒息の恐怖を感じて、不穏状態になったりすることも多い。不穏状態から、自分で酸素吸入器具を外したり、暴れてベッドから転落したりすることもあるので、心身の安楽と安全には十分に注意する。

#2 高体温

　体温上昇の程度、熱型、体温上昇と高体温の持続に伴う代謝の亢進や発汗の増加などとあわせて、呼吸状態、循環状態などを判断する。体温上昇時には悪寒戦慄の有無と苦痛症状の緩和、意識レベルの低下などに注意する。高体温が長期に持続したり、体温変動が大きい場合は、エネルギー消費が亢進し、急激に体力を消耗することに注意する。とくに重篤な随伴症状は、瘙痒感や疼痛を伴う皮疹などの皮膚粘膜症状、頭痛や痙攣などの神経症状、脱水症状などである。高齢者や慢性疾患をもつ患者は、とくに症状の急激な悪化や二次感染の予防が重要である。Tさんの場合は、78歳と高齢であること、慢性呼吸器疾患、高血圧、心房細動などの既往から、熱産生による心肺負荷が大きく、高体温持続による心身の消耗と、合併症のリスクが高くなることが予想される。

　看護活動としては、（1）体温の調節、（2）高体温の持続に伴う苦痛症状を緩和するケア、（3）エネルギーの消耗を防ぐケアを計画する。

#2 関連図

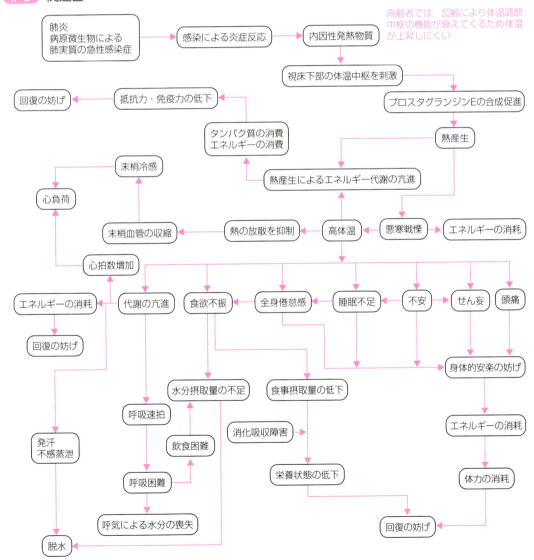

看護目標

① 正常範囲内に体温を維持する。
② 発熱が軽減または消失する。
③ 発熱に伴う症状がなくなる。

看護計画	看護計画の根拠・理由
OP（観察計画） ① 体温：発熱の程度、熱型、悪寒戦慄の有無と程度、解熱薬の使用と効果 ② 呼吸症状の有無と程度：呼吸数、呼吸困難、呼吸音、痰の有無と性状、咳の有無と程度 ③ パルスオキシメータによるSpO_2の測定 ④ 循環器症状の有無と程度：脈拍数、動悸、不整脈の有無、血圧、皮膚の色と温感、チアノーゼの有無と程度（末梢冷感、口唇色、爪床色） ⑤ 食欲、水分食事摂取状況、脱水症状（口渇、皮膚粘膜の乾燥） ⑥ 随伴症状の有無と程度（蕁麻疹や紅斑などの皮膚症状、頭痛、腹痛、耳痛、関節痛などの疼痛、意識障害の有無と程度、痙攣の有無） ⑦ 検査値の異常（胸部X線検査、尿検査、白血球やCRPなど血液・生化学検査、自己抗体や補体など膠原病やアレルギーに関する検査、内分泌検査） ⑧ 高体温が持続し、発汗が多く、飲水量の少ないときには脱水に注意する。 ・バイタルサイン（呼吸数の増加、脈拍数の増加、血圧の低下、脈圧の減弱の有無） ・水分・食事摂取状況、嘔気や嘔吐の有無 ・全身倦怠感、衰弱感、脱力感の有無 ・口渇の有無、口腔内の状態（唾液の分泌、粘膜の乾燥、口内炎、舌の亀裂） ・皮膚の緊張低下、皮膚粘膜の乾燥や損傷の有無 ・排泄状態（尿量の減少、尿濃度の上昇、下痢などはみられないか） ・発汗の有無と程度 ・テタニー、痙攣、意識障害の有無 ・血液検査値（ヘマトクリット値の上昇の有無）	● この患者のように、基礎疾患から低酸素血症がみられる場合は、とくに意識レベル、循環状態に注意し、異常の徴候、急変を見逃さない。 ● 発熱には免疫系を活性化し、生体防御反応を高める作用もあるが、体力の低下した高齢者や呼吸器疾患や循環器疾患をもつ患者には、高体温の持続に伴う代謝の亢進が身体負荷になる。また、免疫抑制薬やステロイド剤を使用している患者、糖尿病などの耐糖能が低下している患者では、発熱に伴うエネルギーの消耗が感染増悪や二次感染のリスクになる。 ● 解熱薬の使用時は、バイタルサインの変動に注意する。血圧調節能力の低下した高齢者や、低血圧の患者では、血圧が急に下降することがあるので注意して観察する。 ● 高齢者では、口渇を自覚しにくく、水分摂取量が減少しやすい。さらに感染などによる発熱の持続による発汗、飲食量の減少、嘔吐や下痢の持続などが誘因になり、水分出納バランスの異常や、電解質バランスの異常を起こすリスクが高い。 ● 脳血管障害の後遺症がある高齢者や、認知症のある高齢者の場合には、自覚症状として苦痛を訴えたり、意識的に水分を摂取したりすることが困難になる。「いつもよりぼんやりしている」「朝からずっとウトウトしている」「何となく元気がない」などの症状が脱水徴候であることも多いので、注意して観察する。
TP（直接的ケア計画） （1）解熱の促進 ① 皮膚粘膜の冷却：血管を収縮させて代謝の亢進と熱産生を抑制する。 ② 体表面からの放熱促進：体表面からの水分蒸発を促す。 ・70％アルコール清拭、清拭後に団扇などで軽くあおぐなどして放熱を促す。 ・室内環境の調節を行う。	● 解熱時に保清や更衣のタイミングをはずさない。 ● 発汗が多く、急速解熱した場合は、身体の疲労感が強いため、患者が保清や更衣を拒否することも多い。患者の心理的サポートを心がけ、押し付けにならず手際のよい、安楽なケア技術が求められる。 ● 解熱薬による解熱が身体負荷になることも多いが、高体温の持続は代謝の亢進などエネルギーの消耗をひき起こす。使用する薬物療法による効果を経過に沿ってアセスメントし、苦痛が少ない方法で効率よく解熱を図ることが大切である。

看護計画	看護計画の根拠・理由
③ 温度、湿度、換気、通風の調節を行う。 ④ 寝衣、リネン類の調整を行う。 ・寝衣は吸湿性、通気性のよい素材を選び、発汗時にはこまめに更衣する。 ・発汗の多い背部にはバスタオルなどを敷き、こまめに交換する。 （2）高体温に伴う症状・苦痛の緩和 ① 悪寒戦慄時には、湯たんぽなどの温罨法や電気毛布などで保温する。また、温かい飲み物などを飲ませることも、苦痛の緩和に有効である。 ② 咳と痰の多いときには、呼吸器合併症のリスクを考えて気道のクリアランスを保つ（呼吸器疾患の既往、循環器疾患の既往のある患者、小児、高齢者にはとくに注意する）。 ③ 呼吸困難の強いときは、医師の指示で酸素吸入を行う。 ④ 末梢循環促進のため、解熱時には末梢を保温する。 EP（指導計画） ① 体温調節方法を指導する（冷却方法、悪寒時の対処方法）。 ② 体温上昇時には、我慢したり、無理をしないように説明する。 ③ 食事摂取方法を指導する。 ・脱水予防のため水分をこまめに取るように指導する。 ・消化がよく、口当たりのよい食品を紹介し、気分のよいときに少量ずつ摂取するように指導する（アイスクリームなどは冷却効果が期待できる。プリンやゼリーなどは少量で高エネルギー）。 ・カリウムやビタミンの豊富な新鮮な果物や果汁は、口当たりもよく、食欲回復につながる。心不全や電解質異常による制限がないことを確認して勧める。	❶ 腋窩や鼠径部、頸部などの動脈が皮膚表面知覚を走行する部位を氷嚢や氷枕、熱冷却シートなどで冷却する。 ❷ 意識が清明で誤嚥のリスクがなければ、悪寒戦慄が消失したときに氷片を口に含ませると、口腔や咽頭、食道などを介して体液の冷却効果が得られる。 ❸ 扇風機の使用や、窓の開放などによる通風は空気の対流を起こし、放熱を促進するが、このときに風が身体に当たると、皮膚表面温度だけが低下し、末梢血管の収縮から血流が阻害されるので注意する。 ❶ 悪寒戦慄時には血管収縮が起こるため、冷罨法は不快感を与えるだけである。 ❷ 冷罨法は、解熱目的と、安楽目的に使い分けることがケアの質をアップさせる。 ❸ 頭部の冷却は、解熱効果は少ないが、頭痛の軽減や気分不良の緩和に有効であるので、患者の希望を聞きながら行う。 ❶ 脱水を予防（水欠乏性脱水）するために、できるだけ水分摂取を促す。脱水による電解質異常のリスクがあるときには、補食の食品選択にも注意する。 ❷ 食物摂取の援助は、エネルギーの補給、回復を助けるために非常に重要であるが、高体温による消化機能の低下があるため食事摂取が進まないことが多い。消化がよく、口当たりのよい食品、少量でも栄養価の高い食品を選んで勧める。食欲のないときは食事形態や食事時間などの配慮をする。 ❸ 食べやすい食事形態を工夫する（器を変えたり、盛りつけ量を減らす、温める、冷やす、氷を浮かべる、好みの香りを取り入れる、ゼリー状やシャーベット状にする、白湯やお茶などよりジュースやスポーツ飲料などが飲みやすいこともある）。 ❹ 嚥下障害がない患者では、起き上がらずに、横になって寝たままで飲んだり、食べたりできるような食事形態を工夫する（おにぎり、串に刺す、ストローの利用など、食材を一口サイズにして、少しずつ食べることができるように工夫する）。

引用・参考文献
1）日本呼吸器学会成人肺炎診療ガイドライン2017作成委員会：成人肺炎診療ガイドライン2017、メディカルビュー社、2017
2）T. ヘザー・ハードマン、上鶴重美（原書編集）、上鶴重美訳：NANDA-Ⅰ看護診断-定義と分類2018-2020、医学書院、2018
3）高久史麿、矢崎義雄監修：治療薬マニュアル2018、医学書院、2018
4）鳥羽研二ほか：老年看護-病態・疾患論、第5版、系統看護学講座 専門分野Ⅱ、医学書院、2018

#3 感染リスク状態

呼吸困難や努力呼吸の持続、ガス交換の障害、低酸素状態、高体温の持続などが同時に発症するため、感染症状の増悪や二次感染のリスクが高くなる。血液検査値（白血球の上昇、CRPの上昇、血沈の亢進、血清アルブミン値の低下）の異常や胸部のX線写真の変化などにも注意して症状の変化を予測しながらアセスメントすることが有効なケアプランにつながる。肺炎患者はとくに体力の消耗が激しく、強い疲労感や倦怠感などから活動不耐の状態が長引きやすく、感染症状は酸素需要を増加させ身体負荷の増大につながるため、活動負荷の少ないケアを実施することが重要である。Tさんは、加齢に伴う生理的な免疫力の低下、慢性呼吸器疾患と喫煙歴に伴う慢性的な気道分泌物の過剰、やせていることや栄養摂取量の不足などから、感染症状の回復の遅延と二次感染のリスクが高いと考えられた。

看護活動としては、①現在の肺炎に起因する感染症状のコントロールとエネルギーの消耗を防ぎ、全身状態の回復を援助するケア、②二次感染の予防を計画する。

#3 関連図

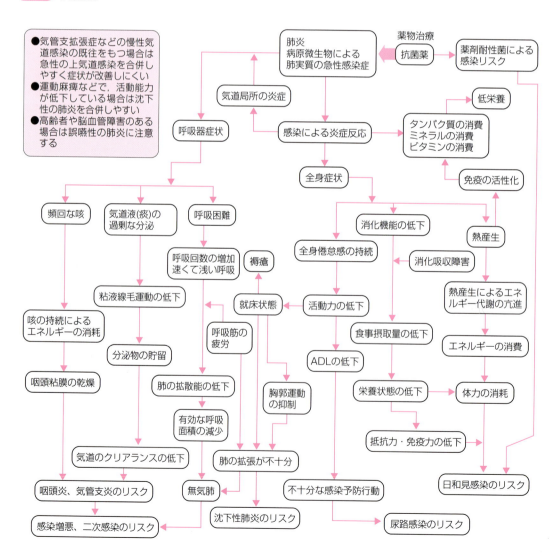

看護目標

❶ 急性増悪が起こらない。
❷ 感染症が起こらない。
❸ 二次感染が起こらない。

看護計画	看護計画の根拠・理由
OP（観察計画） ① 全身および局所の感染徴候と症状 　・発熱の有無と程度 　・皮膚粘膜の損傷、褥瘡の有無と程度 　・疼痛部位、炎症部位の有無と程度 　・発赤、腫脹、皮疹の有無と程度 　・呼吸器感染症状の増悪徴候：咽頭痛、咽頭粘膜の発赤、咳、痰、呼吸困難の有無と程度 ② 血液検査値 　・白血球数、顆粒球数、CRP値、赤沈値 **TP（直接的ケア計画）** ① 適切な薬物療法を行う。 　・輸液操作、静脈ライン操作は無菌操作を守る。 　・確実な服薬を援助する。 ② 全身の清潔に努める（とくに口腔、咽頭、外陰部、肛門周囲部分の清潔）。 　・解熱時、気分のよいときに清潔ケアを実施する。 　・外陰部や肛門周囲などは、温水洗浄便座などを利用する。 　・便秘を予防する。 　・発汗時は身体が冷えないうちに清拭、更衣する。 ③ 必要時、看護者もマスクを着用する。 ④ 適切な水分・食事摂取を進める。 ⑤ 必要な場合は、面会者の制限や個室隔離を行う。 ⑥ 基本的にスタンダード・プリコーションで対応するが、咳が多い場合は飛沫による感染にも注意する。 **EP（指導計画）** ① 二次感染防止の説明、指導を行う。 ② 感染予防行動を指導する。 　・深呼吸、安楽で効率的な呼吸方法を指導 　・陰部の清潔：温水洗浄便座を使用 　・含嗽の励行、手洗い、歯磨、義歯のケア方法を指導 　・栄養摂取方法を指導、栄養価の高い食品を紹介 ③ 家族や面会者に対して感染予防行動を指導する。	（OP、TP、EP共通） ● 感染は、上気道感染、尿路感染、褥瘡や創傷からの感染が多いので、感染経路の遮断を考慮した清潔援助を計画・実施することが、効果的な感染予防につながる。 ● 肺炎患者の場合は、気道のクリアランスの低下、高熱の持続による全身への負荷、エネルギーの消耗、体力の低下などから、感染リスクが非常に高くなっている。とくに、この事例の患者のように慢性呼吸器疾患や喫煙習慣などがあり、高齢である場合は、慢性的な気道の過分泌から、さらに気道感染のリスクが高まっている。そのため、自覚症状が改善していても、寒冷刺激や気道粘膜の乾燥などが誘因になり、短期間に肺炎の再発や、全身状態の急性増悪を起こしやすい。感染徴候を見逃さず、患者の心身の負担が少ない方法で効果的なケアを実施することが回復を助ける。 ● 口腔内は、高体温による唾液分泌量の減少などから、粘膜が乾燥し、細菌が増殖しやすく、肺炎の誘因になりやすい。 ● 水分摂取不足による尿量の減少や、倦怠感からの清潔ケアの不足などから尿路感染を起こしやすい。 ● 脳血管障害のある患者や高齢者は、嚥下障害や不顕性誤嚥から、誤嚥性肺炎を起こしやすい。 ● 抗菌薬の使用、高体温の持続に関連した抵抗力の低下から、日和見感染を起こしやすい。

chronic obstructive pulmonary disease, COPD

2 慢性閉塞性肺疾患

病態生理

慢性閉塞性肺疾患は、タバコの煙などの有害物質を長期に吸収することで生じる肺の炎症性疾患であり、喫煙習慣のある中高年に発症する生活習慣病である。わが国の喫煙率は低下傾向にあるものの、依然として諸外国に比し高率である。また現在、慢性閉塞性肺疾患の診断・治療を受けていない人が大多数いると推測されており、今後の大きな課題となっている。

❗学習 Check Point

- ☐ 閉塞性の換気障害
- ☐ 外的要因による1秒量の変化
- ☐ 呼吸器症状と体型、呼吸筋の変化
- ☐ 病状の手がかりとなる検査
- ☐ 薬物療法、酸素療法の進歩と管理
- ☐ 禁煙、食事管理、肺理学療法、感染予防

慢性閉塞性肺疾患の病態

1 慢性閉塞性肺疾患とは

慢性閉塞性肺疾患（COPD：chronic obstructive pulmonary disease）は、慢性的に進行する**不可逆的な気道の閉塞性障害を生じる疾患**である。閉塞性障害とは、**吸い込んだ空気を十分に吐き出せない状態**のことで、従来、**慢性気管支炎**、**肺気腫**とよばれてきた疾患の総称である（**図2-1**）。

タバコの煙などの有害物質を吸入することで気管支に炎症を起こし、気管支腺や粘膜上皮細胞の杯細胞からの粘液が亢進して咳や痰が出る。また、粘膜自体の肥厚によって気管内腔が狭くなり、空気の流れが低下、あるいは気道閉塞を生じた状態である（非肺気腫型）。

また、肺胞壁や肺胞道が破壊されて、いくつかの肺胞が融合して終末気管支より末梢の気腔が異常に拡大して肺が弾性収縮力を失う状態の肺気腫になる（肺気腫型）。肺気腫になると肺胞壁の支えを失った気管支が閉塞を起こし、呼気力を低下させる。そのため、酸素の取り込みや二酸化炭素を排出する機能

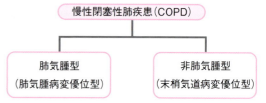

図2-1 慢性閉塞性肺疾患の概念

が低下し、「息を吐き切っても空気が肺に残り、ガス交換が十分に行えない」状態になる。COPDではこれらの変化が共存しており、治療によって回復することはない。

2 原因

喫煙、**大気汚染**、感染症などの外的要因と、遺伝的に $α_1$-アンチトリプシンなどの欠乏[*]（肺の脆弱性）による内的要因が関係し、これらが長年繰り返し肺に作用して発症するといわれている。なかでも喫煙は最も危険な因子で、喫煙者の15〜20％がCOPDを発症する。非喫煙者と比べて慢性閉塞性肺疾患での死亡が2〜20倍、1秒量低下率も2〜3倍になる（**図2-2**）。

[*]日本ではまれである。欧米では肺気腫の原因の1〜2％。

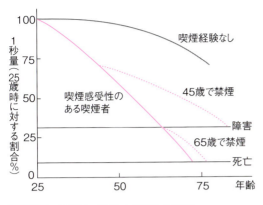

図2-2 加齢に伴う1秒量の変化

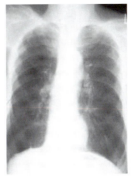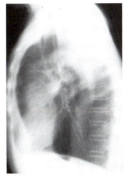

図2-3 肺気腫のX線写真

3 症状

気管支の炎症では**咳と痰**が主な症状であり、冬季に増悪する。**気道感染を起こしやすく**、粘液による気道閉塞から低酸素血症に陥って、**チアノーゼ**を生じる。

肺気腫では進行性の**呼吸困難**（息切れ）がみられ、呼気時の閉塞に対して**口すぼめ呼吸**をする。肺胞壁の破壊で呼吸音の減弱や呼気の延長がみられ、肺の過膨脹で**樽状胸郭**になる。また、胸鎖乳突筋や斜角筋などの呼吸補助筋の肥大、呼気時の頸動脈怒張などの特徴的所見がみられる。さらに、呼吸時のエネルギー増加や食事摂取時の息切れで、摂取量の不足による栄養障害でやせ型になる。

さらに進行すると、低酸素血症のため肺動脈圧が上昇して、**肺高血圧症から肺性心による右心不全を引き起こす**ことがある。

慢性閉塞性肺疾患の検査と診断

● 胸部X線検査

肺気腫では、肺が過膨脹するため横隔膜が平坦化して低位をとり、**肋間腔が拡大して心臓の陰影の縮小**（図2-3）が認められる。また、空気を大量に含む**肺野の透過性亢進**（明るいすなわち、黒く写る）、血管陰影の減少などがみられる。

● 呼吸生理学的検査

スパイロメーターによる肺気量測定では**1秒率の低下**（図2-4）、呼気流速（速度）と肺気量の関係をみる**フローボリューム曲線**では特徴的パターン（図2-5）を示す。日本呼吸器学会では、COPDの重症度を表2-1のように分類している。

ガス交換の効率を知るためには、**動脈血ガス分析**で測定される動脈酸素分圧（PaO_2）、動脈血二酸化炭素分圧（$PaCO_2$）、pH値（**表2-2**）が重要である。ガス交換障害の判別には、**肺胞気動脈血酸素分圧較差**（$AaDO_2$）が用いられる。$AaDO_2$とは肺胞気と動脈血の酸素分圧の差のことで、室内気吸入時（1気圧、ガス交換率 0.8）のPaO_2は、$150 - PaCO_2/0.8$で求められる。正常では肺胞気が5 Torr高くなっているが、肺気腫などでは数値が上昇する（血中の酸

表2-1 COPDの病期分類（日本呼吸器学会）

	病期	特徴
I期	軽度の気流閉塞	%FEV1 ≧ 80%
II期	中等度の気流閉塞	50% ≦ %FEV1 < 80%
III期	高度の気流閉塞	30% ≦ %FEV1 < 50%
IV期	極めて高度の気流閉塞	%FEV1 < 30%

気管支拡張薬投与後の1秒率（FEV1/FVC）70%未満が必須条件
1秒量（FEV1）：最初の1秒間で吐き出せる息の量
努力肺活量（FVC）：思い切り息を吸ってから強く吐き出したときの息の量
1秒率（FEV1%）：FEV1値をFVC値で割った値
対標準1秒量（%FEV1）：性、年齢、身長から求めたFEV1の標準値に対する割合

表2-2 動脈血ガスの基準値

・PaO_2：	（臥位）$100 - 0.4 \times$年齢（Torr） （座位）$100 - 0.3 \times$年齢（Torr）
・$PaCO_2$：	40±5（Torr）
・pH：	7.40±0.05

1秒間に吐き出せる呼気量を1秒量といい、それが肺活量（努力性肺活量）の何%にあたるかを1秒率（FEV$_{1.0}$%）という。**70%以下**の場合は閉塞性障害（息を吐き出しにくい）がある

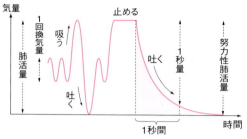

肺活量が正常値（性別、年齢、身長から算出）の何%にあたるかを%肺活量（%VC）といい、80%以下の場合は拘束性障害（肺が広がらない）がある。1秒率と%肺活量の程度の組み合わせで、換気障害は下図のように分類される

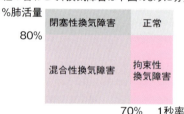

図2-4 肺気量の測定

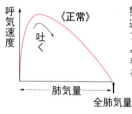

努力性肺活量と呼気・吸気の速度（気流速度）の関係のグラフをフローボリューム曲線といい、正常な場合は左のような曲線を描く。換気障害があると下図のようになる

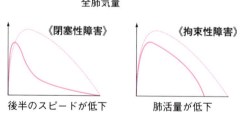

図2-5 フローボリューム曲線

素が減少）。

慢性閉塞性肺疾患では、初期には高炭酸ガス血症を伴わず、軽度から中度の低酸素血症が認められる。進行すると低酸素血症が強まって高炭酸ガス血症を伴い、運動や睡眠によって増強する。

パルスオキシメータによる動脈血酸素飽和度（SpO$_2$）の測定は、夜間の低換気による危険な低酸素血症の検出に重要である（**図2-6**）。

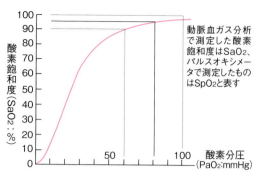

PaO$_2$が高いとSaO$_2$の変化は少ないが、PaO$_2$が60mmHg以下では、SaO$_2$はPaO$_2$の変化を鋭敏に反映する

図2-6 酸素飽和度曲線

● 呼吸困難度と運動能の評価

息切れや呼吸困難度の評価には、世界的によく用いられる**MRC息切れスケール**（表2-3）や**修正ボルグスケール**（表2-4）が使用される。

運動能の評価は漸増運動負荷テストとしてトレッドミルやエルゴメーター、平地歩行テストとして6・10・12分間歩行試験などの運動負荷試験を行う。

慢性閉塞性肺疾患の治療と管理

不可逆性の病変なので、治療は悪化防止に重点が置かれる（**図2-7**）。

1 禁煙

COPD患者の呼吸機能低下速度や死亡率を減少させる最も効果的な治療法である。喫煙治療はニコチン補充療法（薬物療法）と行動療法を組み合わせて行う。

2 薬物療法

気道閉塞に伴う呼吸困難の改善には、気管支拡張薬が効果的である。

肺気腫には抗コリン吸入薬が優先して用いられるが、緑内障や前立腺肥大症の患者には禁忌であるため、高齢者には必ず確認する。

慢性炎症による咳嗽や喀痰を軽減させるためには、抗炎症薬、去痰薬、消炎薬が主に用いられる。

表2-3 MRC息切れスケール

グレード分類	あてはまるものにチェックしてください（1つだけ）
0	激しい運動したときだけ息切れがある
1	平坦な道を早足で歩く、あるいは緩やかな上り坂を歩くときに息切れがある
2	息切れがあるので、同年代の人よりも平坦な道を歩くのが遅い、あるいは平坦な道を自分のペースで歩いているとき、息切れのために立ち止まることがある
3	平坦な道を約100m、あるいは数分歩くと息切れのために立ち止まる
4	息切れがひどく家から出られない、あるいは衣服の着替えをするときにも息切れがある

表2-4 修正ボルグスケール

0	感じない（nothing at all）
0.5	非常に弱い（very very weak）
1	やや弱い（very weak）
2	弱い（weak）
3	
4	多少強い（some what strong）
5	強い（strong）
6	
7	とても強い（very strong）
8	
9	
10	非常に強い（very very strong）

3 酸素療法

病状が進行すると低酸素血症を生じるので、酸素吸入が必要になる。60〜70Torrを目標に鼻カニューレやベンチュリーマスクによる低流量酸素投与が行われる。ただし、**不用意な高濃度酸素の投与はCO_2ナルコーシスを起こすおそれがある。**

とくに、**在宅酸素療法**（HOT：home oxygen therapy）の普及が患者のQOLに貢献している。十分な内科的治療後、1か月以上安定期にあり、安静時PaO_2：55Torr未満、PaO_2：55〜60Torrでも肺性心、肺高血圧症、睡眠・運動時に顕著な低酸素血を認める場合に適応される。また、ADLを損なわない換気補助法として、鼻マスクによる非侵襲的陽圧換気（NIPPV：non-invasive positive pressure ventilation）や経鼻的持続気道陽圧呼吸療法（nasal-CPAP）も普及している。

4 その他

● **ワクチン**：重篤な増悪、死亡率を減少するにはインフルエンザワクチンを勧める。また、65歳以上の患者には5年に1度の肺炎球菌ワクチンの接種を積極的に勧める。

● **食事指導**：体重減少や低栄養対策として、高エネルギー、高タンパク、高ビタミン食とし、一度の多量摂取を避ける。安静時エネルギー消費の1.5〜1.7倍のエネルギー摂取を目標にする。

● **その他**：肺理学療法や経鼻気管吸引、気管支ファイバースコープによる気道分泌物の除去などの気道管理も重要である。なお、肺理学療法で、体位ドレナージやスクイージング法の有効性は検証されているが、タッピングや振動法（vibration）には疑問が出されているので、その動向に注目する必要がある。

引用・参考文献
1）慢性閉塞性肺疾患（COPD）、医学のあゆみ、196（9）、2001
2）山下香枝子ほか：成人看護学2呼吸器疾患患者の看護、医学書院、2003
3）町田和子：慢性閉塞性肺疾患患者の病態生理とアセスメント、月刊ナーシング、21（7）、2001
4）日本呼吸器学会COPD、ガイドライン第4版作成委員会編：COPD（慢性閉塞性肺疾患）診断と治療のためのガイドライン第4版、メディカルレビュー社、2013
5）川村雅文ほか：系統看護学講座 専門分野Ⅱ、成人看護学2、呼吸器、第14版、医学書院、2015

慢性閉塞性肺疾患患者のナーシング・ケアマップ

	安定期
看護目標	・自分の呼吸状態がわかり、治療に参加できる ・呼吸困難が緩和する ・増悪を予防し、QOLを維持、向上できる
検査	□6分間歩行試験 □胸部X線、動脈血ガス、血液・生化学検査、喀痰検査 □CT検査、呼吸機能検査
治療	□禁煙 □薬物療法（内服薬、吸入薬） □酸素療法（在宅酸素療法） □非侵襲的人工呼吸療法（在宅人工呼吸療法） □呼吸理学療法（リラクゼーション、呼吸法、気道クリーニング、基本的動作訓練、運動療法）
観察	□呼吸器系の状態、循環器系の状態、栄養状態
指導・説明	□身体の状態、治療の必要性 □薬物療法、在宅酸素療法、在宅人工呼吸療法の方法・管理 □呼吸理学療法 □自分の症状・サインのモニタリング（呼吸困難、酸素飽和度、咳、痰、体温、浮腫）
清潔	□全身清拭、シャワー浴、入浴 □口腔ケア
栄養	□高エネルギー、高タンパク食
活動	□呼吸法の基本的動作への応用 □呼吸、循環に負荷がかからない活動量の調整
排泄	□排便コントロール □ポータブルトイレあるいはトイレでの排泄

増悪
・急性増悪から早期に回復できる ・身体的・精神的苦痛が緩和する
☐薬物療法（点滴静脈注射、内服薬、吸入薬） ☐酸素療法の条件の変更 ☐侵襲的人工呼吸療法あるいは非侵襲的人工呼吸療法
☐気道クリーニング
☐呼吸器系の状態、循環器系の状態、脳神経系の状態、代謝系の状態
☐身体の状態、治療の必要性
☐全身清拭 ☐口腔ケア
☐禁飲食あるいは状態に応じた食事
☐ベッド上安静 ☐安楽な体位
☐ベッド上排泄あるいはポータブルトイレでの排泄 ☐膀胱留置カテーテル

ケアマップ

2 慢性閉塞性肺疾患

看護プロセス

事例紹介

- **氏名** Tさん
- **性別、年齢** 男性、65歳
- **診断名** 慢性閉塞性肺疾患（COPD）
- **既往歴** 胆石手術（25歳）
- **家族** 妻と離婚し、現在は一人暮らし。娘が1人いるが、連絡を取っていない。
- **喫煙** 20歳から昨年に呼吸困難を感じるまで60本/日喫煙していたが、現在は吸っていない。
- **職業** 無職（元タクシー運転手）
- **入院までの経過**

　5年くらい前から坂道での息切れを自覚していた。3年くらい前から、平坦な道を歩くときにも息切れのために立ち止まらないといけないような状態となり、病院を受診し、COPDと診断された。気管支拡張薬が処方され、吸入薬は処方どおりに使用していたが、禁煙はできなかった。主治医から在宅酸素療法が必要な状態になってきていることを聞き、1年前に禁煙をした。1か月前より、労作時の息切れがひどくなり、100m位歩くのに息切れのために立ち止まらないといけなくなった。動脈血ガス分析の結果、動脈血酸素分圧（PaO$_2$）55.0Torrであり、在宅酸素療法を導入するために入院となった。

- **入院後の経過**

　酸素療法において、安静時0.5L/分、体動時1L/分の酸素流量の指示が出た。しかし、Tさんは、「少しくらいしんどくても身体を鍛えたい」と、病院の1階から2階までを歩いて上っていた。

　入院時バイタルサイン：血圧132/78mmHg、呼吸数20回/分、脈拍82回/分、体温36.7℃。

　入院時検査データ：X線所見では横隔膜の平坦化、肺の過膨張所見がみられた。心電図は異常なし。動脈血液ガス分析は、水素イオン指数（pH）7.39、動脈血酸素分圧（PaO$_2$）55.0Torr、動脈血二酸化炭素分圧（PaCO$_2$）42.8Torr、動脈血酸素飽和度（SaO$_2$）88.1％。

〈内服薬〉

　気管支拡張薬：スピリーバ吸入用カプセル®（18μg）1日1回1カプセルを吸入。

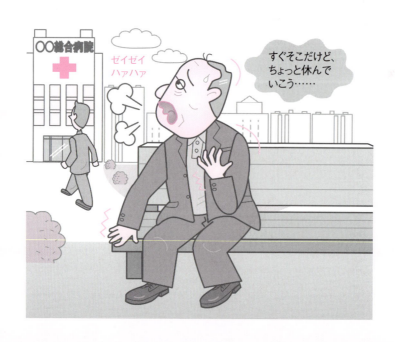

アセスメントのポイント

視点

❶ 患者の呼吸困難感の体験
呼吸困難は主観的症状であり、症状を体験しているのは、患者本人だけである。したがって、症状を体験している患者を中心にしたマネジメントが効果的な援助になる。そのためには、患者は「どのような状況で息切れを感じているのか」、「息苦しさをどのように表現しているのか」、「息切れの原因をどのようにとらえているのか」、「息切れの強さはどれくらいなのか」、「息切れのために困っていることはどんなことか」、「息切れによる心理的変化はあるのか」、「息切れにより生活上で変化したことあるのか」など、呼吸困難感の体験を理解することが重要になる。

❷ 呼吸困難の機序
呼吸困難感の機序はいまだに明らかになっていないが、3つに分けることができる。呼吸中枢からの呼吸運動神経出力の情報が、感覚中枢にコピーされて呼吸困難感を認識するという考え方や、酸素や二酸化炭素に反応して呼吸困難感を認識するという考え方である。また、呼吸運動神経出力と末梢感覚受容器からの求心性情報がマッチしていないために呼吸困難感を認識するという考え方である。COPDにおける呼吸困難感は、肺弾性収縮力の低下や気流制限により、肺気量が増加し、吸気筋が短縮するために、呼吸をするための運動効率が低下し、呼吸中枢からの呼吸筋運動出力の増大がもたらされることによる。この機序によって、この患者の呼吸困難は起きているとはっきり解釈することは難しいが、呼吸機能のフィジカルアセスメントや検査データから、患者の呼吸困難の機序についてアセスメントすることが、適切な援助を考えていくうえで重要になる。

❸ 療養を支援するためのサポート
COPDは不可逆性の疾患で、増悪や加齢により日常生活は支障をきたし、また、呼吸機能が低下していく。呼吸機能の低下により日常生活は支障をきたし、また在宅酸素療法や在宅人工呼吸療法を行う必要が出てくるため、生活や療養法を支援するサポートが必要になる。呼吸困難の増加によって生命への危機感や孤独感が生じ、精神的にもサポートが必要になるので、療養を支援するためのサポートが患者の周囲にあるかどうかについてアセスメントを行う。

間違えやすい部分

❶ 身体の状態を理解する力
呼吸機能低下に伴い日常生活動作を行うことに支障が出てくる。しかし、今までできていたことが自分でできなくなることは、自己概念に影響を及ぼす。そのため患者は、低酸素血症にありながらも無理にセルフケアを維持しようとすることがある。低酸素状態は循環器系にも負担をかけることになるため、患者の「できる」という言動だけで判断せず、自分の身体の状態を理解する力をアセスメントすることが大切である。

❷ 患者のコーピング能力
酸素や人工呼吸器を使わなくてはならない状況は、患者にとって危機的状況だといえる。そのため、在宅酸素療法や在宅人工呼吸療法を行うと説明されたときに、患者は療養法に対して拒否的な反応を示すことがある。したがって、患者が今どのような心理的状態にあるのかをアセスメントするだけでなく、患者が今までどのように困難に対応してきたのか、というコーピング能力をアセスメントすることが、患者がこの危機的状況を乗り越える支援につながる。

条件が変わる場合

❶ 増悪の場合
増悪の主な原因は、呼吸器感染と大気汚染であるが、約30％は増悪の原因が特定できない。増悪によって呼吸仕事量が増加し、呼吸筋の疲労による換気障害、換気血流比の異常などが起こり、低酸素血症および高二酸化炭素血症になる。そして、それが神経系をはじめ全身の臓器・組織を障害することになり、生命の危険が予測される。呼吸器系だけでなく、循環器系、脳神経系、代謝系など、全身のアセスメントが重要になる。

❷ 慢性気管支炎の場合

慢性気管支炎は、慢性または反復性に喀出される気道分泌物の増加状態で、このような状態が年に3か月以上あり、それが2年以上連続して認められる病状である。粘液の過剰分泌に伴う咳・痰が生活に及ぼす影響は大きい。そのため、咳・痰の影響や、これらの症状による苦痛を理解することが重要になる。

情報収集とアセスメント

項　目	情　報	アセスメント
呼吸・循環・体温調節	〈動脈血ガス分析〉 　pH7.39、PaO₂55.0Torr、 　PaCO₂42.8Torr、SaO₂88.1% 〈呼吸機能検査〉 　1秒率（FEV₁%）　44.3% 　1秒量（FEV₁）　1,120mL 　%1秒量（%FEV₁）　38% 〈呼吸器機能のフィジカルアセスメント〉 ●駅から病院までの距離（約100m）を休みながらでないと歩けない。病院の階段は2階まで上るのがしんどい。 ●うまく息が吸えない。 ●40年以上、1日に60本くらい喫煙していたが、現在は禁煙している。 ●視診： （胸郭の形態） 　前後径：左右径　1：1　樽状胸郭 （呼吸状態） 　呼吸数：安静時20回/分、体動時26回/分、胸鎖乳突筋の使用や口すぼめ呼吸が認められる。 （全身の変化） 　チアノーゼは認められない。 （痰・咳の状態） 　起床時に不透明白色粘稠性の痰が出る。 ●聴診：呼気延長を認めるが、副雑音は聴取されない。	●健康保険に定める在宅酸素療法の保険適応基準は、「慢性呼吸不全例のうち、動脈血酸素分圧が55Torr以下の者、および動脈血酸素分圧が60Torr以下で、睡眠時または運動負荷時に著しい低酸素血症をきたす者で医師が在宅酸素療法を必要であると認めた者」とされている。Tさんは、安静時の動脈血酸素分圧は、55Torrであるため、在宅酸素療法の指示が出た。低酸素血症は肺血管を収縮させるため、右心系への負担を高め、肺性心、右心不全の原因になる。酸素療法は、肺高血圧・肺性心の発生・進行を阻止することで、生命予後を改善し、また精神機能の改善も期待でき、Tさんの健康状態を維持していくうえで重要である。 ●呼吸機能検査で1秒率が44.3%と70%未満であるため、閉塞性換気障害が認められる。また、%1秒量が38%であり、病期はⅢ期（高度の気流閉塞）である。 ●1秒量が1,200mLまで減少すると、呼吸機能の低下のために日常生活を送ることが困難になってくる。Tさんの1秒量は1,120mLで、日常生活にも影響が出てきている。 ●Tさんは、駅から病院までの距離100mくらいを休み休みでないと歩けないということなので、修正MRC息切れスケールのGrade3くらいと考えられる。また、Tさんは「うまく息が吸えない」と表現しているが、Tさんは閉塞性換気障害によってうまく息を吐くことができず、そのために残気量が増え、十分に息が吸えないという体験をしていると考えられる。 ●Tさんは樽状胸郭をしているが、これは肺気腫による肺含気量の増加のために、胸郭の前後径が拡大したためである。 ●Tさんは閉塞性換気障害があるために、呼吸補助筋である胸鎖乳突筋を使用した努力呼吸や、口すぼめ呼吸が認められる。 ●チアノーゼは認められていないが、低酸素血症の状態に気づくためには、口唇、爪床などの毛細血管の豊富な場所での皮膚や粘膜の色調を観察していくことが必要である。 ●肺気腫の患者は、通常喫煙者であり、慢性の咳嗽・喀痰を伴うことが多い。Tさんは、起床時に不透明白色粘稠性の痰が出ている。痰や咳は生活へ影響を及ぼすため、日内変動や生活への影響を理解することは、患者の日常生活の援助につながる。 ●呼吸音では、副雑音は聴取されていないが、喀痰がみられるため、聴診を行っていくことが気道清浄化の援助につながる。

項　目	情　報	アセスメント
活動と休息	●トイレには自分で歩いて行ける。 ●1日おきに入浴をしているが、休み休みでないとできない。 ●歯磨きは、1日2回、朝と夕 ●家族の面会がないため、自分で洗濯をしている。 ●1日の睡眠時間は約6時間であるが、熟睡感がない。 ●「少しくらいしんどくても、身体を鍛えたい」と、病院の地下1階から2階まで歩く練習をしている。病院の地下から2階まで歩いた時には、SpO_2が81％まで低下する。	●自分で日常生活行動ができているが、排泄、入浴、歯磨きのような息をこらえる動作、腕を上げる動作、反復して行う動作、前かがみなど身体を折り曲げる動作は低酸素状態をひき起こす動作でもある。患者がこれらの動作を少しでも安楽にできるように、またこれらの動作により低酸素状態をひき起こさないような援助が必要になる。 ●正常者でも睡眠中に換気量が低下するが、呼吸器疾患患者の場合、睡眠に伴う呼吸異常の影響が増強される。そのため、睡眠時の呼吸異常、顕著ないびき、不眠や傾眠がみられないか観察していくことが必要になる。 ●SpO_2が90％を切るような低酸素血症は、肺血管攣縮をひき起こし、肺高血圧さらには肺性心に進行する。身体を鍛えればよくなるのではないかというTさんの期待も理解しながら、Tさんが今の身体の状態について理解できるような援助が必要になる。
栄養と代謝	●身長166.0cm、体重53.3kg 　％標準体重（％IBW）89.7％ ●血色素量（Hb）12.4g/dL、総タンパク（TP）6.2g/dL、アルブミン（Alb）3.9g/dL ●一人暮らしであるため、外食やコンビニエンスストアでの惣菜を食べることが多かった。 ●食欲がなく、朝食はとらないことが多い。 ●水分制限はない。	●Tさんは、％標準体重89.7％で軽度の栄養状態低下が認められる。また、Hb 12.4g/dL、TP 6.2g/dL、Alb 3.6g/dLと栄養障害が認められる。 ●COPD患者の栄養障害は、エネルギー消費量の増加と、エネルギー摂取量の低下が原因である。気流閉塞は、呼吸筋のエネルギー消費を増大させ、安静時エネルギー消費量は予測値の120～140％に増加している。また、全身性炎症に伴い、代謝が亢進している。呼吸困難により食事摂取量が低下する。栄養障害は筋肉量減少につながり、呼吸筋不全へという悪循環を形成する。また、栄養障害は運動耐容能低下、QOLの悪化、免疫能低下から感染への危険性を高めるという影響も及ぼすため、栄養状態改善への援助が必要になる。
排泄	●排尿6回～8回/日、排便1回/2日 ●腎機能正常	●2日に1回は排便があるが、便秘になることは、怒責に伴う呼吸困難感の増強をまねくため、排便コントロールが必要になる。
健康認識	●在宅酸素療法（安静時0.5L/分、体動時1L/分）が開始になる。 ●在宅酸素療法に対して、「1人でできるだろうか」という不安をもらす。 ●気管支拡張薬が外来から開始になる。 ●40年以上、1日に60本喫煙していた。現在は、禁煙している。 ●「少しくらいしんどくても、身体を鍛えたい」 ●5年ほど前から呼吸困難を感じ、3年前に受診した。	●呼吸困難を感じて受診したり、禁煙を開始したり、身体を鍛えようとしている行動から、自分の健康状態には関心があると考えられる。しかし、無理をして運動をすることは、逆に身体に負担をかけ、呼吸、循環に悪影響を及ぼすと考えられるため、適切な知識の提供が必要になる。 ●Tさんの健康を維持・増進していくためには、薬物療法、酸素療法をTさんがどのように理解しているかについて情報を得ていくことが必要になる。
自己知覚・自己概念	●「今まで体力には自信があったのに、酸素を着けないといけないなんて」 ●「酸素を着けて歩くなんて、とんでもない」	●酸素療法を行うことは、患者にとって身体機能の低下を意識させたり、ボディイメージに影響を及ぼす。

看護プロセス

2 慢性閉塞性肺疾患

項　目	情　報	アセスメント
役割と関係	● 妻とは離婚。妻と一人娘とは全然連絡を取っていない。 ● 無職である。 ● 誰にも入院していることを伝えていない。	● 家族などのサポートが得られていないが、今後在宅酸素療法を行ううえで、心理的・社会的なサポートが必要になる。

Tさんの情報から作成した全体関連図

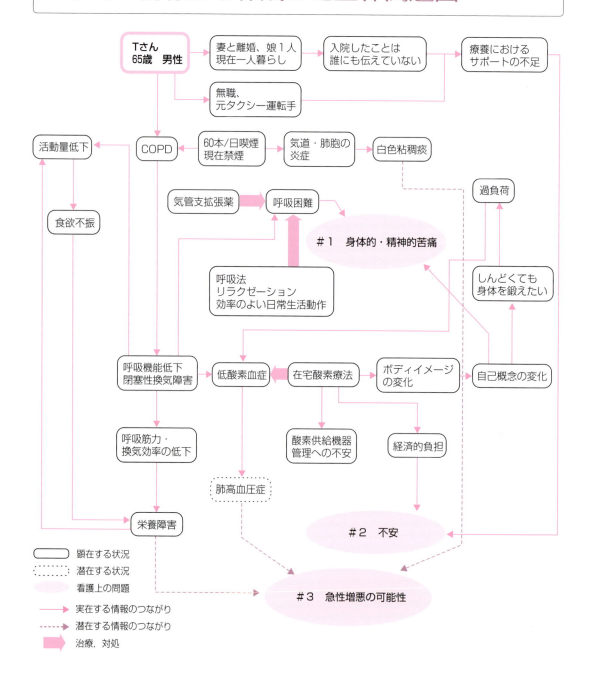

関連図の解説

　Tさんは、3年前に平坦な道を歩くときに息切れのため立ち止まるようになったために受診し、POCDと診断された。呼吸機能検査では、1秒率44.3％と閉塞性換気障害があり、低酸素血症の状態にもある。そのため、「息がうまく吸えない」という身体的な苦痛を体験していた。また、在宅酸素療法が開始されることは、Tさんにとって自己概念の変化をもたらし、精神的苦痛をもたらす（#1）。

　在宅酸素療法を行うことは、鼻カニューレの装着、携帯ボンベの持ち運びなどによってボディイメージの変化をもたらす。また、酸素供給機器の管理、在宅酸素管理料による経済的負担などが生じる。しかし、Tさんは妻と離婚し、娘が1人いるが、その娘とも連絡を取っておらず、今回の入院に関しては誰にも伝えていない状態である。また、無職で収入は年金だけであり、心理、社会的に療養をサポートしてくれる人がおらず、在宅酸素療法を行うことへの不安がある（#2）。

　Tさんは、呼吸困難がありながら「しんどくても身体を鍛えたい」と、階段昇降を行っていた。しかし、階段昇降はTさんの身体にとって過負荷になっており、このまま無理をすると、肺高血圧症から右心不全に移行してしまう可能性も考えられる。また、栄養障害や、気道の清浄化が図れない場合には、呼吸器感染をひき起こす可能性が考えられる（#3）。

Tさんの看護上の問題

- #1 呼吸困難による身体的・精神的苦痛がある
- #2 在宅酸素療法を行ううえでの不安がある
- #3 呼吸器感染・右心不全による増悪の可能性がある

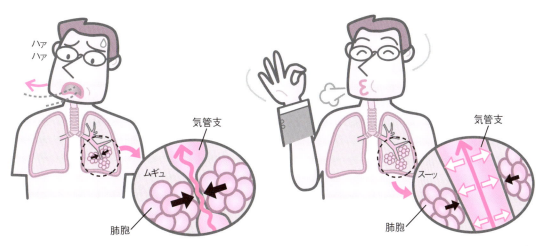

息を吐いている途中で気管支がつぶれてしまう。呼吸をするたびに肺の中に吐き出せない空気がたまり息苦しくなる

口をすぼめて息を吐くと、気管支の内側に圧がかかる。気管支がつぶれるのを防ぎながら、効率よく吐き出すことができる

図2-8　口すぼめ呼吸のメカニズム

♯1　呼吸困難による身体的・精神的苦痛がある

　Tさんは、呼吸困難について「うまく息が吸えない」と認知していた。また、「駅から病院までの100mを休みながらでないと歩けない」「病院の階段は2階まで上るのがしんどい」と呼吸困難を評価していた。生理的反応としては、体動時に呼吸補助筋を使用した努力呼吸がみられたり、呼吸数が26回/分に増加していた。また、気道の虚脱を防ぐための口すぼめ呼吸（図2-8）により気道の虚脱を防ぎ、呼吸緩和を図る呼吸をしていた。

　Tさんの安静時のPaO₂は55Torr以上であり、在宅酸素療法の指示が出た。酸素療法に伴う鼻カニューレの装着などの外見の変化や、「今まで体力には自信があったのに、酸素を着けなくてはならないなんて」というボディイメージの変化は、自己概念の変化をもたらし、精神的にも苦痛があると考えられた。また、「しんどくても身体を鍛えなければ」という行動に出るほど、Tさんの自己概念をゆるがしていると考えられた。

♯1　関連図

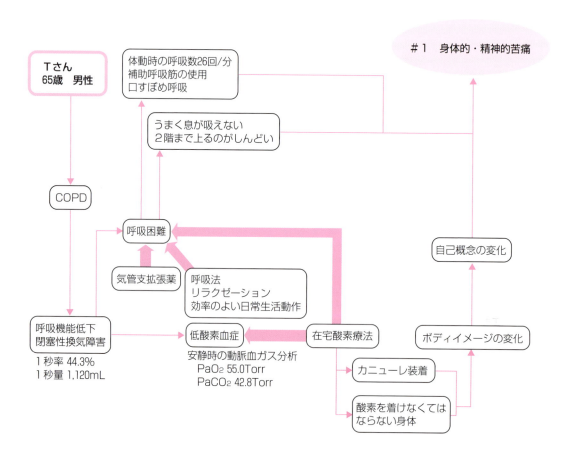

看護目標

❶ 呼吸困難が緩和する。
❷ 心配事などを看護師に相談できる。

看護計画	看護計画の根拠・理由
OP（観察計画） ① 症状の機序をアセスメントする。 　検査（呼吸機能検査、胸部X線検査、動脈血ガス分析） ② 症状（呼吸困難）の体験を理解する。 ＜呼吸困難の認知＞ 　・どのようなときに呼吸困難を感じるか 　（痰・咳、日常生活動作との関連） 　・どのように呼吸困難感を表現しているか ＜呼吸困難の評価＞ 　修正ボルグスケールを使用して、安静時、日常生活動作時、治療との関連で呼吸困難の程度を評価する。 ＜呼吸困難の反応＞ 　生理的反応：動脈血ガス分析、血圧、脈拍数、不整脈、呼吸数、呼吸の深さ、呼吸のリズム、呼吸音、努力性呼吸 　心理的反応：不安の訴え、不眠 　行動的反応：体位の調整、日常生活動作の調整 ③ 日常生活動作の評価 　・日常生活動作におけるSpO_2、脈拍数、呼吸数、呼吸のリズムを観察する（パルスオキシメータ使用）。 　・入浴動作、洗面動作、更衣動作、トイレ動作について評価する。 ④ 気管支拡張薬の吸入による呼吸困難の変化を観察する。 **TP（直接的ケア計画）** ① 体位の工夫 　患者と相談して呼吸困難時の楽な体位を工夫する。 ② リラクゼーション 　頸部から肩甲帯、上下肢、背部のリラクゼーションを図る。 **EP（指導計画）** ① 効率のよい呼吸法を習得する。 　・自分の呼吸を患者に自覚してもらう。 　・口すぼめ呼吸、横隔膜呼吸を指導する。 ② 効率のよい日常生活動作を習得する。 　・エネルギーを少なくし、効率のよい動作を指導する。 ③ 排便コントロール、栄養状態を保つことの必要性について説明する。 ④ 適切な運動の必要性を説明する。	❷ 呼吸困難は、痰の量、粘稠度による喀出の困難さや、咳の量、日常生活動作で影響を受ける。 ❷ 呼吸困難に対する治療や看護ケアによる評価を行うためにも、スケールを用いて客観的に呼吸困難の変化をみることは有効である。 ❸ 日常生活動作で、上肢を上げ、胸郭の動きを制限する動作、上肢を使う反復動作、腹部を圧迫する動作、息を止める動作は、息切れを感じる動作である。そのため、これらの動作におけるSpO_2、脈拍数、呼吸数、呼吸のリズムを観察する。 ❹ 気管支拡張薬のCOPDに対する作用は、気管支平滑筋の拡張により、肺の過膨張が改善されることである。 ❶ 上肢で体幹を支持するような前傾座位などの姿勢をとると、呼吸が楽になる。 ❷ 全身の緊張した筋をリラックスさせることで酸素需要を減少させ、精神的緊張を取り除くことができる。 ❶ 口すぼめ呼吸は、気道の虚脱を防ぐ。横隔膜呼吸は、横隔膜が1cm下がることで換気量が200〜300mL増加し、効率のよい呼吸法である。 ❸ 排便時は安静時に比べて酸素消費量が3〜4倍必要である。 ❸ 栄養状態の低下は、呼吸筋疲労を起こし、呼吸困難へとつながる。 ❹ 安静にすることは、酸素摂取予備力を低下させる。

慢性閉塞性肺疾患

♯2　在宅酸素療法を行ううえでの不安がある

　在宅酸素療法について、患者は一生酸素ボンベを装着しなければならないのか、酸素吸入を続けるとくせになるのではないかというような抵抗を感じる。また、今までの生活スタイルの変更を余儀なくされたり、ボディイメージの変化から在宅酸素療法を行うことに対して抵抗を抱く。

　さらに、在宅酸素療法についての知識、酸素供給機器や付属品の管理など、新たに習得しなければならないことが多く、在宅酸素療法を行うことに対する不安もある。

　Tさんは妻と離婚し、娘が1人いるが、娘とも連絡を取っておらず、一人暮らしである。今回の入院についても、誰にも伝えていない状況があり、在宅酸素療法が必要であると言われたときに、「1人でやっていけるだろうか」と不安をもらした。また、在宅酸素療法にかかる費用は、電気代を含め、月に3万円前後が必要になる。Tさんは、無職で年金以外に収入がなく、家族のサポートも得られない状況にあり、経済的な不安も考えられる。

　酸素療法、人工呼吸器という言葉だけでも一般の人は脅威を感じる。呼吸困難を感じ始めてから禁煙を行ったり、今の体力低下の状況に対して自分なりに身体を鍛えようと行動をとっているTさんは、自分の健康に関心がある人と考えられる。そのため、サポート・システムを整えていくことも必要だが、Tさんがこれなら自分でも在宅酸素療法ができそうだと思えるような援助を行っていくことが、Tさんの健康状態を維持していくうえで重要になる。

♯2　関連図

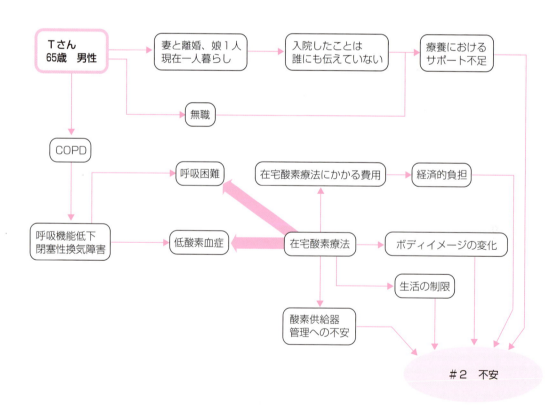

看護目標

❶ 在宅診療の必要性が理解できる。
❷ 自分で在宅酸素療法の管理ができる。

看護計画	看護計画の根拠・理由
OP（観察計画） ① 酸素使用時（安静時、体動時）のSpO_2値、脈拍数、呼吸困難の自覚症状の変化 ② 高二酸化炭素血症の徴候 ・呼吸状態、脈拍数、血圧、頭重、傾眠の状態 ③ カニューレ装着部位の皮膚の状態 ④ 家族、兄弟、親戚、友人などサポートしてくれそうな人について ⑤ 患者が今まで困難に対し、どのように対応してきたのか ⑥ どのような援助が必要になるか ⑦ 家の環境について ・何階建てなのか、エレベーターはあるのか、トイレやお風呂の構造、ベッドはあるかなど ⑧ 患者の治療、病気についての言動の変化	❶ 在宅酸素療法による効果について、バイタルサインや自覚症状から評価する。 ❷ $PaCO_2$ 42.8Torrと二酸化炭素が蓄積傾向にあるので、高二酸化炭素血症の症状を観察し、早期発見につなげる。 ❸ カニューレが同一部位に固定されることで鼻周囲に損傷が起こる。発赤・疼痛があれば、カニューレの固定方法を工夫する。 ❹ 呼吸困難感が強まり、在宅酸素療法を始めなければいけない状況に置かれ、Tさんは危機的状況にあると考えられる。患者がこの状況を乗り越えていくことを支援するために、患者のコーピング能力をアセスメントし、援助の方向性を考える。 ❺ 患者は、さまざまな知識を得ることで、これなら自分でもできるかもしれないと自分なりに療養を考えていけるようになる。適切な時期に患者の求めている援助を提供していくためには、患者の変化をとらえていくことが大切である。
TP（直接的ケア計画） ① 訪問看護の必要性について検討する。	
EP（指導計画） ① 患者が在宅酸素療法をどのように理解しているか確認する。 ② 酸素機器を管理する方法について説明する。 ・医師の指示どおりの酸素吸入時間と酸素流量を厳守するよう説明する。 ・電源の入れ方、酸素流量の調節の仕方 ・酸素が出ているかの確認方法 ・事故の危険性（火気・ボンベの転倒） ・停電時や酸素供給機器故障時の対応 ・機器の手入れの方法 ・患者の酸素療法の受け入れ状態、理解度に合わせて、イメージ化しやすく、受け入れやすい方法で行う。 ・実際に器械を操作しながら説明したり、ビデオやパンフレットを用いる。また、ゆっくりと繰り返し行う。 ③ 日常生活に適応するための援助を行う。 患者の生活に合わせて、入浴、家事、外出、旅行時などを酸素機器を着けたままどのように行うかについて、患者と一緒に考える。 ④ Tさんの呼吸機能に応じた社会資源についての情報を提供する。 ⑤ 看護師もいつでも相談に乗ることを伝える。	❶ 在宅酸素療法では、器械に24時間拘束されたり、鼻カニューレの装着は外見を変化させるなどの心理的苦痛を伴う。また、酸素ボンベや吸入装置についての理解が不足していると、患者の不安が増大する。在宅酸素療法をすると「病気が治る」という期待をもつ患者もいるため、患者がどのように理解しているかの情報を得ることが大切である。 ❷ 酸素の欠乏は息苦しさや臓器・組織の障害をもたらす。また、二酸化炭素が蓄積傾向にある患者に高濃度の酸素を投与したとき、CO_2ナルコーシスを起こしやすいので、指示量を厳守する必要がある。 ❸ 器具が汚染されていると、直接汚染された空気を吸うことになり、感染する危険性が高まるため、器具は清潔に保つ。 ❸ カニューレを装着して歩くことは面倒くさいため、少し動くくらいなら大丈夫だろうと体動時に外す人もいる。しかし、動くときにこそ酸素消費量が高まるため、酸素を吸入する必要がある。そのため、患者とともに、その人の自宅の構造を考えながら、可能な方法を考えることが重要になる。 ❹ 呼吸機能障害の程度に合わせて、1級、3級、4級の身体障害者手帳が交付される。

♯3　呼吸器感染・右心不全による増悪の可能性がある

　COPDの患者は、たいてい喫煙者であり、慢性の咳嗽や喀痰を伴うことが多い。Tさんも起床時に不透明白色粘稠痰が出ている。今は自分で喀出できているが、今後呼吸機能の低下のため喀出力が低下し、気道の清浄化が障害されると、沈下性肺炎をまねきやすくなる。また、Tさんは、％標準体重89.7％、Hb12.4g/dL、TP6.2g/dL、Alb3.6g/dLで栄養障害が認められ、免疫機能低下から呼吸器感染への危険性が高まる。

　Tさんは、呼吸困難がある自分の身体に対して、「しんどくても、身体を鍛えたい」と、階段昇降を行っている。そのときのSpO$_2$は81％まで低下しており、著しい低酸素血症が認められる。低酸素血症は、肺血管を攣縮させるために、右心系への負担を高め、肺性心、右心不全の原因になる。そのため、これらを予防するための援助が必要になる。

♯3　関連図

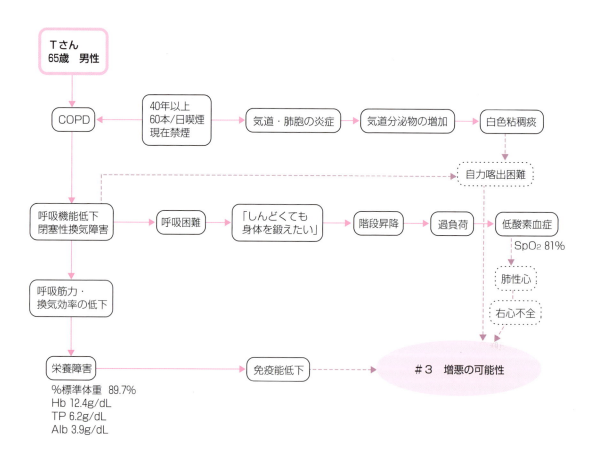

看護目標

❶ 呼吸器感染・右心不全の予防の必要性が理解できる。
❷ 増悪の予防行動がとれる。

看護計画	看護計画の根拠・理由
OP（観察計画） ① 呼吸状態（呼吸音、呼吸数、SpO$_2$） ② 呼吸困難の悪化 ③ 痰の状態（色、量）、咳の状態 ④ 下肢の浮腫、体位 ⑤ 体温 ⑥ 血液検査データ（白血球数とその分画、CRP） ⑦ 日常生活動作において、酸素摂取予備力以上の活動がないか	❹ 右心に負荷がかかると下腿の浮腫を認める。また、静脈還流血液の軽減を図るために、起座位をとることがあるので、体位に注意する。 ❻ 血液検査データや、体温から感染徴候がないか経過をみていく。 ❼ 低酸素状態を起こすような過剰な負荷をかけることは心不全へとつながるため、日常生活動作のなかで過負荷の状況がないか確認していくことは、右心不全の予防につながる。
TP（直接的ケア計画） ① 気道の清浄化への支援 　・痰喀出の必要性について説明する。 　・ハッフィングを指導し、効果的な咳をして痰を喀出する。	❶ 気道の清浄化が保たれないと沈下性肺炎をひき起こすことにもつながるため、排痰がうまくできているかを確認しながら、必要時気道清浄化への援助を行う。 ❶ ハフィングは、声帯閉鎖を伴わずに強制呼気を1〜2回行う方法である。気道の虚脱を予防しやすく、COPD患者に有用とされる。
EP（指導計画） ① Tさんが今の身体の状態をどのように理解しているか把握する。 ② 無理に身体を鍛えることは、呼吸器と循環器にかなり負担がかかることを、データを示しながら説明する。 ③ 感染予防の必要性とその方法について説明する。 　・外出後は手洗い、うがいをする。 　・風邪を引いている人には近づかない。 　・風邪気味のときには早めに受診する。 　・医師と相談のうえ、インフルエンザワクチン、肺炎球菌ワクチンの予防接種を行う。 ④ セルフモニタリングを指導する。 　・自分の身体の状態を把握できるような項目を具体的にあげて説明する。入院中に日誌を用いて、確認していく。 　・呼吸困難感の程度 　・体温、脈拍、SpO$_2$、咳・痰の状態、食欲、体重、下肢の浮腫	❶ Tさんなりに今の身体の状態について考え、身体を鍛えるということを考えているので、Tさんの考え方を理解したうえで、必要な知識の提供を行っていくことが大切になる。 ❷ データを示しながら説明することで、患者も自分の身体の状態を理解しやすくなる。 ❹ 増悪を予防するためには、日頃の自分の状態を知り、いつもとの違いに気づくことが大切である。そのため、患者ができるセルフチェックの方法を示し、実際に行ってみることが重要になる。 ❹ 記載した内容を確認し、症状・サインの関連、変化についての気づきを促す。

引用・参考文献
1）日本呼吸器学会COPD、ガイドライン第4版作成委員会編：COPD（慢性閉塞性肺疾患）診断と治療のためのガイドライン第4版、メディカルレビュー社、2013
2）本間生夫監修：呼吸リハビリテーションの理論と技術、改訂第2版、メジカルビュー、2014
3）福地義之助ほか監修：呼吸を楽にして健康増進―呼吸のセルフマネジメント、照林社、2011
4）Larson, P.J. et al：An integrated approach to symptom management, Nursing and Health Science, 1:203-210, 1999

3 肺がん

lung cancer

病態生理

肺がんは近年男女ともに増加傾向にある。がんの部位別死亡数は、男性は第1位、女性は大腸がんに次いで第2位である。肺がんは症状が出にくいため、早期に発見することが困難な疾患である。無症状で、健康診断などで胸部エックス線やCT撮影の際に偶然発見されることもある。肺がんの原因の70％は喫煙であり、タバコに含まれる発がん物質により細胞に遺伝子変異が起こり、がん細胞が増殖する。

❗ 学習 Check Point

- □ 肺がんの危険因子、喫煙との関係
- □ 肺がんのTNM分類による臨床病期（ステージ）分類、組織的分類
- □ 肺がんの症状
- □ 肺がんの検査、診断法
- □ 肺がんの治療法

肺がんの病態

1 肺がんとは

肺がんは**気管、気管支、肺胞の上皮細胞**から発生するがんである。肺細胞から生じるものを**原発性肺がん**、身体のほかの部位から肺に転移したものを**転移性肺がん**という。

たとえば、乳がんが肺に転移した場合は、乳がんの肺転移とよばれる。肺がんは50歳以上に多くみられ、60～70歳代が最も多い。

喫煙は肺がんの危険因子である。2015年の成人喫煙率は男性30.1％、女性7.9％と、1995年以降緩やかな減少傾向となってる。しかし、依然として肺がんによる死亡数は多く、2016年には男性が5万2430人、女性が2万1408人が肺がんが原因で死亡した。

全国がんセンター協議会（2006～2008年診断症例）によると、肺がんの臨床病期別5年生存率*は、ステージⅠでは83.8％、Ⅱでは50.1％、Ⅲでは22.4％、Ⅳでは4.8％、全症例では44.7％となっており、すなわち早期がんのうちに発見・治療することが重要であるといえる。

＊**5年生存率**：がんの治療開始から5年間生存している人の割合をいう。多くのがんでは、5年間再発がなければ治癒したと考えられているためである。

2 原因

男性の肺がんの90％程度、女性の肺がんの80％程度は**喫煙（タバコ）**が原因である。喫煙の量や期間に比例し、肺がんを発症するリスクは高まる。

全喫煙者の10％程度はいずれ肺がんを発症する。毎日喫煙する人の場合、非喫煙者と比べて5倍程度、肺がんになる確率が高くなる。また、喫煙開始年齢が若いほど肺がんになる確率が高くなる。20歳以下で喫煙を開始すると、非喫煙者と比べて6倍程度肺がんになる確率が高くなる。若年者の細胞は、タバコに含まれている発がん物質に対する感受性が高いためである。

タバコの喫煙本数/日×年数（ブリンクマン指数、喫煙指数ともいう）が400以上の場合には、肺がんばかりでなく、そのほかのがん、あるいは虚血性心疾患、脳卒中などにも罹患しやすい。また、喫煙指数1200以上では、喉頭がんなどにかかる危険性が

極めて高くなり、非喫煙者と比べると男性で約6倍になる（図3-1）。

喫煙のほか、**アスベスト***などの環境要因も肺がんの発生に関与する。アスベストの曝露は中皮腫発生の原因になる。**中皮腫**は胸腔腹膜をおおう中皮細胞に由来する腫瘍である。喫煙とアスベストとは発がんに関して相乗効果がみられるので、禁煙はこの意味においても大切である。

そのほか、慢性閉塞性肺疾患や大気汚染、肺がんの既往歴や家族歴、年齢などが発症する危険性を高める原因と考えられている。

*アスベスト：石綿ともよばれ、建築材料、断熱材として広く用いられてきた。現在は使用が禁止されているが、ビルの解体現場などではアスベストと接する機会が増える。アスベスト防塵マスクという専用のHEPA（超高性能エアフィルタ）を用いたマスクの着用が必要である。

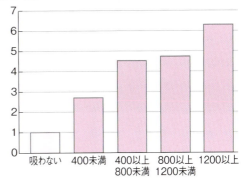

図3-1 男性喫煙者の肺がんリスク[2]

3 症状

肺がんの症状は**咳、喀痰、血痰**などである。初期症状として最も多くみられるのは、長期間続く咳である。咳に伴う喀痰のなかに新鮮血（真っ赤な血液）が混ざることがあり、これを**喀血**という。喀血は空気が混じるが、**吐血**には混じっていない。吐血は消化管からの出血で、**コーヒー残渣様**の茶色をしている。肺野型肺がんでは初期症状が出にくいが、進行すると**胸痛、息苦しさ**を生じる。

肺がんが気管支の内部や周囲で増殖して気管支が狭窄すると、**喘鳴**が生じる。また、気管支の閉塞により、**咳、発熱、胸痛**を伴う**息切れ**や**肺炎**などが起こることもある。胸壁の内部で腫瘍が増殖すると、持続的な胸痛が生じることがある。

肺がんが上大静脈に直接浸潤すると、上大静脈の**静脈還流***が障害され、顔面、上肢、頸部のうっ血と浮腫が起こる。これを**上大静脈症候群***という。肺がんが頸部の特定の神経内部で増殖すると、眼瞼下垂（眼裂狭小）、縮瞳、目が落ちくぼむ、顔の半面に汗をかきにくくなるなどの**ホルネル症候群***が起こることがある。

また、肺の上端に生じたがんが腕の動きを支配する神経内部で増殖すると、腕に痛みや麻痺、筋力低下などの**パンコースト症候群***が生じる。声帯へ続く神経が損傷を受けると、**嗄声**が生じるが、この損傷は、左肺を含む部位にがんが発症した人に起こりやすい。

肺がんが食道の内部や周囲組織で増殖して食道が圧迫されると、**嚥下障害**が起こる。食道と気管支の間に**フィステル**（瘻あるいは瘻孔）という**短絡路**ができ、食物が肺に入るために、嚥下のときに激しい咳が出る。

がんが心臓の内部で増殖すると、**不整脈、心臓を通る血流の閉塞**、心臓の周囲にある**心膜嚢への液体の貯留**が起こる。

*静脈還流：静脈系から右心系に戻ってくる血液のことを静脈還流という（灌流とは意味が異なるので注意）。
*上大静脈症候群（SVCS）：肺がん、ホジキン病、大動脈瘤などの縦隔・胸腔内腫瘍により上大静脈が圧迫され、静脈還流が障害されるために、顔面、上肢、頸部、乳房の浮腫、胸壁の静脈の怒張が起こる。脳浮腫による頭痛、めまい、傾眠傾向、痙攣、息切れ、呼吸困難、視覚異常などが起こることがある。
*ホルネル症候群：ベルナール・ホルネル症候群ともいう。縮瞳、眼瞼下垂（眼瞼裂の狭小）、および眼球陥凹の三主徴候に、同側顔面の無汗症などを伴う症候群をいう。交感神経の障害により瞳孔散大筋が麻痺し、瞳孔が縮小する。
*パンコースト症候群：肩から腕にかけて広がる疼痛、同側の手の筋萎縮、同側のホルネル症候群の3者合併をパンコースト症候群（パンコースト性肺がん）という。肺尖部に発生した肺がんが胸壁、上腕神経、交感神経に浸潤すると3主徴が現れる。この3主徴を誘発する腫瘍をパンコースト腫瘍という。

● **進行肺がんの症状**

肺がんが進行すると**食欲不振、体重減少、疲労感、筋力低下**などの全身症状が出現する。がんが胸

膜腔の内部に広がると、胸膜腔に**滲出液***（浸出液）や**漏出液***が貯留する**胸水**が起こる。これを**がん性胸膜炎**といい、胸水が貯留すると**息切れ**、**呼吸困難**などになる。

また、がんが肺の内部にまで広がると、**息切れ**、**血液中の酸素濃度の低下**、肺高血圧によって生じる**肺性心***が起こることがあり、気管支とつながる肺の一部が虚脱すると**無気肺***に至る。

肺がんに伴う随伴症候を**肺外症状**という。腫瘍がACTH（副腎皮質刺激ホルモン）を分泌することによる**クッシング症候群**、**抗利尿ホルモン不適合分泌症候群（SIADH）***、**カルチノイド症候群***、**高カルシウム血症**、**女性化乳房**などの**内分泌症状**、**神経症状**（脳・小脳症状）、**イートン・ランバート症候群***、**ばち状指**、**皮膚筋炎**などがある。

***滲出液（浸出液）**：炎症反応によって血管、リンパ管の透過性が亢進すると、血漿成分、好中球、リンパ球、などの細胞成分が遊走する。浸出液中にあるタンパク質などの高分子物質の濃度は高い（タンパク質濃度3 g/dL以上、LDH値200IU/dLを超える）。
***漏出液**：毛細血管、リンパ管の細胞膜を通過して、組織から浸透した液体をいう。タンパク質などの高分子物質の濃度は低い（タンパク質濃度3 g/dL未満、LDH値200IU/dL以下）。
***肺性心**：右心室圧の負荷によって右室壁肥大、拡張を起こした状態。
***無気肺**：肺胞内の空気が減少、あるいは全くなくなった状態。
***抗利尿ホルモン不適合分泌症候群（SIADH）**：低ナトリウム血症があるにもかかわらず、小細胞がんなどの腫瘍による異所性ADH産生のためにADH産生が亢進している病態である。
***カルチノイド症候群**：カルチノイド腫瘍からヒスタミン、セロトニン、プロスタグランジン、カリクレインやACTHなどが分泌され、顔面から胸部にかけての紅潮、気管支痙攣による喘息様発作、腸管運動亢進による下痢などがみられる病態である。
***イートン・ランバート症候群**：筋無力症候群ともいう。小細胞性肺がんなどの悪性腫瘍に伴う筋無力状態をいう。中〜高齢の男性に多い。下肢などの近位筋に強い脱力、筋萎縮、易疲労性、反復運動による筋力の漸増現象、腱反射の消失、自律神経症状などがみられる。

4 肺がんの転移

肺がんは、血流を通って肝臓、脳、副腎、脊椎、骨に転移しやすい（**肺がんの血行性転移**）。図3-2に肺がんの転移先の臓器の割合を示した。

また、肺へも血行性転移を起こしやすい。肺が

ん、とくに小細胞がんの転移は発症早期に起こりやすく、肺の異常が確認される前に、**頭痛**、**錯乱**、**痙攣**、**骨の痛み**などの症状が起こることがある。

肺は、ほかの臓器のがんが転移しやすい部位である。肝がん、胃がん、大腸がん、膵がんなどは肺に転移しやすい。肺に転移したがんを**転移性肺がん**という。図3-3に肺に転移しやすい他臓器のがんの割合を示した。また原発性の肺がんが原発巣以外の肺へ転移する割合は高く、肺に転移するすべてのがんのなかで、21%を占めている。

肺がんの検査と診断

1 検査

胸部X線撮影検査、**CT**（コンピュータ断層撮影）**検査**や**MRI**、**PET**（陽電子放射断層撮影）**検査**などの画像診断、**喀痰細胞診検査**、気管支鏡検査による**気管支擦過細胞診**および**経気管支肺生検**（バイオプシー）、腫瘍マーカー測定などが行われる。

胸部X線撮影検査では、2 cm以上の末梢型肺がんを発見できる。胸部X線撮影検査とCT検査（**ヘリカルCT検査**）*を組み合わせると、1 cm以下の肺腫瘍でも検出できる。

CT検査では、胸部X線検査では読影されなかった小結節がみつかる場合がある。ヘリカルCT検査では、極めて小さい肺がんがすりガラス様陰影とし

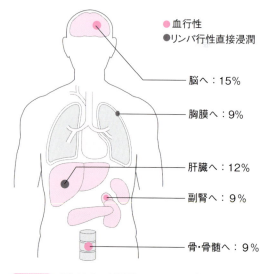

● 血行性
● リンパ行性直接浸潤

脳へ：15%
胸膜へ：9%
肝臓へ：12%
副腎へ：9%
骨・骨髄へ：9%

図3-2 肺がんが転移しやすい臓器

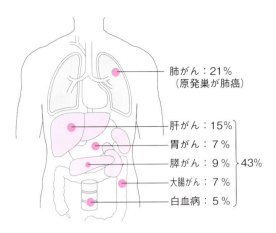

図3-3 転移性肺がん（肺に転移しやすい他臓器のがん）

てみられ、この場合には縮小手術が適応になる。

また、CT検査ではリンパ節腫大の有無もわかる。腫大が確認された場合は、その原因が炎症なのか腫瘍なのかを確認するため、腫大したリンパ節の生検が必要になる。

*PET検査：ブドウ糖につけた放射性物資を静脈に注射する。ブドウ糖はがんに集まるので、がん病変の有無や位置がわかる。

*ヘリカルCT検査：X線が患者に対し螺旋状に照射されるので、螺旋CT検査、あるいはスパイラルCT検査とよばれる。

2 肺がんの分類

●肺がんの病期分類

TNM分類とは、腫瘍の大きさ（T）、リンパ節転移（N）、遠隔転移（M）によって分類されている（表3-1）。**臨床病期（ステージ）分類**は、疾病がどの程度進行しているかを表すのに用いられる（表3-2）。病期（ステージ）にはⅠ～Ⅳがある。

●肺がんの組織分類

がんの発生には発がん遺伝子が関与している。発がんには、がん発生のきっかけになる遺伝子変化を起こし、DNA複製の開始に関与するイニシエーターと、がん発生を継続させるプロモーターが関与している。

肺がんは肺がん細胞の組織の型や性質の違いから、4種類に分類されている。

肺がんの組織型には、小細胞がん、腺がん、扁平上皮がん、大細胞がんがあり、臨床的には治療方法

表3-1 肺がんのTNM分類

T－原発腫瘍（腫瘍の大きさ）	
TX	細胞診でのみ陽性
T0	原発腫瘍を認めない
Tis	上皮内がん
T1	腫瘍の充実成分径3cm以下
	T1mi：微少浸潤性腺がん：充実成分径≦0.5cm、かつ病変全体径≦3cm
	T1a：充実成分径≦1cmでかつTis・T1miには相当しない
	T1b：充実成分径＞1cmでかつ≦2cm
	T1c：充実成分径＞2cmでかつ≦3cm
T2	充実成分径＞3cmでかつ≦5cm、または充実成分径≦3cmでも以下のいずれかであるもの ・主気管支に及ぶが気管分岐部には及ばない ・臓側胸膜に浸潤 ・肺門まで連続する部分的または一側全体の無気肺か閉塞性肺炎がある
	T2a：充実成分径＞3cmでかつ≦4cm
	T2b：充実成分径＞4cmでかつ≦5cm
T3	充実成分径＞5cmでかつ≦7cm、または充実成分径≦5cmでも以下のいずれかであるもの ・壁側胸膜、胸壁、横隔神経、心膜への直接浸潤 ・同一葉内の不連続な副腫瘍結節
T4	充実成分径＞7cm、または大きさを問わず横隔膜、縦隔、心臓、大血管、気管、反回神経、食道、椎体、気管分岐部への浸潤、あるいは同側の異なった肺葉内の副腫瘍結節
N－所属リンパ節	
NX	所属リンパ節評価不能
N0	所属リンパ節転移なし
N1	同側の気管支周囲かつ/または同側肺門、肺内リンパ節への転移で原発腫瘍の直接浸潤を含める
N2	同側縦隔かつ/または気管分岐下リンパ節への転移
N3	対側縦隔、対側肺門、同側あるいは対側の前斜角筋、鎖骨上窩リンパ節への転移
M－遠隔転移	
M0	遠隔転移なし
M1	遠隔転移がある
	M1a：対側肺内の副腫瘍結節、胸膜または心膜の結節、悪性胸水（同側・対側）、悪性心嚢水
	M1b：肺以外の一臓器への単発遠隔転移がある
	M1c：肺以外の一臓器または多臓器への多発遠隔転移がある

（日本肺癌学会編：臨床・病理 肺癌取扱い規約、第8版、p.6、2017 金原出版より改変）

表3-2 肺がんのTNM臨床病期（ステージ）分類

		N0	N1	N2	N3	M1a	M1b 単発遠隔転移	M1c 多発遠隔転移
T1	T1a（≦1cm）	ⅠA1	ⅡB	ⅢA	ⅢB	ⅣA	ⅣA	ⅣB
	T1b（1～2cm）	ⅠA2	ⅡB	ⅢA	ⅢB	ⅣA	ⅣA	ⅣB
	T1c（2～3cm）	ⅠA3	ⅡB	ⅢA	ⅢB	ⅣA	ⅣA	ⅣB
T2	T2a（3～4cm）	ⅠB	ⅡB	ⅢA	ⅢB	ⅣA	ⅣA	ⅣB
	T2b（4～5cm）	ⅡA	ⅡB	ⅢA	ⅢB	ⅣA	ⅣA	ⅣB
T3	T3（5～7cm）	ⅡB	ⅢA	ⅢB	ⅢC	ⅣA	ⅣA	ⅣB
T4	T4（＞7cm）	ⅢA	ⅢA	ⅢB	ⅢC	ⅣA	ⅣA	ⅣB

（日本肺癌学会編：臨床・病理 肺癌取扱い規約、第8版、p.6、金原出版、2017より改変）

表3-3 肺がんの組織分類

種類	小細胞がん	非小細胞がん		
		腺がん	扁平上皮がん	大細胞がん
好発部位	肺門部(中枢型肺がん)	末梢部(末梢型肺がん)	肺門部(中枢型肺がん)	末梢部(末梢型肺がん)
細胞型	がん細胞が燕麦(からすむぎ)の形態に似ているので、燕麦細胞がんともいう	瘢痕部に生じた腺がんを瘢痕がんという	喀痰に出現しやすい	未分化がん
肺がん中の発生率	10〜15%	45〜55% 日本では最も多い。また、増加傾向を示している	25〜35% 欧米では最も多い	5〜10%
早期発見	喀痰検査	胸部X線撮影	喀痰検査	胸部X線撮影
病因	喫煙が危険因子である	喫煙、排気ガス、食品添加物などの発癌物質	喫煙が危険因子である	喫煙、排気ガス、食品添加物などの発癌物質
特徴	肺門型なので、気管支閉塞(無気肺)を起こしやすく、咳嗽、血痰などの症状が出やすい。極めてリンパ節転移を起こしやすい。50〜60歳台を中心に、40歳台にもみられる。イートン・ランバート症候群がみられることがある	末梢型なので咳嗽、喀痰、血痰などの症状が出にくい。60歳台に多い。女性患者の80%は非喫煙者である	肺門型なので気管支閉塞(無気肺)を起こしやすく、咳嗽、喀痰、血痰などの症状が出やすい。肺門型肺がんでは進行は遅い。パンコースト症候群がみられることがある	末梢型なので咳嗽、喀痰、血痰などの症状が出にくい。末梢部大細胞がんは胸膜に浸潤しやすい
転移	進行、転移とも最も早い。リンパ行性転移が多いが、血行性転移も起こしやすい	進行、転移とも中等度である。進行すると肺門リンパ節転移や胸膜浸潤を起こしやすい	進行、転移とも最も遅い。末期まで転移しにくい	末梢部肺がんで、進行、転移とも早い

の違いによって**小細胞がん**(肺がんの20%)と**非小細胞がん**〔腺がん、扁平上皮がん、大細胞がん(肺がんの80%)〕とに分類される(**表3-3**)。

原発性肺がんは、両肺へと枝分かれする肺門の気管、気管支に生じる中枢型(肺門型肺がん)と、肺の末梢に生じる末梢型(肺野型肺がん)とがある。

小細胞がんは、気管支上皮の間に少量存在する神経内分泌細胞から発生する。小細胞がんと同様に神経内分泌細胞から発生する腫瘍で、太い気管支の粘膜下に発生するものに**カルチノイド腫瘍***がある。カルチノイド腫瘍の5年生存率は75%と高いため、一般の肺がんの組織分類とは区別している。

***カルチノイド腫瘍**:内分泌系細胞の特徴をもつ細胞からなる比較的良性の腫瘍である。

3 診断

肺がんが肝臓、副腎、脳などへ転移しているかを診断するためには、腹部や頭部のCT検査が必要になる。また、**骨スキャン**(**骨シンチグラフィ**)では骨への転移の有無がわかる。小細胞がんは骨髄に転移しやすいので、**骨髄生検**が必要である。

ポジトロンCT、放射線同位元素を用いる**PET**、**ヘリカルCT**などの併用により、早期肺がんの検出能力が高くなる。

診断を確認するためには、**喀痰細胞診検査**、気管

支鏡検査による生検などの肺の組織検査が必要である。

喀痰細胞診は喀痰のパパニコロウ染色による病理検査であり、気管支鏡検査ではファイバースコープによる組織の生検が行われる。病理組織分類では、腺がん51％、扁平上皮がん29％、小細胞がん13％、大細胞がん5％である。

肺がんの病理組織分類とともに、進行状態をみる病期（ステージ）分類が重要である。また、肺がん細胞から分泌されている液性因子である腫瘍マーカーの検査を行う。組織型にかかわらず肺がん全体ではCEA、腺がんではSLX、扁平上皮がんではシフラ（CYFRA21-1）、SCC、小細胞がんではProGRP、NSEなどの腫瘍マーカーが用いられる。

肺がんの治療

肺がんの治療法は、小細胞がんと非小細胞がん、または肺がんの病期（ステージ）によって異なってくる（表3-4）。

1 内視鏡的治療

早期の肺門型肺がんでは、内視鏡的治療（レーザー治療）を行う。がん細胞に取り込まれやすく、光によって活性化しやすい化学物質（がん親和光感受性薬品：フォトセンシタイザ）を投与後、レーザー光線を照射し、活性酸素によってがん細胞を攻撃する光線力学療法（PDT）という。

表3-4 肺がんの治療方法

非小細胞がん

病期（ステージ）	治療法
早期ⅠB	レーザー治療 手術療法（縮小手術）
ⅡA、ⅡB ⅡA、ⅡB ⅢA、T3N1M0 ⅢA（縦隔リンパ節腫大1個）	手術＋術後化学療法
ⅢA ⅢB（悪性胸水なし）	化学療法＋放射線療法
ⅢB（悪性胸水なし） Ⅳ	化学療法

小細胞がん

病期（ステージ）	治療法
限局型	化学療法＋放射線療法 手術＋化学療法
進展型	化学療法

2 外科的治療

肺がんは手術の適応があれば、まず手術を行う。たとえば、小細胞がん以外の肺がんでは、肺以外に転移していない場合には手術を行う（図3-4）。ただし、がんが肺の外に転移している場合、がんが気管に非常に接近している場合などには、手術の適応

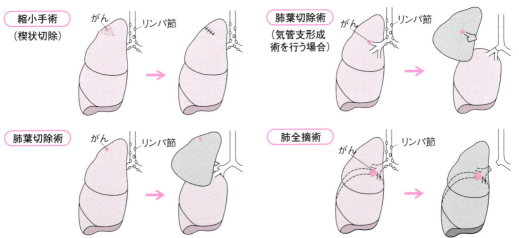

肺がんの手術療法は、肺がん組織の大きさや出現部位によって選択する。縮小手術、肺葉切除術、肺全摘などの術式がある。肺葉切除術、肺全摘術では気管、気管支周囲のリンパ節郭清を行う。

図3-4 肺がんの手術療法

はない。

次に、**放射線照射**の適応があれば放射線照射を行う。**化学療法**は手術あるいは放射線照射と併用して行うか、手術あるいは放射線照射が適応にならない場合に単独で行う。手術前に**肺機能検査**を行い、手術後に残る肺で十分な呼吸機能が維持されるかどうかを判断する。検査の結果、がん化した部分の切除によって肺機能が著しく低下するという場合には、手術適応はない。

手術でがんの10～35％が切除できるが、切除によって必ずしもがんが治癒するわけではない。孤立性で進行が遅い腫瘍が切除された場合の5年生存率は、25～40％である（表3-5）。非小細胞がんが早期で小さい場合、患者の5年生存率は60～70％である。治療が効果を示さない場合は、肺がんは肺に再発したり、ほかの部位にがんが転移して死亡する。非小細胞がんの治療法は近年進歩しており、がんが肺以外に転移していない患者に対しては、がんの切除術の前後に化学療法や放射線療法を行う。

3 放射線療法

放射線療法は、冠動脈疾患などを合併しているため手術が受けられない患者、がんがリンパ節などほかの器官の近くに広がっていて手術が受けられない患者などに行う。放射線療法は、がんを部分的に小さくしたり増殖速度を遅くする効果があるが、長期の寛解状態が続くのは10～15％である。しかし、放射線療法は、喀血、骨の痛み、上大静脈症候群、脊髄圧迫などの肺がんの合併症を抑える効果もあ

表3-5 肺がんの治療成績

非小細胞がんの治療成績

病期（ステージ）	5年生存率
ⅠA	61％
ⅠB	38％
ⅡA	34％
ⅡB	24％
ⅢA	13％
ⅢB	5％
Ⅳ	1％

小細胞がんの治療成績

病期（ステージ）	中間生存期間	5年生存率
限局型	2年～2年6か月	2％
進展型	1年	1％

る。化学療法と放射線療法の併用によって生存率は改善する。

4 化学療法

肺がんの抗がん薬を用いた標準的治療には、シスプラチン＋ゲムシタビン、シスプラチン＋イリノテカンなどの**2薬併用療法**などがある（表3-6）。

シスプラチン、カルボプラチンとパクリタキセル（タキソール®）、ドセタキセル（タキソテール®）、イリノテカン（カンプト®）、ビノレルビン（ナベルビン®）、ゲムシタビン（ジェムザール®）などの新しい抗がん薬と組み合わせが用いられ、延命効果と生活の質（quality of life）の向上が得られている。ほかにも、テガフール・ウラシル配合薬（ユー

表3-6 主な化学療法薬

非小細胞がん

プラチナ製剤	シスプラチン、カルボプラチン	
併用される抗がん剤	イリノテカン、パクリタキセル、ドセタキセル、ビノレルビン、ゲムシタビン、ペメトレキセド、TS-1	（併用例） シスプラチン＋ゲムシタビン カルボプラチン＋パクリタキセル
分子標的治療薬	ゲフィチニブ、エルロチニブ、アファチニブ、ベバシズマブ、クリゾチニブ、アレクチニブ	（併用例） ベバシズマブ＋シスプラチン＋ゲムシタビン

小細胞がん

プラチナ製剤	シスプラチン、カルボプラチン	
併用される抗がん剤	イリノテカン、エトポシド、シクロホスファミド、ドキソルビシン、ビンクリスチン、アムルビシン	（併用例） シスプラチン＋イリノテカン シスプラチン＋エトポシド"

《非小細胞がん》

与薬日	1日目	8日目	9〜21日目
シスプラチン	●	−	休薬
ゲムシタビン	●	●	

└─ 1コース(コース期間3週) ─┘

《小細胞がん》

与薬日	1日目	8日目	15日目	16〜28日目
シスプラチン	●	−	−	休薬
イリノテカン	●	●	●	

└─ 1コース(コース期間4週) ─┘

●が与薬される抗がん薬のスケジュール

図3-5 抗がん薬の与薬例

エフティ®UFT）など、効果のある薬剤の開発されている。

化学療法の与薬スケジュールは、抗がん薬の組み合わせによって決まっている（図3-5）。シスプラチン＋イリノテカン療法では、1日目に与薬し、8日目と15日目にイリノテカンのみを与薬し、その後休薬する（1コース）。このコースを4週ごとに4コース繰り返す。

小細胞がんは診断時に転移していることが多いので、化学療法と放射線療法が併用される。

小細胞がんは化学療法を行わない場合、50％生存率は4か月程度である。化学療法を行うと、生存期間が4〜5倍程度延長する。化学療法によく反応する小細胞がんの患者では、脳に転移したがんを治療するための**頭部への放射線療法**が有用な場合がある。

非小細胞がんに対しては、化学療法単独では効果が少ない。転移性の非小細胞がんでは、化学療法を行った患者の何割かは生存期間が延長する。

● **分子標的治療薬**

がん細胞だけに作用してがんの増殖のみ抑制する薬である。ゲフィチニブ（イレッサ®）など、効果のある薬剤の開発されている。ゲフィチニブは非小細胞がんの表面にあるEGFR（上皮成長因子受容体）からの情報を抑制する薬である。

● **免疫チェックポイント阻害薬**

免疫システムの分化に伴って発現する分子を免疫チェックポイント分子といい、この分子に対して抑制作用を示す薬を免疫チェックポイント阻害薬とよぶ。これには、免疫チェックポイントであるPD-1とがん細胞が結合することを阻害するPD-1抗体（阻害薬）のニボルマブ（オプジーボ®）、ペムブロリズマブ（キイトルーダ®）などがある。また、免疫チェックポイントであるCTLA-4抗体（阻害薬）であるイピリムマブ（ヤーボイ®）も使用されている。

● **その他の薬物治療**

肺がんの患者の多くは**肺機能**が低下しており、**酸素吸入療法や気管支拡張薬**による呼吸の補助を必要とすることがある。進行した肺がんの多くでは、**激しい痛みや呼吸困難**が生じ、死亡するまでの数週間または数か月間は**オピオイド鎮痛薬***が必要になる。

治療を行わない場合、肺がん患者の平均生存期間は8か月程度である。治療を行うと、5年生存率は13％程度になる。小細胞がんは、診断された時点で肺以外に転移していることが多く、ほかの種類の肺がんよりも予後は悪い。肺がんを治療しても**喫煙**を続ければ、ほかの部位にがんを発症する危険が高くなる。

***オピオイド鎮痛薬**：医療用麻薬ともよばれ、トラマドール、モルヒネ、オキシコドン、フェンタニル、タペンタドール、メサドンなどが使用される。

引用・参考文献
1）山田幸宏：看護のための病態ハンドブック、第2版、医学芸術社、2007
2）国立がん研究センター・社会と健康研究センター保健社会学研究部：希望の虹プロジェクト、TRUE FALSE、http://prev.ncc.go.jp/truefalse/learn/health.html
3）日本肺癌学会：臨床・病理 肺がん取扱い規約、第8版、金原出版、2017
4）堤寛：新訂版クイックマスター病理学、第2版、サイオ出版、2017
5）国立がん研究センター：がん情報サービス、https://ganjoho.jp/public/index.html

肺がん患者のナーシング・ケアマップ（化学療法+放射線療法）

	治療前
看護目標	患者が治療に主体的に参加する。化学療法・放射線療法の副作用や
	・疾患、検査、治療を理解し、治療に取り組む ・副作用・合併症とその出現時期・予防・対処方法を理解し、実施する ・疾病や治療、予後に対する不安を表出する
治療	
検査	□肺がんの状態（気管支鏡、胸部X線、FDG-PET、CT、MRI、腫瘍マーカーなど） □血液・生化学検査（骨髄機能、肝機能、腎機能、CRPなど）・尿検査 □心機能（心電図、心エコー、循環器系既往歴など） □呼吸機能（呼吸機能検査・動脈血液ガス分析など） □口腔の状態（う歯や治療中の歯の有無、粘膜の状態など） □アレルギー・過敏症
観察	□パフォーマンスステータス（Performance Status：PS） □栄養状態（食事摂取量、食欲、体重変動、浮腫など）、骨格筋量、嚥下機能 □呼吸状態（経皮的動脈血酸素飽和度、息切れ、咳嗽、喀痰など） □下痢・便秘 □感染症の状態（体温など） □尿量 □セルフケア能力（疾患と治療の認識、副作用などへの対処方法の理解と実行性など） □心理状態、闘病意欲
指導・説明	□病状と治療方法、治療スケジュール、経済的負担に関する説明 □化学療法・放射線療法による副作用、その出現時期、生活への影響、予防・対処方法の説明 □口腔ケア・スキンケアの指導 □感染予防の指導 □脱毛への準備 □リラクゼーション法、セルフモニタリングの指導
清潔	□入浴・シャワー浴 □口腔ケア・スキンケア □陰部・肛門周囲の清潔保持
栄養	□十分なエネルギー、良質なタンパク質の摂取 □水分の補給
感染予防	□うがい □手洗い
排泄	□トイレでの排泄 □排便コントロール

治療中　（化学療法＋放射線療法）	治療後
合併症を予防し、症状のコントロールを図り、QOLを改善・維持する	
・症状がコントロールされ、身体的苦痛が軽減する ・副作用や合併症に対する予防・対処行動を実施する ・闘病意欲が持続する	・遅発性の症状が緩和され、身体的苦痛が軽減する ・退院後の生活を見越した健康管理行動を実施する ・退院後の生活や以後の治療に関する疑問や不安を表出する
□化学療法（点滴静脈注射・内服薬） □放射線療法 □ヘモグロビンの低下に応じたMAP加赤血球濃厚液の輸血 □血小板の低下に応じた血小板製剤の輸血 □白血球の低下に応じた顆粒球コロニー刺激因子（G-CSF）の与薬 □副作用に対する薬物療法	
□胸部X線、動脈血液ガス分析など	□胸部X線、FDG-PET、CT、MRI、腫瘍マーカーなど
□放射線性食道炎（20Gy以上）、咽頭痛、嚥下時の食道部痛 □放射線性肺臓炎、放射線性皮膚炎（20Gy以上）	□食道狭窄、二次性サルコペニア（骨格筋・筋肉の減少） □遅発性の副作用（放射線性肺繊維症、放射線誘発性器質化肺炎）
□発熱性好中球減少症	□感染症の状態（体温など）
□悪心・嘔吐 □口内炎・口角炎・味覚異常 □脱毛 □末梢神経症状・関節痛・筋肉痛 □倦怠感 □皮疹・発疹・爪囲炎・視野障害など（分子標的薬の場合） □出血傾向 □過敏反応、インフュージョンリアクション □血管外漏出	□遅発性の副作用の出現 □家庭・社会生活への準備状況（介護保険、在宅酸素療法など） □療養生活を支えるソーシャルサポートの状況（MSW、在宅医、訪問看護師など）
	□治療効果と以後の治療計画の説明 □退院指導（定期的受診、外来化学療法、内服薬の管理、過労・ストレスマネジメント、感染予防行動、口腔・スキンケアなど）
□白血球の値、倦怠感などに応じて全身清拭・陰部洗浄	□入浴・シャワー浴
□加熱調理した食事（生ものは避ける） □口当たりのよい食品 □必要に応じて濃厚流動食、栄養強化食品の利用	
□マスクの着用 □白血球（好中球）の減少に応じた空気清浄機の設置 □ポータブルトイレあるいはトイレでの排泄	□トイレでの排泄

3 肺がん

看護プロセス

事例紹介

- **患者** Aさん
- **性別、年齢** 男性、55歳
- **身長、体重** 170cm、54kg
- **職業** 会社員
- **診断名** 左肺がん（扁平上皮がん）、T4 N2 M1
- **家族** 妻47歳（専業主婦）、娘16歳（高校1年生）との三人暮らし
- **喫煙** 若い頃から50本/日程度吸っていたが、体調不良を感じるようになった受診1か月前から禁煙していた。
- **既往歴** とくになし
- **入院までの経過**
　6月頃から痰のからみ、咳嗽、胸痛、背部痛を自覚し、7月に内科を受診。胸部X線の結果、左肺上葉に異常陰影を認め、精査加療目的で入院になった。
- **入院直後の検査データ**
・気管支鏡：左上幹は腫瘍でほぼ閉塞。下幹は開いている。
・経気管支肺生検による細胞診：StageⅣの扁平上皮がん
・胸部CT：左肺動脈、気管〜左気管支壁への浸潤を認め、縦隔リンパ節転移と左上葉末梢の閉塞性無気肺をきたしている。
・FDG-PET：両副腎への集積が認められ、転移が疑われる。その他の臓器の集積は認められない。
・脳CT：脳転移は認めない。
・骨シンチグラフィ：骨転移は認めない。
- **医師からの説明**
・本人に対して：左肺に悪性の腫瘍があり、気管にも浸潤している。腫瘍を縮小させるために点滴治療と放射線療法を併用する予定である。白血球が減少して感染しやすい、腎臓の機能の低下、吐き気、脱毛、手足のしびれなどの副作用がある。
・妻に対して：肺がんで、腫瘍が大きく、奏功率は30〜40％程度である。肺、気管支に転移があるので治療しないと余命6か月くらいになる。
・本人の認識：娘の成人までは頑張りたい。元気になりたい。
・妻の認識：本人はがんということを察していると思うけれど、「がん」という言葉は使わないでほしい。
- **治療の経過**
・放射線療法：病日2日目から2Gy*×5/週で、計60Gyを目標に開始。
・化学療法：1コースを病日3日目に実施。シスプラチン（ランダ®）とペメトレキセド（アムリタ®）を静脈内点滴注射にて与薬。病日25日目に同薬剤で2コース目が予定されている。

*Gy（グレイ）：吸収線量の単位。放射線によって物質1gに吸収されたエネルギー量を示す

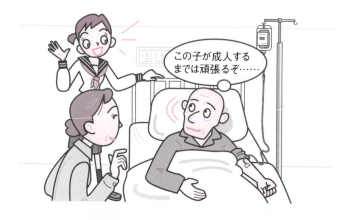

アセスメントのポイント

視点

❶ 肺がんの病態、治療の内容と身体への影響

肺がんは自覚症状がないことが多いが、病状の進展に伴って胸水や気管支狭窄などによる呼吸困難、骨転移による疼痛などさまざまな症状が出現する。また、治療の内容によって身体的侵襲も異なる。したがって、病態を把握し、治療による副作用についての予測を立て、常に身体への影響（呼吸機能、心機能、腎・肝機能、骨髄機能、疼痛など）をアセスメントする。

❷ 疾患や治療の説明と患者・家族の受け止め

医師からの説明や患者・家族の受け止め方は、治療に伴う身体的・心理的反応に影響する。そして、セルフケア行動の指導方法や心理的側面への援助方法も異なる。

❸ 治療の副作用によるセルフケア不足

化学療法の副作用である食欲不振や倦怠感、しびれ感などの症状は、日常生活動作やセルフケア行動を制限する可能性があることを考慮する。

❹ 肺がんや治療の副作用による心理的側面への影響

肺がんの進展による呼吸困難は、「死ぬかもしれない」という恐怖感に直結し、最も強い不安になる可能性が高い。また、化学療法による倦怠感や脱毛などのさまざまな症状は、「治らないかもしれない」「こんなにつらい治療は受けたくない」など、予後に対する不安や闘病意欲に影響を及ぼす。さらに、家庭や社会において以前のような役割が果たせなくなる不安が強くなると、「自分は駄目な人間」というような自己概念の障害をきたし、抑うつ状態に陥る可能性もあるので注意する。

❺ 家族の悲嘆と支援能力

家族は、患者の身の回りの世話や精神的支援のために欠かせない存在であるため、家族関係や支援能力をアセスメントする必要がある。また、予後不良の疾患である肺がんは、家族に心理的、経済的な影響をもたらすので、家族の悲嘆や生活状況をアセスメントする。

間違えやすい部分

❶ がんの告知について

病名の告知の有無にかかわらず、患者の精神的状態を注意深く観察し、家族や医療スタッフがチームとして援助する必要がある。看護においては、医療者からの説明の内容と、それを患者・家族がどのように受け止めているかが大切になる。

❷ 身体症状と精神的状態との関連

食欲不振、倦怠感、しびれ感などの身体症状と、精神的状態は相互に影響している。しかし、一見身体症状がないからといって、精神的状態が安定しているとはいえず、それぞれの側面と相互関係についてのアセスメントが必要である。

条件が変わる場合

❶ 発達段階・社会的役割

性別、年齢によって発達課題や家庭内・社会での役割が異なるため、疾病や闘病生活がもたらす自己概念への影響もさまざまである。成人期の男性では職場復帰への不安をもつ場合が多く、女性では子どもの養育など家庭内役割に影響を及ぼすことがある。

❷ 治療方法

肺がんの治療は、がんの広がり（病期：TNM分類、Stage）、がんの性質（組織型、遺伝子異常など）、患者側の因子（年齢、合併症など）などにより、手術療法、化学療法（抗がん薬、分子標的治療薬）、放射線療法、免疫療法から選択、併用される。また、呼吸困難や疼痛などの症状をコントロールする必要がある場合も多く、病態や治療の侵襲、身体症状をアセスメントし、適切に行う。

❸ 患者の状態と抗がん薬の種類・作用

抗がん薬の作用と副作用は、年齢、体重、腎機能、肝機能などによって微妙に異なるので、患者の各機能や状態を総合的にアセスメントする。また、抗がん薬の種類により、副作用の種類、出現時期や程度に違いがみられるので、薬剤についての知識を深めておく。

情報収集とアセスメント

項　目	情　報	アセスメント
発達段階	● 55歳、男性 ● 会社員で、不規則な生活をしていた。 ● 妻（47歳）は専業主婦、娘（16歳）は高校生。	● Aさんは会社員として一家の生計を立て、娘を養育している。発病により、これらの役割遂行が困難になる可能性がある。
呼吸 循環 体温	● 左上幹は腫瘍でほぼ閉塞しているため、左上葉末梢の閉塞性無気肺をきたしている。 ● 動脈血酸素飽和度（SpO₂）：95～98％（安静時） ● 咳嗽、喀痰喀出が多い。 ● 50本/日喫煙していたが、入院1カ月前から禁煙。 ● 脈拍：66～80回/分 ● 血圧：110/50mmHg ● 体温：36.8℃	● 気管〜左気管支壁へがんが浸潤しているため迷走神経が興奮し、それが呼吸筋群を刺激することによって、咳嗽が生じている。 ● 扁平上皮がんは肺がんの約35％を占め、男性に多く、喫煙との相関が認められている。現在は禁煙していて、肺・気管支に対する悪影響はもたらしていない。しかし、腫瘍によって左上幹が閉塞され、その末梢は無気肺に陥っているため、肺感染症を起こしやすい状況にあり、化学療法と放射線療法を併用することで、リスクはさらに高くなっている。 ● 酸素飽和度が95％以上であれば、動脈血酸素分圧は80〜100Torrに保たれていると予測できる。しかし、腫瘍の拡大や肺感染症により、呼吸機能の低下をきたす可能性がある。
栄養状態	● 身長170cm、体重54kg ● 五分粥（1200kcal）。口内炎や嚥下時の痛みのために1/2〜2/3を摂取するのがやっとであるため、ヨーグルトを追加する。 ● 麺類は食べにくい。 ● 口内炎、咽頭痛、嚥下時の食道部痛のために摂取しにくい。 ● 総タンパク（TP）：6.8g/dL、アルブミン（Alb）：4.2g/dL	● シスプラチンは催吐性リスクが高いが、与薬前後の制吐薬（アプレピタント、パロノセトロン、デキサメタゾン）の使用により悪心・嘔吐は認めない。しかし、現時点で放射線量30Gyを超えており、化学療法による粘膜組織の破壊も加わって、口内炎、咽頭痛、嚥下時の食道部痛が出現している。このため食事摂取困難になり、800〜1000kcal前後しか摂取できていない。今後も治療が続くので、栄養低下をきたす可能性がある。 ● 栄養状態が低下すると免疫力にも影響を及ぼす。
排泄	● 排尿、排便ともに自立している。 ● 排尿：7〜8回/日 ● 尿量：1300〜1500mL ● 排便：普通便1回/日 ● 血清クレアチニン：0.72mg/dL、BUN：15.8mg/dL	● シスプラチンは腎機能障害をきたしやすい。これを予防するために与薬前後に500mL以上の輸液をし、与薬開始から3日間は1日1000mL以上の飲水摂取することが推奨されている。これにより血清クレアチニン、BUNの値、および尿量は基準値内であり、腎機能は保たれている。
清潔・皮膚の状態	● シャワー浴可であるが、白血球減少時には、全身清拭および洗髪を行う。 ● 脱毛が認められ始めたときに毛髪を短くカットする。その後脱毛が著しくなり、頭部にはバンダナを着用している。他者に頭部を見られることを避けている。 ● 放射線治療部位の皮膚は、軽度の発赤と乾燥が認められるが、瘙痒感、疼痛などはない。	● 抗がん薬の作用は、細胞分裂の盛んな細胞への影響が大きく、体毛のなかでも成長速度が最も速い頭皮毛器官はその影響を受けやすい。一気に多量の脱毛があるため、事前に説明を受けて予測していても、自分の病気の重大性を認識せざるをえなくなり、不安が増している。 ● また、人目を気にするという態度から、ボディイメージの変化に心理的対応ができていない。 ● 表皮のなかの深い層に分裂細胞群があり、放射線に対する感受性が高い。第1度の放射線性皮膚炎。

項　目	情　報	アセスメント
活動・運動	●全身倦怠感や疲労感が強く、ほとんどベッドに臥床している。 ●手のしびれ感と背中のピリピリした感じがある。 ●「背中のピリピリが強くなって心配だから、外泊から早く戻ったんだよ」	●化学療法による倦怠感は、腫瘍内での代謝の影響による基礎代謝率の増加に関連すると考えられていて、化学療法の回数を重ねると疲労は蓄積しやすいとされる。また、栄養状態の低下や心理的な要因が複雑に関係していると考えられる。 ●シスプラチンは、末梢神経障害を起こしやすい抗がん薬とされている。日常生活動作は自立しているが、しびれ感が進行すると援助が必要になる。また、疾病や治療に対する不安が増す可能性があり、セルフケア能力とともに精神状態の把握が必要である。
睡眠・休息	●咳嗽、口腔内の乾燥により、夜間覚醒することが多い。 ●「昼寝をするしないに関係なく、夜は眠れない」	●倦怠感、咳嗽、口内炎などの苦痛により、睡眠が取れない。
認識（本人）	●医師からの説明：左肺に悪性の腫瘍があり、気管にも浸潤している。 ●受け止め：「娘もまだ高校生だし、自分だけの身体ではないから、元気になりたい」 ●放射線療法室の前で「ここに来ると嫌なんだ。こんなにつらいものとは思わなかった」「治療をやっても駄目で、いっちゃう人もいるんだろ」 ●化学療法について「抗がん薬って、みんなこんなに症状が出るものなの？　同じような治療をしている人から話を聞くけれど」	●Aさんには、「がん」という言葉は伝えられていないが、「抗がん薬」という言葉が聞かれる。抗がん薬特有の症状が出現していて、ほかの患者の話などから、「もしかしたら自分はがんではないだろうか」と考えているようである。そのため、疾病や予後に不安をもっていることがうかがわれる。このような不安を誰かに話したい、聞いてほしい、そして和らげてほしいという複雑な心理状態である。
認識（妻）	●医師からの説明：奏功率は30〜40％程度。肺、気管支に転移があるので治療しないと余命6カ月くらい。 ●受け止め：「夫は気を使う人で、なかなか気持ちを表さない」「がんということや予後は告げないでほしい」「"抗がん薬"という言葉は使わないでほしい」「娘もいるし、経済的なことも心配」	●妻もAさんの疾病や予後についての受け止めができずにいると考えられる。妻や娘に対する援助が必要である。 ●一家の大黒柱であるAさんが病気になったことにより収入が減少する可能性がある。がん治療の費用は高額になることから経済的負担が増す。
治療	●左肺がん（扁平上皮がん） ●TNM分類：$T_4\ N_2\ M_1$ ●病期：StageⅣ期 ●放射線療法：病日2日目から2Gy*×5/週で、計60Gyを目標に開始。 ●化学療法：1コースを病日3日目に実施。シスプラチン（ランダ®）とペメトレキセド（アリムタ®）を静脈内点滴注射にて与薬。 ●白血球数が改善してきたので、47日目に2コース目を予定している。それに対して「嫌だな。本当に嫌だよ。怖いよ。前もしんどかった。またやるのかと思うと」と話す。	●シスプラチンは催吐性リスクが高いため適切な制吐薬の与薬が必要である。また、腎機能障害をきたしやすいことから、与薬前後の輸液、利尿薬の与薬とともに、与薬開始から3日間は、1日1000mL以上の飲水を促す。ほかにも、骨髄抑制、末梢神経障害、悪心・嘔吐などの消化器症状、脱毛などの副作用が現れる可能性があるため、観察を継続する。 ●ペメトレキセドの副作用を予防するために葉酸とビタミンB_{12}の与薬を確実に行う。皮疹、粘膜炎、下痢・便秘などの副作用症状を観察する。 ●2コース目の化学療法に対する不安が強いため、安全、安楽な与薬を実施するともに精神的な援助も必要になる。

項　目	情　報				アセスメント
血液データ	病日	白血球 (/μL)	ヘモグロビン (/dL)	血小板 (×10⁴/μL)	● 1コース目の化学療法では8日後のデータで白血球減少が認められているので、この前後の血液データはとくに注意する必要がある。 G-CSF（顆粒球コロニー刺激因子）100mg マスク着用 空気清浄器使用
	1	5880	12.7	12.4	
	2	放射線療法開始			
	3	化学療法1コース目実施			
	4	7440	11.8	16.4	
	7	3780	11.6	16.7	
	11	980	11.9	16.7	
	13	720	11.1	13.6	
	16	7560	10.9	13.6	
	20	4260	11.2	13.3	
	23	5600	11.2	13.3	

Aさんの情報から作成した全体関連図

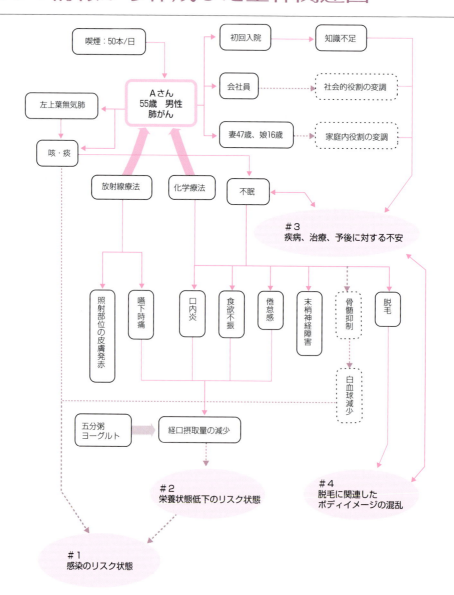

関連図の解説

　肺がんは、早期では外科的治療により治癒が期待できるが、早期に症状が出にくく、発見されにくいため、診断が確定したときはすでに進行期であることが多い。このため、化学療法や放射線療法が肺がん治療で果たす役割は大きい。抗がん薬はがん細胞だけでなく、ほかの臓器への侵襲も大きいため、身体的・心理的側面への影響は避けられない。さらに、繰り返し与薬されることが多く、放射線療法との併用により、患者の苦痛は増強、持続するので、副作用による不快症状の緩和を効果的に行えるかどうかが、患者の生活の質を左右することになる。化学療法や放射線療法の基本を理解し、積極的な副作用対策を実施するとともに、患者の闘病意欲を支え、セルフケア能力を高めるための心理的・社会的援助が求められる。

　Aさんの病期はT_4 N_2 M_1でStageⅣであるため、手術適応ではなく、化学療法と放射線療法が行われている。抗がん薬の副作用である骨髄抑制（白血球数、血小板数、赤血球数の減少）については、Aさんは1コース目の8日後に白血球数の減少が現れている。白血球のなかでもとくに好中球数の減少は、感染症に対する感受性を低下させ、易感染状態になる。さらに、抗がん薬による皮膚・粘膜や腸内細菌叢などの感染防御バリアの破綻や、左上葉の閉塞性無気肺による気道内クリアランスの低下が、感染のリスクを増大させる。また、食欲不振、倦怠感、しびれ感などの症状や治療に対する不安は、感染予防を目的にしたセルフケア行動の維持を困難にする可能性がある（#1）。

　また、放射線療法による嚥下時の食道部痛や、抗がん薬の副作用である口内炎、食欲不振、倦怠感などの影響で、食事の摂取量が減少している。今後も治療が続くので、これらの症状も持続あるいは増強すると考えられ、栄養状態の低下をもたらす可能性がある（#2）。

　「家族のためによくなりたい」と闘病生活を送っているAさんではあるが、今までの治療による副作用は身体的・精神的苦痛を増強している。そのため、「このような強い症状が出るのは抗がん薬ではないか」とか、「もう治療は嫌だ」「治らないのではないか」など様々な不安が現れている。また、この不安は不眠や倦怠感、食欲不振などにも影響を及ぼしていると考えられる（#3）。

　抗がん薬による脱毛は急激に起こり、一見して病人の様相に変化するために、患者が事前の説明で予測していても精神的苦痛度は高い。Aさんも他者に見られることを避けるなど、その変化に精神的な混乱をきたしていると考えられる。さらに「脱毛＝抗がん薬」というイメージから、自分の疾病や予後に対する不安につながっている（#4）。

Aさんの看護上の問題

- **#1** 化学療法の副作用である骨髄抑制と左上葉無気肺に関連した感染のリスク状態
- **#2** 放射線性食道炎と化学療法の副作用である口内炎による栄養状態低下のリスク状態
- **#3** 治療による症状出現に関連した疾病、治療、予後に対する不安
- **#4** 化学療法の副作用である脱毛に関連したボディイメージの混乱

（紙面の都合上、#4を省略）

＃1　化学療法の副作用である骨髄抑制と左上葉無気肺に関連した感染のリスク状態

肺がんは気管〜左気管支壁に浸潤し、左上幹も閉塞しているが、酸素飽和度は95〜98％で、動脈血酸素分圧は80〜100Torrに保たれていると予測でき、呼吸機能は維持されている。しかし、がん浸潤や無気肺は、気道内の分泌物を増加させるため、気道内クリアランスが維持されないと、肺感染症を起こす可能性がある。

さらに抗がん薬は、がん細胞以外の細胞分裂が活発な組織に影響を及ぼす。副作用の1つである骨髄抑制では、白血球数が減少し、生体防御の細胞性因子としての機能を低下させる。一般に、細菌・真菌感染症の合併頻度や重症度は、顆粒球数に反比例するといわれ、好中球数が500/μL以下になると重篤な感染症が多くなる。顆粒球コロニー刺激因子であるG-CSF（ノイトロジン®）の与薬により、Aさんの好中球数は、720/μL以下には低下しなかった。しかし、感染予防の対策は、白血球数などの減少を確認してからでは遅く、抗がん薬与薬前からの対策が必要である。

一方、食欲低下による栄養状態の低下は、マクロファージの動員の低下、リンパ機能の抑制や貪食作用を障害して免疫力を低下させるため、感染のリスクはさらに高くなる。また、倦怠感や口内炎、しびれ感などの抗がん薬の副作用症状は、口腔ケアや手洗いなどの、感染予防を目的としたセルフケア行動の維持を困難にする可能性がある。

一度感染症を起こすと治癒が難しく、Aさんの生活の質はさらに低下するため、2コース目が開始される前から、感染予防対策を実施する必要がある。

＃1　関連図

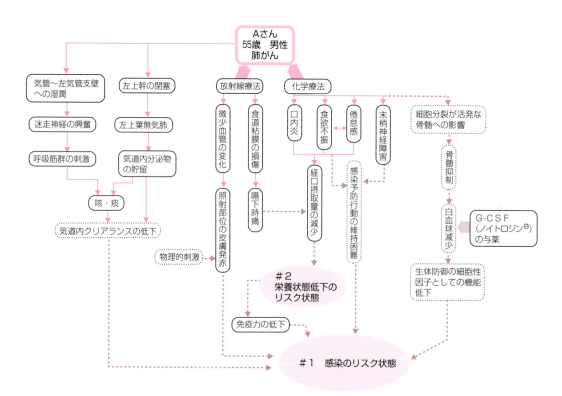

看護目標

1. 感染を起こさない。
2. 感染を予防する必要性を理解し、セルフケアが実施できる。

看護計画	看護計画の根拠・理由
OP（観察計画） ① 感染に伴う症状の有無を観察する。 ・体温（発熱の有無） ・呼吸状態（数、音、パターン）、SpO₂ ・咳嗽の有無や頻度、喀痰の量・性状 ・口内炎や咽頭痛の有無や程度 ・尿量および残尿感、排尿時痛の有無 ・下痢の有無 ② 検査データを継続的に把握する。 ・白血球（好中球）、血小板、赤血球、ヘモグロビン、C反応性タンパク（CRP） ③ 放射線照射部位の皮膚の状態を把握する。 ④ 感染予防に関する理解度とセルフケアの実施状況を把握する。 ⑤ 食事の摂取状況の把握 #2	① 左上葉無気肺をきたしているため、肺感染症のリスクが高いと考えられ、呼吸状態観察が必要になる。 ① 感染を起こすと、喀痰は黄色膿性痰になる。 ① 尿路に感染が生じると、症状が現れる。 ① 腸内細菌叢への影響によって下痢が認められることがある。 ② 白血球、血小板、赤血球、ヘモグロビンは、化学療法により低下しやすい。 ② 白血球、CRPは、感染を起こすと上昇することが多いが、白血球はウイルス感染の場合などに上昇が認められないこともある。 ⑤ 栄養状態の低下により、免疫力が低下する。
TP（直接的ケア計画） ① 口腔内の清潔を保つ。 ・毎食後、就寝前の歯磨き ・アズノール®含嗽 ② 病室外でのマスク着用 ③ 皮膚の清潔を保つ。 ・石けんを用いた衛生的手洗い、アルコール消毒液による手指消毒 ・身体の清潔 シャワー浴、全身清拭、洗髪（G-CSF〈ノイトロジン®〉の与薬中）、放射線照射部位の皮膚への刺激を避ける。 排便後は温水洗浄便座を使用する。 ④ 環境調整 ・温度、湿度を適切に保つ。 ・換気をし、ホコリがたたない工夫をする。 ・G-CSF（ノイトロジン®）の与薬中は、空気清浄器を設置する。 ⑤ 効果的な咳嗽や排痰の援助 ・腹式呼吸、深呼吸 ・効果的な咳嗽（ハッフィングなど） ・水分の補給（1500mL/日以上を目安にする） ⑥ 摂取しやすい食事内容への調整 #2	① 口腔内の菌量を減らすため、および活性酵素による口腔粘膜への影響を緩和するために必要になる。 ② マスクの着用により、他者との1m以内の接近による飛沫の吸入防止が期待できる。 ③ 皮膚の損傷から感染を起こす可能性がある。陰部はとくに汚染されやすい場所である。 ④ 気温と湿度を適切に保つことにより、細菌やウイルスを減らすことができる。 ⑤ 喀痰が肺・気道に残留していると感染源になる。 ⑥ 水分が不足すると痰が固くなり、喀出しにくくなる。
EP（指導計画） ① 患者・家族に、感染予防の方法についてTP①～⑤の必要性を説明し、具体的方法を指導する。 ② OP①について説明し、自覚した症状を医療者に伝えるように指導する。	● 骨髄機能の抑制は初期ではほとんど自覚症状が現れないので、患者が感染予防行動を続けることができるような、動機づけや指導が必要になる。

看護プロセス

3 肺がん

#2　放射線性食道炎と化学療法の副作用である口内炎による栄養状態低下のリスク状態

　抗がん薬による口内炎・咽頭痛の原因は、非感染性と感染性の2つに分けられる。Aさんは非感染性によるもので、これは主に唾液中に排出される抗がん薬の影響と、抗がん薬が血行性に新陳代謝の活発な粘膜組織に作用し、細胞を直接破壊することから起こる。

　嚥下時痛は放射線照射による粘膜組織の障害であり、20～30Gyでつかえ感、嚥下時痛が現われ、30～40Gyで、粘膜炎が増強して食事摂取が困難になるとされている。Aさんは30Gyを超えており、嚥下時痛は強いと判断できる。疼痛が、食事の経口摂取量低下の直接の原因になっている。

　また、食欲は身体的、心理的・社会的要因が複雑に関連しているといわれ、倦怠感などの症状と疾病や治療に対する不安が相互に影響し、食欲不振に至っていると考えられる。逆に食べられないことが、重症感や治療に対する不安を増す要因にもなる。

　現在、血清総タンパク値6.8g/dL、血清アルブミン値4.2g/dLと正常範囲内であるが、経口摂取量は減少している。今後も治療が続くことから、さらに摂取量が減り、栄養状態の低下が予想される。

　口内炎を改善するための口腔ケアはもちろんのこと、疼痛を緩和するために含嗽水の内容を工夫したり、口内炎でも食べやすい形状にして、少量でも高エネルギー、高タンパク質の食品が摂取できるように献立を工夫し、食べたいときに少量ずつ摂取できるように配慮する。

#2　関連図

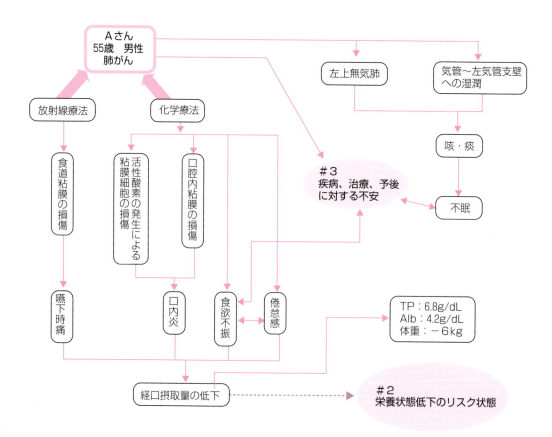

看護目標

❶ 栄養状態が低下しない。
❷ 苦痛や不快が軽減した状態で食事ができる。

看護計画	看護計画の根拠・理由
OP（観察計画） ① 食事摂取状態の把握（量、内容、回数など） ② 検査データの継続的な把握（血清総タンパク、血清アルブミン、尿中クレアチニンなど） ③ 体重、体脂肪量などの把握 ④ 食事に影響する要因についての把握 ・消化器不快症状（悪心・嘔吐、便秘、下痢、口内炎など） ・痛み（咽頭痛、食道痛、そのほか）発熱、倦怠感、疲労感、不眠などの身体不快症状 ・感覚の障害（味覚変化、嗅覚変化など） ・心理的状態（不安、恐怖、孤独、うつ状態など） ・生活行動の変化（生活リズム、活動量低下など） ・環境要因（におい、食事内容など） **TP（直接的ケア計画）** ① 消化器不快症状の緩和 ・悪心・嘔吐：制吐薬の使用、レモン水での含嗽 ・口内炎：#1のTP① 痛みの程度に応じて、アズノール®やエレース®、リドカイン®などを含む含嗽水を使用 ② ほかの身体不快症状の緩和 ③ 栄養相談を適宜行い、味覚や嗜好に合わせた食事内容に変更する。 ・少量で高カロリー、高タンパクの食事 ・食べたいときに食べたいものを少量ずつ取る。 ・口内炎でも食べやすい食品（プリン、ヨーグルト、シャーベット、冷奴、茶碗蒸しなど）を取り入れる。 ・水分もジュース、スポーツドリンクなどカロリーの高いものを勧める。 ・においの強い食品は避ける。 ④ 生活リズムを整え、活動と休息のメリハリをつける。 ⑤ 食べられないことに対する不安を軽減するため、ほかの方法があることを知らせる。 ⑥ 心理的、社会的要因を解決するためのかかわりを継続して行う。#3 **EP（指導計画）** ① 口内炎でも食べやすく、栄養価の高い食品について、患者・家族に具体的に説明する。 ② 食べたいときに食べてもよいことを説明する。 ③ 口腔内の観察とケアの方法を指導する。	❶❷❸ 身体症状は、栄養状態がかなり悪化しないと現れないので、摂取量、体重、検査データなどから総合的に判断する。 ❷ アルブミンはタンパク状態の指標になり、尿中クレアチニンは体筋肉量を反映する。 ❹ 抗がん薬により、味覚や嗅覚が変化することがある。 ❶ アズノール®は炎症を抑制、エレース®は局所の清浄化、リドカイン®は局所への麻酔作用を目的として使用されている。 ❸ 献立は看護者だけで変更できないので、患者・家族はもちろん、医師、栄養士などを含めたチームで検討する必要がある。 ❸ 量を増やすのは負担になるので、同量でも栄養価の高い食品を選択できるようにする。 ❸ 脱水やミネラル喪失予防のため、エネルギーの高い水分を摂取してもらう。 ❺ 食べられないこと、体重減少などにより、疾病や治療に対する不安が高まる可能性がある。 ❷ 家族にも説明することで持ち込み食などの協力を得られ、さらに家族ができるケアも増える。

3 肺がん

#3　治療による症状出現に関連した疾病、治療、予後に対する不安

　Aさんは医師から「左肺に悪性の腫瘍があり、気管にも浸潤している。腫瘍を縮小させるために治療をする。」と説明されている。治療の副作用についても話されていたが、実際に治療を開始すると、その症状が強く、身体的・精神的苦痛を伴っている。この苦痛により、治癒が見込めないのではないか、家庭内・社会的役割が果たせなくなるのではないかと、さまざまな思いが錯綜している状態である。さらに、ほかの患者や知人からさまざまな情報が入ることで、予後に対する不安があると推察できる。

　不安がある状態は、食欲低下や倦怠感、不眠などにつながり、抗がん薬の副作用を増強させるという悪循環に陥っている。今後、治療による症状がさらに悪化すること、情報の混乱が持続することは、Aさんの不安をさらに複雑にする可能性がある。そして、治療を続けることを拒否したり、セルフケア行動が困難になるばかりでなく、抑うつ状態に至る危険性もある。

　家族からの情報を得て、Aさんの心理的状態や対処パターンなどを把握するとともに、家族と医療者間の言動を統一して混乱を避け、不安に対する援助を継続的に行う必要がある。

#3　関連図

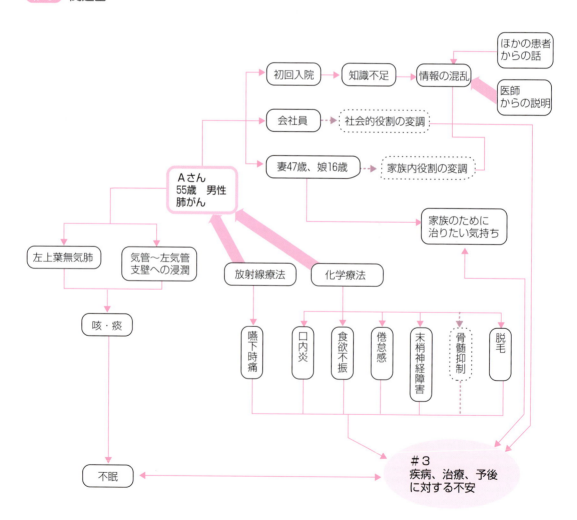

看護目標

❶ 不安を表出でき、過剰なストレス状態による症状の悪化が起こらない。
❷ 2コース目の化学療法を、安全・安楽に受けることができる。

看護計画	看護計画の根拠・理由
OP（観察計画） ① 症状と、症状による苦痛の程度 ② 自己概念に関する患者の言動 ③ 何について知りたいのか、あるいは知りたくないのか（患者や家族の表情、言動、態度を観察しながら訴えを傾聴して把握） ④ 患者の精神状態が日常生活に及ぼす影響（不眠、食欲不振など） ⑤ 緊張、不安などを示す生理的指標（呼吸数、血圧、脈拍、発汗、血色など） ⑥ これまでのストレスに対する対処方法 ⑦ 患者と家族の関係 **TP（直接的ケア計画）** ① 感染予防の援助 ☞ #1 ② 食事に対する援助 ☞ #2 ③ 睡眠に対する援助（睡眠薬の使用を検討する） ④ リラクゼーション法の実施 ⑤ 体調がよいときは外泊できるように整える。 ⑥ 価値観を尊重し、指導や援助は患者の意見を取り入れながら実施する。 ⑦ 医師の説明時には同席して、患者・家族が知りたいことを聞くことができるように援助する。 ⑧ 化学療法を正確に実施し、家族のために治療を受けようとする気持ちを支持する。 ⑨ 患者・家族が感情表現できる環境を整える。 ⑩ 心地よい人と過ごす時間を大切にする。 ⑪ 医療者と家族が、一貫した言動、態度でかかわれるように情報交換する。 ⑫ 退院後の生活について情報を得て、社会資源の活用を検討する。 **EP（指導計画）** ① 治療スケジュール、副作用などの情報（発現時期、持続時間、副作用が軽減する時期）を提供する。 ② 副作用を軽減、コントロールする方法を説明、指導する。 ③ ストレスへの対処方法を認識できるようにする。 ④ 家族が患者にできることを説明、指導する。	❶ 身体症状と精神状態は相互作用しているので、一方だけで判断しない。 ❷ 妻の意向により、医療者からAさんに説明をする際には「がん」という言葉は使わないようにしている。しかしほかの患者から得た情報や治療による症状の出現で、「抗がん剤」という言葉を出している。「腫瘍」すなわち「がん」であると考えていると推察できる。しかし「がん」であることを明示してほしいわけではない。家族の不安も強く、家族を支えることも必要である。 ❹❺ 患者の言動には現れなくても、生活行動や生理的変化としてとらえることもできる。 ❸ 不眠は体力を消耗し、不安を助長するため、睡眠薬の使用により熟睡感を得ることが効果的なことがある。 ❽ 2コース目の化学療法を控えて緊張が高まっているので、そばにいて話を聞く時間を多くしたり、与薬の際に頻回に訪室するなど、孤独にしない配慮が必要である。 ❾ 言語化することで、自分が体験している不安がどこからくるものなのかを患者・家族自身が確認できる。また、誤った情報をもっている場合などの訂正に役立つ。 ⓫ 統一したかかわりができないと、患者の不安や混乱を助長する。 ⓬ 放射線療法の終了後は、外来化学療法に切り替わる可能性がある。自宅での療養生活には、通院や仕事などが含まれており、生活者としてのAさんを支える必要がある。社会資源の活用は、手続きに時間を要するため、早期から準備をする必要がある。 ❶❷ 患者の心構えができ、副作用を軽減するセルフケア（感染予防：#1、食事：#2、リラクゼーション法）の実施にもつながる。 ❹ 家族も不安があり、患者にどのように接してよいかわからなくなることがある。

引用・参考文献
1) 加賀美芳和：胸部―非小細胞肺癌、日本放射線腫瘍学会編；放射線治療計画ガイドライン2016年版、改訂第4版、p.143～149、金原出版、2016
2) 和田敦：非小細胞肺がん、濱敏弘監修；がん化学療法レジメン管理マニュアル、第2版、p.151～165、医学書院、2016
3) 稲村直子：肺がん患者へのセルフケア支援、がん看護、20(6)：626～628、2015
4) 北川佳子：がん放射線療法による有害事象へのケア、④肺がん、看護技術、63(8)：765～768、2017

循環器

④心不全

⑤ファロー四徴症

⑥狭心症

⑦心筋梗塞

heart failure

4 心不全

病態生理

心臓は、全身の臓器・組織に必要な血液を送り出すポンプ機能を担っている。心不全は、ほぼすべての心疾患の末期状態にみられる徴候で、心機能の低下によって全身の代謝に必要な血液量を心臓から拍出することができない、ポンプ機能失調状態のことをいう。人口動態統計の概況（厚生労働省）によると2014年には、心不全で7万1656人が死亡した。

> **! 学習 Check Point**
>
> □ 左心不全と右心不全　　　　　　　□ 心臓カテーテル法（スワン-ガンツカテーテル）
> □ 左心不全と肺うっ血　　　　　　　□ ニューヨーク心臓協会（NYHA）の新機能分類
> □ 右心不全と浮腫　　　　　　　　　□ フォレスター分類
> □ 心胸郭比（CTR）の拡大　　　　　□ 大動脈内バルーンパンピング法（IABP）

心不全の病態

1 心不全とは

心不全とは、ポンプ機能としての心拍出能の障害のために**心拍出量が低下**し、全身性の循環障害に基づく**息苦しさ、意識レベルの低下、手足の冷感、血圧の低下、乏尿**などの症状が出現する病態である。これらを代償しようとする機能が発現するが、結果として代償機転が働かず、**心臓死**となる危険性がある。

心不全は血液循環が悪く、臓器に静脈血が溜まる病態であるため、**うっ血性心不全**ともよばれた。

2 原因

心不全の原因は、基礎疾患のために心筋障害が起こり、その結果、心拍出量が低下し循環不全が起こる（表4-1）。

● フランク・スターリングの法則

運動するとエネルギー産生が亢進することで酸素消費量が増加するため、それに見合った血液を末梢

表4-1　心不全をきたす基礎疾患

1．心筋疾患	①心筋梗塞
	②非虚血性心疾患：心筋症、心筋炎、感染性心内膜炎、高血圧性心疾患
2．機能異常	①弁膜症
	②先天性心疾患
	③心膜疾患：収縮性心膜炎、心タンポナーデ
	④右心負荷：肺動脈塞栓症、肺性心
3．調律異常	①頻脈性不整脈：心室性頻拍、頻拍性心房細動
	②徐脈性不整脈：洞不全症候群、房室ブロック
4．心疾患以外	①低拍出性：甲状腺機能低下症
	②高拍出性：甲状腺機能亢進症、脚気、重症貧血、慢性肺性心

に供給する必要がある。したがって、運動時には心収縮力が増して心拍出量が増加し、それに伴って心臓に戻ってくる静脈還流量が増加する（図4-1）。

心筋も骨格筋と同じく、収縮前に強く引き伸ばすほど、強く収縮する。心不全のときは**心臓の収縮性が低下**しているので、この力を十分に使おうとする。心臓を収縮する前に引き伸ばす力は、血液が流

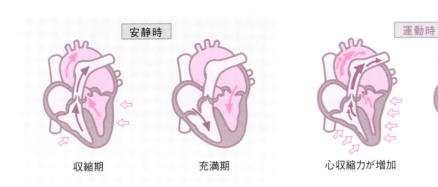

図4-1 フランク・スターリングの法則（スターリングの心臓の法則）

れ込む**拡張期の最後の圧**である。この拡張末期圧が上昇することにより、安静時に必要なだけの心拍出量はほぼ保たれている。拡張期末期の心室容積が増えると、心収縮力が高まり、1回心拍出量および心拍数が増加する。この現象（**変時作用**）を、**フランク・スターリングの法則［機構］（スターリングの心臓の法則）**という。

心不全で拡張末期圧が上昇するのは、**心拍出量**を正常近くにするための代償機転だが、ほかの臓器に犠牲も強いる。たとえば、拡張期の圧が上昇するとそれに続く静脈にうっ血を生ずる、などである。

● **前負荷と後負荷**

心不全の要因には、**心臓にかかる負荷の増大**と**心臓自体の障害**がある。静脈系から心臓に還ってくる血液の量は、心筋に対して圧として作用し、血液の流入によって**心室は拡張**する。これを**前負荷**という。右心室にとっての前負荷は**右心房**であり、左心室にとっての前負荷は**左心房**である。

左心室の前負荷は、**肺動脈楔入圧**（肺毛細管楔入圧ともいう）から推測できる。肺動脈の楔入部（肺毛細血管の入り口の部分）の圧は、肺の毛細血管で圧差を生じないので、**左心房圧**を示していると考えられる。左心室の後負荷は収縮期にかかる負担であり、収縮期圧によって規定される。すなわち左心室の前負荷は容量負荷であり、**後負荷**は収縮期にかかる負担であり、**収縮期圧**によって規定される。すなわち左心室の前負荷は**容量負荷**であり、後負荷は**圧負荷**である（図4-2）。

3 分類

心不全の重症度の分類には、心不全の症状に基づ

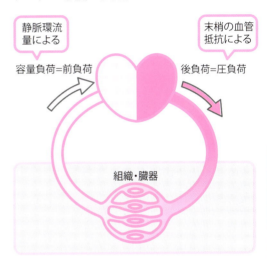

図4-2 心収縮力を決定する静脈還流量

くニューヨーク心臓協会（New York Heart Association：NYHA）の心機能分類が用いられる（表4-2）。

急性心不全の臨床分類としては、肺野の湿性ラ音所見による**キリップ分類**（p.128参照）と、肺動脈楔入圧と心係数によって分類する**フォレスター分類**がある（図4-3）。

● **左心不全と右心不全**

心不全は前負荷および後負荷の増大と密接に関連しており、その発生機序（病態）から**左心不全**と**右心不全**に分けられる（図4-4）。

左心不全では左心室の前方に位置する肺に障害が起こる。すなわち、肺うっ血をきたし、**呼吸困難**が生じる。左心不全では心拍出量が減少するため、有効循環血漿量が減少し、腎での水、Naの再吸収が亢進し、**細胞外液量**が増加する。これを**前方障害説**

表4-2 ニューヨーク心臓協会（NYHA）の心機能分類

Ⅰ度	心疾患はあるが身体活動に制限はない。日常的な身体活動では著しい疲労、動悸、呼吸困難あるいは狭心痛を生じない。
Ⅱ度	軽度の身体活動の制限がある。安静時には無症状。日常的な身体活動で疲労、動悸、呼吸困難あるいは狭心痛を生じる。
Ⅲ度	高度な身体活動の制限がある。安静時には無症状。日常的な身体活動以下の労作で疲労、動悸、呼吸困難あるいは狭心痛を生じる。
Ⅳ度	心疾患のためいかなる身体活動も制限される。心不全症状や狭心痛が安静時にも存在する。わずかな労作でこれらの症状は増悪する。

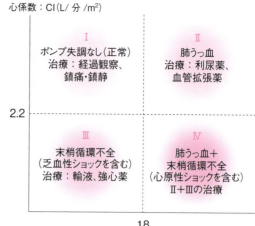

図4-3 フォレスター分類

という。

　右心不全では右心の前方に位置する末梢である体循環にうっ血が起こる。体循環がうっ滞すると、**全身浮腫**が出現する。右心不全では、静脈還流が障害されて静脈圧が上昇するため、**組織液（間質液）が増加**する。これを**後方障害説**という。

● **急性心不全と慢性心不全**

　急性心不全は、急速に心臓のポンプ機能が低下し、身体組織の需要に見合う十分な血液を拍出できず、全身の組織が急激に低酸素状態や代謝異常に陥った**ショック状態**である。**心筋梗塞**や**心タンポナーデ**などが原因で急に心不全が起こる場合を急性心不全（**心臓喘息**）という（図4-5）。

　心筋梗塞などが原因で急性心不全が起きる場合、ショックが生じることがある**フォレスター分類**では、肺動脈楔入圧の値を用いており、**肺動脈楔入圧が18mmHg以上で心係数が2.2以下の場合には予後が悪い**。

　急性心不全は、さらに①急性非代償性心不全、②高血圧性急性心不全、③急性心原性肺水腫、④心原性ショック、⑤急性右心不全、⑥高拍出性心不全に分類される。

　慢性心不全は、慢性的な心筋障害によって心臓の

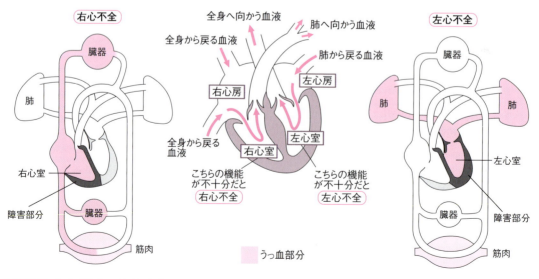

図4-4 左心不全と右心不全の発生機序

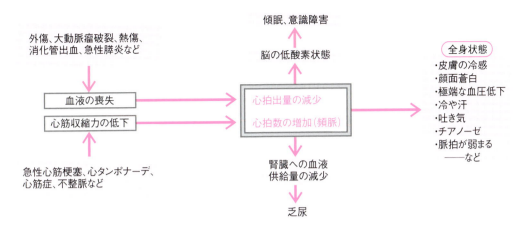

図4-5 急性心不全の原因と症状

ポンプ機能が低下し、身体組織の需要に見合う十分な血液を拍出できない状態であり、肺静脈系や体静脈系にうっ血をきたした病態である。

4 症状

心不全の状態にあると、健常者よりも少ない運動量で動悸や息切れを生じるようになる。運動時には骨格筋が多く血液を必要とするため、健常者でも心拍出量を増やすために心拍数が増加する。しかし、心不全にある人はこれを動悸として感じ、ガス交換をよくするための頻呼吸も息切れとして感じる。

左心不全の場合には、**肺にうっ血**を生じ、**空咳、呼吸困難、起坐呼吸、喘鳴、断続性ラ音の聴取、胸部X線写真上のうっ血像、肺水腫像**を生じる（図4-6）。

呼吸困難としては、**頻呼吸**がみられる。頻呼吸は1回換気量は正常だが、回数が多い（24回/分以上）呼吸である。左心不全の頻呼吸には、湿性の咳を伴うことが多いので注意する。肺のフィジカルアセスメントでは、**断続性ラ音（湿性ラ音**ともいう）が聴取される。湿性ラ音は、吸気時に水泡性ラ音として聴取される。さらに、分泌物によって喉頭、気管の狭窄が生じた場合には喘鳴として聴取される。

呼吸困難がある場合には静脈還流が減少するため、起坐位をとると楽になる（起坐呼吸）。オーバーテーブルや、ギャッジベッドを使用し、患者が楽な体位をとるようにする。

また、慢性左心不全では、**喀痰**にヘモジデリンを含んだ褐色（サビ色）の**心不全細胞**が混じることがある。この心不全細胞とは、肺胞内に漏出性の出血が起きたときに、その赤血球がマクロファージや組織球によって貪食され、血色素由来の鉄を多量にもつ球形の細胞として遊離されたものである。

右心不全では、**頸静脈の怒張**など、全身の静脈にうっ血による怒張を生じ、**肝腫大、浮腫、胸水、腹水**を生じる。また、**中心静脈圧が上昇**する。

● うっ血

うっ血とは、**静脈側に血液が溜まる病態**である。うっ血はある程度までは、心拍出量を維持する代償機転であるが、尿量の減少などを伴い、うっ血がさらに強くなる。

心不全時には心拍出量と血圧の低下に対し、交感神経が作動して末梢血管抵抗を高め、心拍数を増加させて心拍出量を確保する機序が働くが、その結果、後負荷が増大し、**心不全は増悪傾向**を示すことになる。心筋はフランク・スターリングの法則によって心拍出量を増大させようとするが、過剰なエネルギー消費をもたらし、代償できない病態へと進行することになる。スワン-ガンツカテーテル法によって肺動脈楔入圧（左室拡張末期圧）を測定できるので、**末梢循環不全**と**肺うっ血の程度**がわかる。

● 浮腫

浮腫は、細胞外液である血漿と組織液（間質液あるいは組織間質液ともいう）のうち、**組織液が過剰に貯留した状態**である。すなわち、血漿成分が血管外に滲出（滲出液）あるいは漏出（漏出液）した状

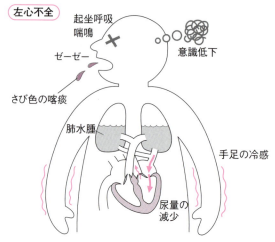
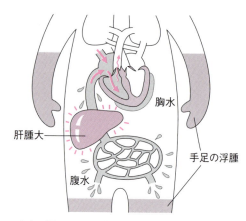

図4-6 左心不全と右心不全に伴う症状

態である。このうち、腹腔に溜まるものを**腹水**、胸腔に溜まるものを**胸水**という。毛細血管壁を介した体液の分布は、**毛細血管内静水圧、血漿膠質浸透圧**および**毛細血管壁の透過性**によって規定される（スターリングの法則*）。たとえば、ネフローゼ症候群などで尿中のアルブミンが失われて血清アルブミン濃度が低下すると、膠質浸透圧が低下して組織から血管内への水分の回収が減り、浮腫が起こる。

*スターリングの法則：イギリスの生理学者スターリングが提唱した、毛細血管壁を介した血漿と間質液間の液体移動に関する仮説である。同じスターリングによる「スターリングの心臓の法則」と混同しないよう注意すること。

● 心性浮腫と腎性浮腫

　右心不全による浮腫は、心疾患で心臓からの拍出量が減少することによって起こる。心臓からの拍出量が減少すると、腎血流量も減少することになる。これが糸球体濾過量（GFR）の減少につながり、Naの排泄が減少して浮腫が生じる。これらは**心性浮腫（心臓性浮腫）、循環性浮腫**とよばれる。
　腎疾患のために糸球体濾過量が低下した場合にも、Naが溜まって浮腫が起きるが、これは**腎性浮腫**とよばれている。

心不全の検査と診断

　低心拍出量や肺うっ血、全身うっ血による症状や基礎疾患に伴う症状など、心不全特有の症状があるか問診を行い、**聴診、胸部X線検査、心電図検査、血液検査、心エコー検査**などのさまざまな検査を行って、総合的に判断する。

①胸部X線検査
　心室内腔の拡張による心拡大を心胸郭比（基準値は50％未満）で評価する。心不全では60％以上に拡大する。拡張部位や肺うっ血所見を確認する。

②心電図検査
　不整脈や心筋梗塞の広がりなどを診断する。

③血液検査
　慢性心不全では、脳性ナトリウム利尿ペプチド（BNP：基準値20pg/mL以下）が重症度を反映して上昇するので、経過観察に適している。BNP100pg/mL以上では治療対象となる心不全の可能性がある。

④心エコー検査
　心臓の動きの状態を確認したり、心臓の大きさを測定したり、弁の機能を確認する。

⑤**心臓カテーテル（スワン-ガンツカテーテル）法**
　末梢静脈から心臓までカテーテルを挿入して、中心静脈圧（上大静脈と下大静脈、CVP）、肺動脈圧、肺動脈楔入圧（PAWP）などを測定し、基礎疾患

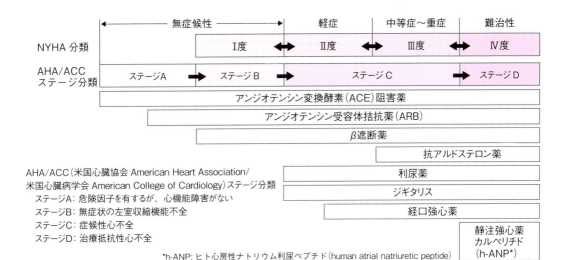

図4-7 心不全の重症度からみた薬物治療指針（慢性心不全治療ガイドライン2010年改訂版より改変）

や心不全の誘引を診断・評価する。

診断には、さまざまな検査で得られた身体所見を大症状と小症状に分け、大症状2つ以上、あるいは大症状1つおよび小症状2つ以上を心不全と診断している（表4-3）。

心不全の治療

1 薬物療法

うっ血が強くなると左心不全、右心不全あるいは**両室不全**が起こり、呼吸困難などの症状が起きる。このため、**ジギタリス**などの強心薬と同時に**利尿薬**を用いて利尿を促し、心拍出量が低下しないくらいまでうっ血を除く治療が必要になる（図4-7）。

急性心不全では、心拍出量を増加させるためにカテコールアミンである**ドパミン、アドレナリン**（エピネフリン）などを用いる。ノルアドレナリン（ノルエピネフリン）は末梢血管抵抗を増大させるので、急性心不全のときには用いない。

2 外科的治療

薬物療法での治療効果が得られないような重症心不全では、胸部下行大動脈内にバルーンを留置し、心臓の動きに合わせてバルーンを拡張・収縮させて心臓の働きを助ける**大動脈内バルーンパンピング法（IABP）**や、人工のポンプで心臓から直接血液を吸

表4-3 フラミンガム心不全の診断基準

大症状2つか、大症状1つおよび小症状2つ以上を心不全と診断する	
大症状	・発作性夜間呼吸困難または起座呼吸 ・頸静脈怒張 ・肺ラ音 ・心拡大 ・急性肺水腫 ・拡張早期性ギャロップ（Ⅲ音） ・静脈圧上昇（16cmH_2O以上） ・循環時間延長（25秒以上） ・肝頸静脈逆流
小症状	・下腿浮腫 ・夜間咳嗽 ・労作性呼吸困難 ・肝腫大 ・胸水貯留 ・肺活量減少（最大量の1/3以下） ・頻脈（120回/分以上）
大症状あるいは小症状	・5日間の治療に反応して4.5kg以上の体重減少があった場合、それが心不全治療による効果ならば大症状1つ、それ以外の治療ならば小症状1つとみなす

(Mckee P.A. et al: The natual history of congestive heart failure: The Framingham Heart Study. N Engl J Med, 285: 1441-1446, 1971 より改変)

引し、ポンプの力で血液を大動脈に送り出す**補助人工心臓手術、心臓移植手術**が行われる。

引用・参考文献
1) 山田幸宏：看護のための病態ハンドブック、第2版、医学芸術社、2007
2) 循環器病の診断と治療に関するガイドライン（2009年度合同研究班報告）：慢性心不全治療ガイドライン（2010年改訂版）、http://www.j-circ.or.jp/guideline/pdf/JCS2010_matsuzaki_h.pdf
3) 循環器病の診断と治療に関するガイドライン（2010年度合同研究班報告）：急性心不全治療ガイドライン（2011年改訂版）、http://www.j-circ.or.jp/guideline/pdf/JCS2011_izumi_h.pdf

心不全患者のナーシング・ケアマップ

	急性心不全（慢性心不全の急性増悪）
長期目標	心負荷を抑え、心臓の予備能力を最大限に生かした自分らしい生活を獲得する
短期目標	・血行動態が安定する ・身体的不快・苦痛が軽減する ・肺水腫、心原性ショック、呼吸器感染症を予防する ・生命危機感、不安が緩和する
検査・治療	□薬物療法（点滴から強心薬・利尿薬、カテコールアミン、電解質などの輸液） □酸素療法（酸素マスク、人工呼吸器） □安静 □補助循環（PCPS：経皮的心肺補助法、IABP：大動脈内バルーン・パンピング） □塩分・水分制限 □心電図、胸部X線、心エコー、血液検査、血液ガス分析
観察	□循環動態（バイタルサイン、心電図、動脈圧モニター、中心静脈圧、心係数） □水分出納（輸液量、尿量・性状、発汗、飲水量など） □症状・徴候の変化（心・呼吸困難、咳嗽・喀痰、呼吸苦、浮腫、体重、頸静脈怒張、末梢冷感、顔面蒼白など） 　　　　　※1～2時間ごとの観察 □不穏、不安、不満言動 □病状・状況の受け止め方 □家族の不安・心配
指導・説明	□状況（病状、治療、検査など） □活動、水分・塩分制限、バランスのよい食事との必要性
清潔	□全身清拭（全面介助）　　　　→　（洗髪・足浴）
栄養	□禁食　→　□塩分制限食（粥食）　　　　　→　（普通食） □水分制限
活動	□ベッド上安静（起座、ファーラー位）
排泄	□膀胱留置カテーテル □排便コントロール（ポータブルトイレ）

移行期	慢性心不全（退院まで）
・心機能の回復に合わせ、段階的に活動の拡大をする ・治療による諸制限への不満・苦痛を軽減する ・心不全の自己管理を理解する	・心臓の予備力の程度に応じた生活活動を主体的に理解する ・心不全の悪化因子を知り、生活習慣の改善に向けた行動をする ・家族など、周囲のサポートを活用する
→□内服薬→	→（自己管理）→
	→□血液検査、胸部X線 □心臓カテーテル検査、運動負荷試験
→□活動前後の変化→	
※2〜4時間ごとの観察 （ADL拡大時）	※8時間ごとの観察 （ADL拡大時）
□生活習慣指導（活動と休息の調整、ストレスの調整） □食事指導（塩分・水分制限、肥満予防など） □内服薬指導 □排便コントロール □体重測定	□退院指導（定期受診、感染予防） □家族指導 □サポート体制の構築
→（部分介助）→□シャワー浴→	→□入浴→
→□心機能の回復に沿った活動範囲の拡大→ （ベッドサイド → 室内 → 病棟内 → 院内）	→□心臓の予備能力に応じた活動→ （自宅の構造と活動状況の把握と調整）
→□ポータブルトイレ→□トイレ→	

看護プロセス

事例紹介

- **患者** Mさん
- **年齢、性別** 63歳、女性
- **職業** 無職（家事全般）
- **診断名** 僧帽弁狭窄症（MS）
  動脈弁狭窄閉鎖不全症（ASR）
  三尖弁閉鎖不全症（TR）
- **既往歴** リウマチ熱（？）、高血圧
- **家族** 次男と二人暮らし。長男は遠方に在住
- **性格** 明るく、物事にこだわらない
- **身長、体重** 155cm、41kg

● 入院までの経過

20年前、易疲労とめまいで受診。高血圧、心雑音からMSとASRを疑われ、心臓カテーテル検査（以下、心カテ）を勧められたが拒否。13年前、心房細動（AF）、呼吸困難が出現し、強心薬・抗凝固薬・降圧薬で改善した。以後、内服治療を続けている。

6年前、うっ血性心不全と診断され、入院。心カテでMS、ASRと診断され、経皮経静脈的僧房弁交連切開術（PTMC）を施し、改善がみられたため退院。2年前にはMS、ASR、今年に入って三尖弁閉鎖不全（TR）が加わり、次第に症状が悪化していった。

2～3日前から労作時に息切れがあったため、利尿薬を追加内服した。夕方、友人と食事に出かけ、食事中に胸部圧迫感、呼吸困難が出現し、救急車で入院となった。

● 入院後の経過

入院時、軽度の下肢浮腫、湿性咳嗽、呼吸困難などの症状と血圧200/85mmHg、脈拍110回/分（AF）、呼吸30回/分、心胸郭比（CTR）66.7％、肺うっ血が認められ、急性心不全と診断された。ただちに酸素療法、ラシックス®の静注、ニトロール®の持続点滴が開始され、膀胱留置カテーテルが挿入された。その後、血圧、脈拍、呼吸、血液ガスなどは改善し、呼吸苦、咳嗽、肺雑音も軽減したが、呼吸音が弱く、その夜は仰臥できずに座位で就寝した。

翌日は尿流出良好でCTRは64.5％に改善し、下肢浮腫と呼吸困難も消失した。食事は塩分7g、水分500mL/日で開始になったが、口渇の訴えが強く、食欲不振である。床上安静の必要性を説明されたが、自覚症状が軽減して諸制限に対してストレスを感じ始めている。

なお、「今回は利尿薬を控えたので病気が悪化したが、いつも治療すればすぐ回復する」と思っており、心機能の低下に関する認識はない。

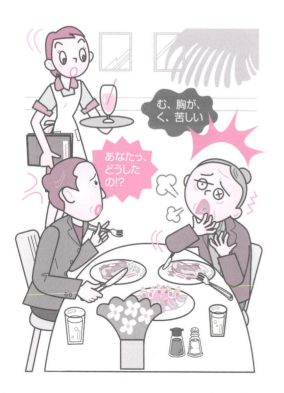

MS：mitral stenosis
ASR：：aortic stenosis regurgitation
TR：tricuspid regurgitation
PTMC：percutaneous transvenous mitral commissurotomy
AF：atrial fibrillation
CTR：cardio thoracic ratio

アセスメントのポイント

視点

❶ 心不全の重症度評価

左心系の障害では、全身への血液低下と肺うっ血をきたし、起座呼吸・咳嗽、呼吸困難などを生じる左心不全を起こす。一方、右心系の障害では右室から拍出しきれない血液が右心系の静脈系にうっ血し全身の浮腫、肝腫大を生じる右心不全を起こす。

これらの病態の進行に伴うさまざまな自覚・他覚所見、検査データ（心カテ、心エコー、胸部X線、血液ガスなど）は、心不全の重症度を評価するうえで重要な情報であり、一般的に次の指標に基づいて評価される。

急性心不全では予後判定と治療方針の決定を目的に、キリップ分類とフォレスター分類が主に用いられる。慢性心不全では主に生活の活動能評価として、NYHA分類が用いられる。

❷ 心不全の悪化因子

心不全はその原因となるさまざまな基礎疾患に、個々のライフスタイルに潜む増悪因子が加わって重症化する（表4-1参照）。これらをアセスメントして患者個人の原因・誘因を明確にする。

❸ 心不全の受け止め方

患者の生活背景は多様であり、その人生観・価値観から自己の病状・治療、生活管理に関する受け入れもさまざまである。また、家族・職場・医療者などの協力者、経済状態などの生活環境にも左右される。

❹ セルフケア状況

心不全悪化の予防には、今までの生活様式・習慣を変更せざるをえないことも多く、さまざまな困難やストレスが生じる。塩分・水分・栄養などバランスのとれた食事、活動と休息の調整、感染予防、内服薬管理、定期受診などの自己管理とそれに伴うストレス、家族・友人の理解とサポートなどの個別的な生活実態を多面的にアセスメントする。

❺ 高齢者の心不全の特徴

心不全は先天性・後天性心疾患だけでなく、さまざまな疾患からも二次的に生じることから、広範な年齢層に発生する。とくに、高齢者は心臓の予備力の低下と高血圧、糖尿病、虚血性心疾患などの基礎疾患から心不全になりやすく、神経系・運動器系の機能低下や障害のために呼吸困難などの症状発現が遅れる、心疾患がなくても心雑音・CTR上昇があり、活動・食事制限、酸素や薬剤治療によって二次障害を起こしやすい。

間違えやすい部分

❶ 病状のとらえ方

左心不全から病状が進行して右心不全に移行すると、肺への負荷が減少することで肺うっ血症状が軽くなることがある。そのため、一見、左心不全が改善したようにみえるが、これはむしろ病状が両心不全に進行したことを示す症状である。病状のアセスメントをする場合は、症状など一面的な情報だけでなく、病状の経過とその変化、徴候や検査データなど多面的な情報から判断することが重要である。

❷ 心不全におけるうっ血の発現

心筋梗塞や心臓弁膜症では左心不全による肺うっ血が、慢性呼吸器疾患では右心不全による体静脈うっ血が最初に出現することが多い。しかし、どちらも病状が進行すると最終的には両心不全になり、肺うっ血と体うっ血の両方が現れる。

❸ 心不全の代償機序

心拍出量低下による低血圧を代償し、血圧を維持するために交感神経系やレニン-アンギオテンシン系、バゾプレッシンが活性化され、血管が収縮する。また水、ナトリウム（Na）の貯留によって心拍出量を保とうとする。その結果、血管の収縮による四肢の皮膚の冷感、乏尿、食後の腹部不快感などの症状がみられるなど、心機能が低下しても末梢の代償機序が働くことにも注目する。

❹ 心不全の病期

急性期は急激な呼吸・循環不全状態にあり、心機能の回復、生命維持が優先され、迅速で適切な判断とケアが求められる。慢性期では心機能に合わせた生活管理、社会生活適応状況の判断とケアが求められる。このように心不全の病期によって優先すべき情報やケアが異なる。

情報収集とアセスメント

項　目	情　報	アセスメント
呼吸 循環 体温	<入院時> ●R（呼吸）：30回/分、呼吸困難、胸部圧迫感、湿性咳嗽、起座呼吸、肺雑音（+）、下肢浮腫、四肢冷感軽度 　口唇と頬にチアノーゼ（+） <入院2日目> ●R：20〜24回/分、肺雑音（±）、両肺呼吸音弱、冷感・チアノーゼ（−）、呼吸困難・咳嗽軽減 ●血液ガス分析 | 酸素 | 入院時 （8L） | 入院2日目 （2L） | |---|---|---| | pH | 7.3 | 7.3 | | PaO₂ | 81.0 mmHg | 153.5 mmHg | | PaCO₂ | 64.1 mmHg | 58.7 mmHg | | HCO₃⁻ | 30.6 mEq/L | 35.1 mEq/L | | SaO₂ | 94.5 % | 98.9 % | ●胸部X線 | | 入院時 | 入院2日目 | |---|---|---| | CTR | 66.7% | 64.5% | | 血管陰影 | (+) | (+) | ●P（脈拍Af） | | 入院時 | 入院2日目 | |---|---|---| | 安静時 | 110/分 | 70〜80/分 | | 体動時 | | 100〜120/分 動悸（+） | ●BP（血圧） 　入院時：200/85mmHg 　入院2日目：110〜128/62〜70mmHg ●水分出納（入院日夕〜入院2日目朝）：−1460mL ●腹水、頸静脈怒張（−）、肝腫大（±） ●血液検査データ（入院2日目） 　WBC：6.1/μL　　Cl：95mEq/L 　RBC：330×10⁴/mm³　Ca：8.0mg/dL 　Hb：10.5 g/dL　　BUN：13mg/dL 　Ht：31.7 %　　Cr：0.6mg/dL 　Plt：12.0万/μL　GOT：27IU/L 　TTO：12 %　　GPT：18IU/L 　Na：136mEq/L　γ-GTP：24IU/L 　K：3.7mEq/L　CRP：0.6mg/dL ●体温　36.0℃ ●心カテ、心エコー　*EF：駆出率 | | 5年前 | 2年前 | 今年 | |---|---|---|---| | MS | Ⅰ | Ⅱ | Ⅰ | | ASR | Ⅱ | Ⅲ | Ⅲ | | TR | − | 軽度 | 重度 | | EF* | 67% | 70% | 64% | | CO | 2.6L/分 | | | | CI | 1.8L/分/m² | | |	● 呼吸困難、湿性咳嗽、肺雑音、CTR（心胸郭比）上昇、下肢浮腫がみられることから、肺および体うっ血を起こしていると考えられる。 ● 発症時よりMS・ASRによる心不全を繰り返していて、心カテ、心エコーの結果からはASRの悪化に伴ってTRを生じていることが認められ、左心不全から両心不全に移行したと考えられる。今後さらにASRが悪化すると、冠循環不全による心筋虚血をひき起こし、狭心痛・失神などの危険症状が現れる可能性がある。 　また、心拍出量低下による代謝性アシドーシス、利尿薬による脱水や、心房細動から血栓を起こす危険性も高く、生命危機につながる要素が多く存在する。 ● 救急外来でのニトロール®、ラシックス®投与によって尿排泄は良好で、昨日夕から今朝までの水分出納もマイナスである。酸素療法で換気が改善し、自覚症状も軽減して臥床可能になったが、依然、肺うっ血による肺野の血管陰影（図4-8②参照）が続いている。 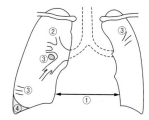 ①CTR増大 ②上肺野の血管陰影の増強 ③浮腫 ④胸水 **図4-8　心不全の胸部X線像**　（文献1から改変） 　これに加えて食欲不振や口渇によって、唾液分泌の減少がみられる。これは口腔内の浄化を低下させ、肺炎・気管支炎を起こす危険がある。 　また、下肢浮腫は消失、頸静脈怒張や肝機能低下はないが、肝腫大が軽度残っていることから、消化管うっ血も考えられ、消化・吸収力の低下をきたす可能性もある。安静時の脈拍、血圧は正常化したが、体動時に脈拍の上昇・動悸があり、依然、活動によって心負荷が増大する危険もある。 　利尿薬・血管拡張薬による体液のアンバランスも生じやすく、入院2日目の血液検査でのK値低下は不整脈の発生を予測させる。さらに脱水になると血液の粘稠性が高まり、心房細動による血流停滞が重なると血栓を起こしやすい。

項　目	情　報	アセスメント
	● 最近、少し無理をすると息切れ、疲労感があった。	以上の二次障害や合併症は症状悪化をまねくため、引き続き十分な呼吸・循環管理を必要にする。 ● 患者は呼吸困難、咳嗽、起座呼吸などの自覚症状が軽減したことにより、日常動作の全面介助やカテーテル類による拘束やわずらわしさ、口渇や味気ない食事にストレスを感じ始めている。また、苦痛症状の軽減は病状悪化の認識を低下させる可能性もある。したがって、これらストレスは心不全の回復阻害因子にもなるので排除する必要がある。
栄養	● 塩分：7g、水分：500mL/日の制限食 ● 食欲なく、口渇がある。 ● 持続点滴：5％ブドウ糖1,000mL/日 ● TP（総タンパク）：5.8 g/dL ● 身長：155.0cm、体重：41.0kg ● 塩分を控えるようにしていた。	● 空腹感がなく、味も薄く口渇が強いことから、ようやく半量摂取。TPも低く栄養低下の危険がある。 ● 息子と食事を区別するなど、減塩に努力しているが、息子の不規則な食生活に合わせたり、残り物を食べてしまう。また、友人を気遣って減塩を守れないなど、周囲との関係のなかでの調整が難しく、工夫する必要がある。
排泄	● 膀胱留置カテーテル挿入中（150～200mL/時） ● 尿7～10回/日、夜間1回 ● 便1回/日	● 友人と会うときは頻尿を避けるために利尿薬服用を控えたり、息切れ時は追加服用するなど、自己判断で服薬を変更しており、その管理基準についての検討が必要である。
活動	● 床上安静 ● 体位：起座位→仰臥可能 ● いつもは家事一般をして過ごす。 ● 時に友人と外出。	● 呼吸困難が改善し、活動制限にストレスを感じ始めている。 ● 家事全般を行っているが、病状悪化による自覚症状が出現していることから、家族を含めた生活改善へ向けた援助の必要がある。
睡眠休息	● 夜間の睡眠良好 ● 家事動作の疲労が取れない。	● 呼吸困難がとれ、臥位が可能になり熟睡感がある。
清潔	● 洗面、更衣全面介助 ● 全身清拭 ● 口腔内乾燥、不快感 ● 入浴3～4回/週、洗髪1～2回/週	● TPが低く、浮腫がみられ、皮膚・粘膜の抵抗力低下による感染の危険が考えられる。また、活動自立への欲求、口腔の不快感、看護師の介助に対する遠慮などのストレスへの援助が必要である。
社会的側面	● 夫は死亡、長男は遠方で独立、次男と同居中。家事一般をするのは自分の役割だと思っている。 ● 楽しみは友人との麻雀、食事会 ● 経済的な不安はない。	● 息子は2人とも多忙で、友人との付き合いを楽しく過ごすことを大切にしている。しかし自己の苦痛・不安を打ち明け、相談する相手がいない。今後、病状の受け入れに伴うストレスに対し、支援体制を整える必要がある。
心理的側面	● 明るく、物事にこだわらない性格 ● 心臓弁膜症で弁口が狭くなり、カテーテルで広げたが、無理をすると息切れや尿量が減少し、むくみや呼吸困難が起こる。 ● 「今回は利尿薬を控えたので、病気が悪化したが、いつも治療すればすぐに回復する」と安易な認識がある。 ● 友人と夕食を楽しむため利尿薬の服用を怠り入院になったが、短期間で元通りになるので手術はしたくない。	● 病状の悪化に対する認識がなく、「もう歳だから仕方ない」という思いや、物事にこだわらない性格もあって、予後について安易に考えていることから、現状認識への援助が必要である。 ● 他者に迷惑をかけたくない、自己の役割を果たしたいなど、人間関係の破綻、役割喪失の不安から、自己の病状を周囲に伝えず、自分のなかで処理していることから、その不安緩和への援助が必要である。

項目	情報	アセスメント
心理的側面	●息子は2人とも仕事で多忙であり、友人にも気遣いさせないよう病気に関する相談はしない。	

Mさんの情報から作成した全体関連図

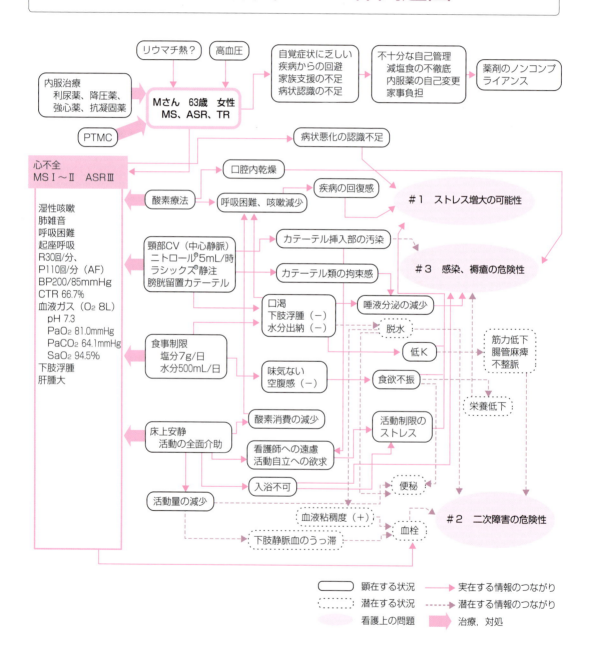

関連図の解説

心不全の急性期には、一刻でも早く心負荷を減らすために、強い制限が行われる。現在、Mさんの状態は改善傾向にあるが、肺うっ血は残っていて、制限を緩めることはまだ危険な状態である。しかし、呼吸困難や起座呼吸、咳嗽などのつらい症状が改善したことで回復感を強めている。また、点滴やカテーテル類の装着による拘束感、看護師に生活活動を全面介助されることへの遠慮、塩分・水分制限による口渇・食欲不振などの不快を感じ始めていて、今後これらのストレスが増大する可能性が考えられる（#1）。

また、体内に貯留している水分を排除するための薬剤投与や塩分・水分制限は、心不全の回復に有効である反面、体液のアンバランスをひき起こしやすく、筋力低下、不整脈、脱水、血栓などの二次障害を起こす可能性が高い（#2）。

さらに、Mさんは、口腔内の乾燥が著しいために口渇を訴え、塩分制限による味の薄さから食欲不振もみられる。これらは唾液分泌を減少させ、口腔内の清浄化作用を低下させる。また、入浴等の清潔動作は、現在のMさんにとって心負荷が大きく不可能である。しかし、点滴や膀胱留置カテーテルが挿入されているので、今後、排泄や皮脂腺からの分泌による皮膚・粘膜の汚染から感染を起こす可能性がある。また、肺うっ血も残っていることから、喀痰による汚染、とくに上気道感染が予測される（#3）。

Mさんの看護上の問題

- **#1** 回復感、病状認識の不足によるストレス増大の可能性
- **#2** 体液のアンバランスによる二次障害（筋力低下、不整脈、脱水、血栓など）の危険性
- **#3** 身体の清潔保持困難による感染、褥瘡の危険性

#1 回復感、病状認識の不足によるストレス増大の可能性

急性期には、緊急入院、治療が開始され、心身ともにさまざまな苦痛を受ける。治療は、容量負荷になっている過剰な体液を排除する利尿薬や血管拡張薬の与薬、塩分・水分制限、圧負荷を軽減する活動制限が行われる。こうした治療によって身体的につらい症状が軽減すると、不自由さや不快、不満が次第に大きくなる。

Mさんも、咳嗽・呼吸困難が改善したことで回復感を強め、酸素マスク、膀胱留置カテーテル、点滴、ECG（心電図）モニターによる不自由さや、生活を全面的に介助される拘束感を感じている。また、治療に伴う口渇や食欲不振に不快・不満を感じ始め、今後ストレスが増大する可能性がある。

Mさんは入院前、家事疲労を調整できない、頻尿の危惧から内服を自己判断で変更するなど、誤った対処をしていた。そのため、ストレスの増大と回復感から制限を守ることが困難になると予測される。

そこで、Mさんの制限についての知識、実施状況、ストレスを把握し、知識の補充や修正をする必要がある。また、Mさんの感じている煩わしさや不快感、看護師への遠慮を工夫して解決することも必要である。その際、生活管理に必要な知識をMさん自身が活用できるように、ともに考え、実施することが重要である。

#1 関連図

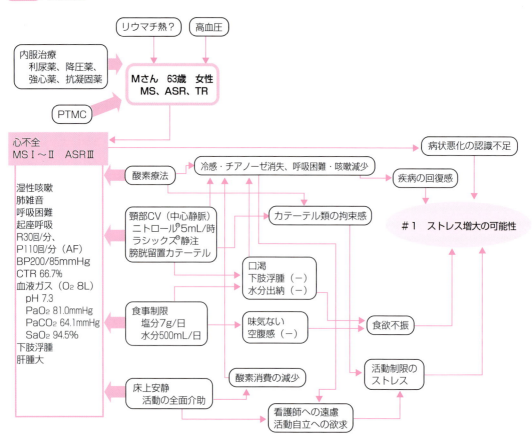

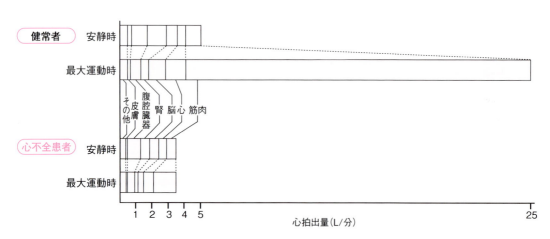

図4-9 血流の再分布

看護目標

心不全回復のための制限を受け入れ、実行することができる。

看護計画	看護計画の根拠・理由
OP（観察計画） ① 水分・塩分・活動の制限、酸素の必要性とその内容・方法の理解度 ② 制限の実施状況、それに対する言動の観察 ③ 治療効果（体重・浮腫、疲労など）	● 自分に必要な諸制限の内容、その効果、具体的方法の理解と実践に伴う不都合、不安・不満などが緩和されないと実践につながらない。また、制限が持続できないことからも、その把握が重要である。
TP（直接的ケア計画） ① 水分制限 ・口渇の状況に合わせて1日の水分量を配分（ときには氷に変えてみる） ・コップに目盛りを付け、飲水量表に本人または看護師が記入 ・含嗽水を常に準備 ・室内の湿度を70％に維持 ・一緒に飲水状況を評価するとともに、不満を把握して飲水の配分を修正 ② 塩分制限 ・1日の塩分摂取状況から配分を調整 ・好みのメニューに塩分を重点的に配分 ・減塩の調味料・食品を準備 ・1日の献立をともに検討し、調整 ③ バランスのよい食事 ・約1400Kcal/日、タンパク、ミネラル、ビタミンの補給と消化のよい食品を選択 ・摂取内容・量を評価し、不足を補う ④ 活動制限 ・心機能を評価し可能な運動を実施 ・行いたい活動のうち、1.0〜1.5METS以内の活動を選択（表4-4、p.85参照） ・連続した活動を避け、活動の前後に必ず休憩を入れ、バイタルサイン、自覚症状をチェック ・環境調整（カテーテル類の整理など） ⑤ 酸素療法 ・酸素マスクの装着状況のチェック（とくに夜間、食後など） ・呼吸状態のチェック（喀痰、呼吸音など）	❶ 口渇は、夜間に摂取が少ないこと、日中の暖房による乾燥で生じていることから、そこに重点を置いた配分をする。また、氷は口内に水分を長く留められることや、冷たさから量が少なくても満足感が得られる。さらに室内の温度・湿度を調節し、活動制限を考慮して含嗽水を準備するなどして乾燥を防ぐ。飲水量測定の煩わしさなどの不満を聞きながら一緒に記入し、その評価から方法の修正を考えることで制限を守ることが期待できる。 ❷ 食事摂取量が少ないことから塩分が不足することが考えられ、摂取状況に合わせ適切に塩分を追加する。塩分を加えることで食欲を高めることが期待でき、低Na血症を予防できる。また、TP（総タンパク）の低下もあることから、体うっ血による消化吸収力の低下を考慮し、不足しやすい栄養素を含む消化のよい食品を選び、エネルギーを補うことで栄養低下を防ぐことが期待できる。 ❸ 心不全患者は、労作需要に見合う血液供給ができない（図4-9参照）ため、活動時の筋血流量が少なく易疲労が生じやすい状態にある。この状態にさらに活動が加わると、心仕事量が増加して心負荷になり、心不全を悪化させることから、実施したい活動や不満を把握したうえで、可能な活動内容と方法を具体的に示し、カテーテル類の拘束感や看護師への遠慮を防ぐことで過剰な活動を抑えることが期待できる。また、無意識に治療効果を低下させる行動が生じやすい場面を逃さないこと、換気を阻害する要因を早期に除くことで、酸素療法の効果を高めることができる。
EP（指導計画） ① 制限の目的・意義の説明 ・水分・塩分、活動量と心不全との関係 ② 病状（心不全）の説明 ・現在の病状と悪化要因、今後の諸制限に関する方針 ※落ち着いた時間に数回繰り返し説明し、その不安・ストレスの緩和に努める	● 体験している事実に基づいて心不全に関する知識の不足を補い、現状を正しく認識することで闘病意欲を高められる。また、その知識の活用方法を息子とともに具体的に理解することで、退院後も継続して自己管理に生かすことが期待できる。そして、その際に生じるストレスの程度を早期に判断し、対処することができる。

♯2　体液のアンバランスによる二次障害（筋力低下、不整脈、脱水、血栓など）の危険性

　利尿薬・血管拡張薬の投与、水分・塩分制限、活動制限の治療は、心不全に有効である反面、それによる二次障害が発生することもあり、その予防が重要である。体液のアンバランスによるカリウムの低下は筋力低下・腸管麻痺・不整脈を、ナトリウムの低下は全身倦怠感・嘔気を、カルシウムの低下は痙攣を起こしやすい。

　Mさんは、水分出納がマイナスでカリウム値が低下傾向にある。空腹感がなく食事摂取量も少なく、口渇も続いていて食欲不振であり、このままでは電解質のアンバランスや栄養低下の危険もある。さらに脱水になると、血液の粘稠性が高まって血栓を起こしやすくなる。活動量の減少は、とくに下肢静脈のうっ血を起こしやすく、活動を制限されているMさんには心房細動もあることから、血栓を生じる危険性は高く、これら二次障害が起こりやすい状態にある。

　二次障害の予防および早期発見には、栄養・体液のバランス状態を把握するためのデータ、自覚症状、他覚的な徴候、食事摂取状況を常に把握し、早期に補正する必要がある。また、血栓予防として、血行促進のための他動運動、マッサージを心機能に合わせて行う。これらは、退院後の自己管理においても役立つことでもあるので、二次障害の早期発見のためにも、Mさんに理解と協力を求める必要がある。

♯2　関連図

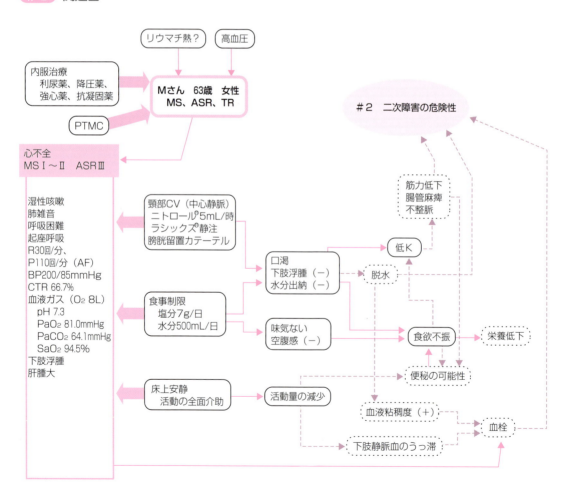

看護目標

心うっ血に伴う二次障害を予防できる。

看護計画	看護計画の根拠・理由
OP（観察計画） ① 体液のバランス状況の観察 ・水分バランス、電解質、酸塩基平衡 ・低K、低Na血症、血栓の症状とその程度 ・体重の変化 ② 脈拍数と心拍数の差、動悸・心電図の観察 ③ 食事の摂取状況の観察	● 体液のバランス、不整脈の変化、経口からの電解質補給状況を定期的に把握すること、また、そのアンバランスによる諸症状を早期発見することで、二次障害を防ぐとともに、その重篤化を未然に防ぐことができる。
TP（直接的ケア計画） ① 水分出納の計算、体重測定、検脈、うっ血症状の変化 ・定期的に実施・評価し、医師の治療方針と照合して輸液管理をする。 ② 他動運動 ・体位交換 ・四肢マッサージ、屈伸運動 ③ Kを多く含む食品の摂取 ④ 二次障害の発現時の援助 ・ただちに医師と連携して治療を開始 ・治療効果の確認。 ・新たな症状に伴う不安への援助、状況の説明、苦痛の緩和	● 急性期は利尿薬・血管拡張薬を多く使用することから、それによる二次障害を予測し、頻回にチェック・補正を行う。経口からのKなどの供給も重要である。また、安静による活動の制限は、とくに下肢静脈のうっ血から静脈血栓を起こしやすいので、心負担の少ない他動運動や、血流促進のためにマッサージをすることで防ぐことができる。二次障害発現時は適切な処置だけでなく、効果を確実に確かめることが重要である。また、患者の不安・苦痛を把握し、タイムリーな状況説明を行うことで、その緩和が期待できる。
EP（指導計画） ① 二次障害に伴う自覚症状とその対処 ・予測される二次障害とその症状 ・症状発現時の連絡方法 ・対処に必要な準備	● 自分に起こりうること、およびその発現時の対応を知ることで早期発見でき、不安やおそれを緩和することが期待できる。

表4-4 日常活動におけるエネルギー消費量（METs）

・身の回りの行動		・家事		・歩行	
1.0	睡眠、瞑想する	1.8～2.5	皿洗い、調理	2.0	家の中、3.2km/時未満
1.3	横になって静かにする	2.0～4.0	洗濯	2.8	3.2km/時
1.3～1.8	座位・立位：安静～安静に近い低強度活動（電話、読書など）	2.3～3.5	掃除、買い物	3.0	4.0km/時
		3.2	窓掃除	3.5	4.5～5.1km/時
1.3～2.8	性行動（受動的、積極的）	2.0～6.5	床磨き	5.0	6.4km/時
1.5	入浴：座位	・趣味などの行動		・スポーツ	
1.5	食事をする：座位	1.3	編み物	3.0～5.3	ゴルフ
1.8	トイレ：座位	1.5	映画館での映画鑑賞	3.0～8.0	バレーボール
2.0	シャワーを浴びる：立位	1.8～3.5	楽器（ホルン、ピアノ、打楽器、トロンボーン）	4.0	卓球
2.3	就寝の準備：立位			4.5～8.0	バスケットボール、テニス
2.5	着替え：立位または座位	3.0～5.5	マーチングバンド	5.5～9.0	乗馬
2.0	身支度を（手洗い、歯磨きなど）	3.8	ドラム演奏：座位	8.8～12.3	縄跳び

*METs：安静時を1としたときと比較し、何倍のエネルギーを消費するかで身体活動の強度を示したもの
（国立健康・栄養研究所：改訂版身体活動のメッツ（METs）表、http://www.nibiohn.go.jp/eiken/programs/2011mets.pdfより抜粋）

♯3　身体の清潔保持困難による感染、褥瘡の危険性

　心不全では、活動による酸素消費量を減少させることで心負荷を抑え、心不全の回復を図ることが重要であり、負荷になる活動は極力制限される。清潔動作のエネルギー消費はシャワー浴で3.7～4.4 METs（**表4-4**、p.85参照）であり、現在のMさんの状態では心負荷になる。一方、皮膚・粘膜の汚れや傷はさまざまな感染をひき起こすことから、身体の清潔を保持することが重要である。

　Mさんは、膀胱留置カテーテルと点滴が挿入されていて、排便や皮脂腺からの分泌による皮膚・粘膜の汚染から感染をひき起こすことが考えられる。また、浮腫や活動の減少で皮膚への持続的圧迫や循環障害が起こりやすいこと、TP（総タンパク）が低く、食欲不振もあって抵抗力が低下しており、感染や褥瘡の危険性が高い。さらに、食欲不振や口腔内乾燥は唾液の分泌を減少させ、口腔内の清浄作用を低下させると考えられる。現在、咳嗽は減少しているが、肺うっ血は依然残っていることから、喀痰による汚染とそれによる上気道感染の危険もある。

　そこで、全身の皮膚・粘膜の汚れや圧迫・損傷の有無、不快感を把握し、汚れの種類、度合いに応じた清潔ケア、循環を促進するケアを心負荷を防ぎながら行う必要がある。また、咳嗽の減少によって忘れがちな去痰を意識化させることも必要である。

♯3　関連図

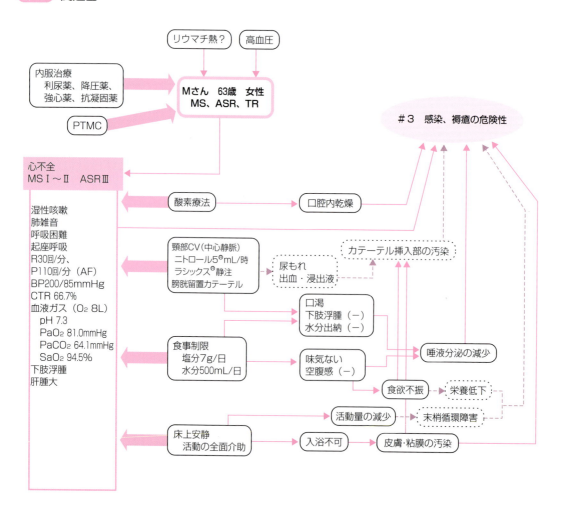

看護目標

抵抗力の低下を防ぎ、感染を予防することができる。

看護計画	看護計画の根拠・理由
OP（観察計画） ① 口腔内の汚れ程度、その変化の観察 ・唾液の分泌状態、舌苔、歯の汚れ ・口腔ケアの状況 ② 身体の汚れの程度、その変化の観察 ・発汗、排泄による汚染。カテーテル、持続点滴部位の保清状況 ・頭髪、皮膚の汚れ、衣類の汚れ、更衣の状況 ・身体の清潔ケアの状況 ③ 肺の状態、喀痰排出状況の観察 ・胸部X線、呼吸音、喀痰の性状 ④ 不快感の有無、程度 **TP（直接的ケア計画）** ① 口腔ケア ・毎食後、就眠後、乾燥著明時に傷つけないように行う ・口渇の援助 ＃1 TP① ② 清潔、更衣 ・発汗・排泄汚染時に心機能に合わせて部分または全身清拭 ・室温の調節、乾燥部へのクリーム塗布 ・湿布・マッサージなどで爽快感を加える ・可能な部位は座位でゆっくり自分で実施 ・発作・疲労などの心負荷時はただちに中止 ③ 点滴・カテーテル挿入部位の清潔 ・汚染からの保護と汚染時の消毒 ④ 肺理学療法 ・去痰、体位変換、深呼吸の励行 ⑤ 栄養改善 ＃1 TP② **EP（指導計画）** ① 感染症の説明 ・尿路・呼吸器感染症の原因とその症状 ・感染症の予防方法 ・症状発現時の対応	● 皮膚・粘膜の汚れや損傷、カテーテル挿入部位の汚染、喀痰による口腔、上気道汚染の程度を把握することで、感染につながる要因に対する対策を早期に実施できる。また、汚染の不快感によるストレスを把握できる。 ❷❸❹ 患者は63歳と身体機能の衰退期にあって、皮脂腺の分泌減少が考えられることから、皮膚乾燥を避ける必要がある。そこで、必要以上の清拭を避け、汚れの部位や程度、時間に合わせてケアの回数・方法を実施すること、カテーテル類の挿入部位は無菌操作による消毒・保護をすること、積極的に肺理学療法を実施し自覚症状の改善で忘れがちな去痰を促すことなどで感染を防ぐことができる。 　また、ケア時の室温調整、心機能に合わせた活動への援助によって心負担を起こさせず、満足感を与えることでストレス緩和になりうる。さらに温湿布、マッサージによって血行促進、爽快感を期待できる。 ❺ ＃1 TP②の根拠・理由 ❶ ＃2 EP①の根拠・理由

引用・参考文献
1) 小川聡、井上博編：標準循環器病学、医学書院、2001
2) 篠山重威編：目でみる循環器病シリーズ2 心不全・ショック、メジカルビュー社、1993
3) 鈴木伸編：目でみる循環器病シリーズ6 心臓カテーテル検査、メジカルビュー社、1993
4) 吉田俊子他：系統看護学講座 専門分野Ⅱ、成人看護学3、循環器、第14版、医学書院、2015
5) 国立健康・栄養研究所：改訂版『身体活動のメッツ（METs）表』、http://www.nibiohn.go.jp/eiken/programs/2011mets.pdf

tetralogy of Fallot, TOF

5 ファロー四徴症

病態生理

ファロー四徴症は、チアノーゼ性先天性心疾患の代表的なものであり、先天性心疾患の約14％を占める。病態は心室中隔欠損、肺動脈狭窄、大動脈騎乗、右室肥大の四徴をもつ。主症状であるチアノーゼ、低酸素発作は子どもの成長発達や生命に影響するため、予防への治療と看護が必要になる。また、根治手術までの子どもの体調管理と成長発達への援助、親への指導、精神的な支援が大切である。

> ❗ 学習 Check Point
> ☐ ファロー四徴症とは
> ☐ ファロー四徴症の症状
> ☐ 血行動態
> ☐ 低酸素発作の機序と予防・治療
> ☐ 多血症と相対的貧血の関係
> ☐ 慢性的低酸素状態の原因とその影響
> ☐ 検査所見と治療
> ☐ 低酸素予防、発達を促すための援助

先天性心疾患

先天性心疾患は分類上、肺血流量が増加するもの（増加群）と、減少するもの（減少群）に分けられる。

先天性心疾患のうちで最も多いのは、心室中隔欠損症である。これは心室中隔に欠損が生じ、その隙間を通じて圧の高い左心室から右心室、さらに肺動脈へと血液が流れるために、肺血流量が増加するものである（左→右短絡）。

また、動脈管開存症は、胎生期に開いている動脈管が、生後も閉鎖しないで開存した状態である。大動脈から肺動脈に血液が流れ（左→右短絡）、肺血流量が増加する。

ファロー四徴症の病態

1 ファロー四徴症とは

ファロー四徴症は、基本として**肺動脈狭窄**、**心室中隔欠損**、**大動脈騎乗**＊、**右心室肥大**という４つの徴候をあわせもつ疾患である。

典型的な例は、新生児期にチアノーゼはなく、漏斗部狭窄の進行とともに肺血流量が減少し、乳児期に発症する。

原因としては、多くの例で染色体22q11の部分欠失と関連があるとされ、CATCH22とよばれる。

＊**大動脈騎乗**：ファロー四徴症は、漏斗部中隔が前方に偏った位置にあることが発生の機序といわれている。そのため、大動脈は右心室と左心室にまたがった形、つまり心室中隔にまたがった形になる。大動脈は本来、酸素で満たされた血液を運ぶ役割がある。しかし、大動脈騎乗によって酸素が少ない血液が通る右心室にもかかっていることから、酸素の全体的な割合が少なくなってしまい、酸素が全身に行き渡らなくなる

2 血行動態

ファロー四徴症の場合、心室中隔欠損が大きいために左右の心室は**等圧**であり、肺動脈狭窄により、主として**右→左短絡**になる（図表5-1）。

短絡とは、心房や心室中隔が欠損している場合、あるいは出生後、閉じるべき動脈管が開いている場合に、圧の高いほうから低いほうに血液が流れることをいう。たとえば、左心系（動脈血）から右心系

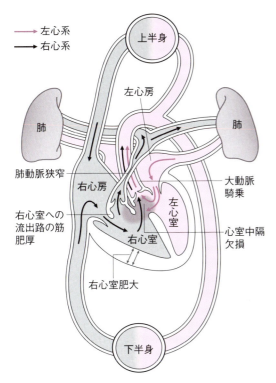

図5-1 ファロー四徴症の血行動態

表5-1 ファロー四徴症の主な症状

①チアノーゼ

皮膚や粘膜が青紫ないし赤紫色にみえる状態で、皮膚粘膜の毛細血管を流れる血中還元ヘモグロビンが5g/dL以上で現れる。酸素飽和度が85%以下に低下すると、チアノーゼが認められる。

チアノーゼは、中心性と末梢性、ヘモグロビン異常に分類される。中心性は、心臓に病変のある心性と、呼吸器に病変のある肺性とに分類される。通常は、チアノーゼのある短絡疾患（右→左短絡）では、酸素投与を行ってもチアノーゼは消えない。

ファロー四徴症の場合は、肺動脈の狭窄と心室中隔欠損の病変により、チアノーゼが出現する。

②ばち状指

太鼓ばち状指ともいう。

手指と足趾先端が太鼓のばちのように膨大し、爪も凸状に弯曲して膨隆する。チアノーゼ性心疾患でみられる。

③蹲踞

ファロー四徴症だけでなく、チアノーゼ性先天性心疾患の場合でみられる症状である。

一定以上の距離を歩いたり走ったりした後で、患児が膝を胸につけるような姿勢でしゃがみこむことをいう。しばらく休むと改善する。

運動などによって酸素消費量が増加した時や、低酸素発作で肺血流量が減少した時に、この姿勢をとることが多い。

（静脈血）に流れることを、「左右短絡（左→右短絡）」と表現する。

体静脈血は、右室から肺動脈へ流れるとともに、心室中隔欠損を通して、騎乗した大動脈へ駆出される（右左短絡［右→左短絡］）。

肺静脈から戻ってきた動脈血は、左房から左室、そして大動脈に流れ、一部は肺循環へも流れる（左右短絡［左→右短絡］）。

肺血流量は、肺動脈の狭窄の程度、動脈管または主要大動脈肺動脈側副血行路（MAPCA）の太さによって決まる。

3 症状と原因

よくみられる症状は、チアノーゼと多呼吸である（表5-1）。

そのほか、**ばち状指**、歩行するようになると**蹲踞**、**運動時の息切れ**、**運動量低下**などがあり、それらの症状は哺乳時や啼泣時に強くなる。収縮期には、心雑音が聞かれる。

また、症状として重要なのは**低酸素発作**（anoxic spell）である。これは、突然の多呼吸とチアノーゼの増強が起こるもので、生後2～3か月でみられるようになる。症状出現の誘因には、啼泣、哺乳、排便、貧血などがあげられる。

低酸素発作のメカニズムは、普通の状態より右→左短絡が増えた状態で、漏斗部狭窄（肺動脈狭窄）の発作性が増強し、体血管の抵抗が一時的に下降することで起こる。体血管抵抗が低下すれば、大動脈への流れに対する抵抗が下がり、血流がスムーズになり、結果として右→左短絡の量が増える。このほか、血流動態的に抵抗が低下する。原因には、体動・食事・貧血がある。体動は、骨格筋での血管抵抗を下げる。また食事は、腹腔動脈抵抗を下げる。さらに貧血では、血液の粘性を低下させる。

これらの状況では、肺血流量は減少して、低酸素血症は増強される。そうなると、交感神経の興奮やカテコールアミンの放出などによって刺激され、流

出路漏斗部心筋の収縮性が高まる。その結果、狭窄が強くなり、さらに肺血流量が減り、低酸素血症がいっそう強くなり、悪循環に陥る。これを低酸素発作（anoxic spell）という。

ファロー四徴症の検査と診断

1 検査

● 血液ガスおよび血液データ

動脈血酸素分圧（PaO_2）の低下、代謝性アシドーシス、代償性の動脈血二酸化炭素分圧（$PaCO_2$）の低下がみられる。低酸素血症の程度に応じた多血症がみられる。相対的貧血（MCHC、MCVの低下）があり、低酸素発作や脳血管障害の誘因になる。

● 胸部X線所見

心陰影は、心尖部が挙上した**木靴型**を示す。心胸郭比（CRT）は正常よりも多少増大するが、容積の増大はなく、全体として心陰影は小さい。肺血管陰影は減少する。

2 診断

ファロー四徴症の診断は、心電図上では**右軸偏位、右心室肥大**によって診断される。

胸部X線写真では、**心拡大のない心臓、細い肺血管の陰影**などで行われる。

鑑別診断には、**断層心エコー、心臓カテーテル検査**が用いられる。

ファロー四徴症の治療

1 内科的治療

内科的治療として、**薬物療法**が中心に行われる（表5-2）。

低酸素血症に対しては、新生児期で動脈管が開存している場合は、閉じさせない目的で**プロスタグランジンE_1**の投与が行われる。酸素投与は、動脈管の閉鎖を促すため禁忌である。

また、β遮断薬は新生児以降の乳児に有効であ

表5-2 ファロー四徴症で使われる主な薬剤

薬物	用法	用量	副作用
動脈管依存性疾患での動脈管開存保持			
プロスタグランジンE_1	点滴	0.01〜0.05μg/kg/分	呼吸停止、発熱、紅潮、下痢
リポ-PGE_1（リプル®）	点滴	5 ng/kg/分	電解質異常、長期で骨髄肥厚
低酸素発作			
▼発作予防：β遮断薬			
インデラル®	経口	1〜3 mg/kg/日、分3〜4（朝起床時）	徐脈・喘息誘発
カルテオロール（ミケラン®）	経口	0.1〜0.2 mg/kg/日、分2	
▼相対的貧血予防：手術直前（β遮断薬を3日前に止めた代わりに）			
インクレミンシロップ®	経口	2〜4 mL/日、分1〜2	傾眠傾向
フェノバール®	経口	3〜5 mg/kg/日、分3	
アタラックスP®	経口	1〜2 mg/kg/日、分3（上記と併用）	
▼発作治療：胸膝位・酸素投与			
フェノバール®	筋注	5 mg/kg	呼吸抑制
モルヒネ塩酸塩®	筋注	0.1〜0.2 mg/kg	末梢を広げて発作を助長する危険あり
メイロン®	静注	1〜2 mL/kg/10分	高Na血症、高CO_2血症
インデラル®	静注	0.05〜0.2 mg/kg/10〜20分	血圧低下、徐脈

る。貧血の治療は低酸素血症の改善および低酸素発作の予防に効果的であり、輸血を行うこともある。

主要大動脈肺動脈側副血行路（MAPCA）を伴い、肺血流量が多く、心不全をきたす場合は、心不全の治療が行われる。

2 外科的治療

手術を行う場合は、肺動脈の大きさと型、無（低）酸素発作の頻度により、その時期と方法は異なる。

肺動脈が、一定のサイズ（PA index値**100〜150mm^2/m^2）以下であれば、**大動脈肺動脈吻合手術（短絡手術）** を行う。一定サイズを満たす大きさがあれば、**心内修復術** が行われる。

**PA index：左右肺動脈の主幹部の断面積の和を、体表面積で割った値である。正常値は330mm^2/m^2

● 短絡手術

通常は、ブレロック・トーシック（BT：Blalock-Taussig）短絡手術が行われる。これは、鎖骨下動脈と肺動脈をつなぐ手術である（図5-2）。人工血管を使用して行う場合（BT変法）もある。

短絡手術後は肺血流量が増えるため、左心房・左心室への容量負荷になる。

● 心内修復術

肺動脈の条件がよければ、1〜2歳で心内修復術を行う。

これは、人工心肺を使って心室中隔欠損をパッチ閉鎖し、肺動脈狭窄を解除する方法である。狭窄の解除では、肺動脈弁下漏斗部心筋を切除して、弁切開を行う。弁輪が狭い場合は、弁輪を切開してパッチを当て、拡大する。

手術後は、右心室の収縮期圧は下がるが、拡張期圧は高くなり、右心房から右心室への流入が妨げられ、中心静脈圧が上がる。しかし、小さめの左心室は、肺血流量の正常化によって容量負荷になり、肺静脈のうっ血が起こる。

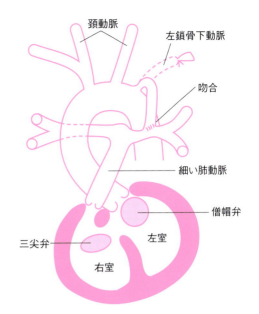

図5-2 ブレロック・トーシック短絡手術

予後

自然歴（手術をしない場合）は、1歳までの生存率が64％、3歳までが60％、10歳までが23％とされている。しかし、近年では手術を受けずに治療することはまれであり、多くのケースで手術療法が選択される。

予後は、手術の結果により大きく異なる。

近年では、バルーンカテーテルによる右心室流出路の拡大も試みられている。

引用・参考文献

1) 三浦大：Fallot四徴、小児科診療、77（Suool）：335－336、2014
2) 安河内聰：ファロー四徴症－小児循環器科医がすべき術前・術後管理、日本小児循環器学会雑誌、21(2)：83〜91、2017
3) 2010年合同研究班：先天性心疾患の診断、病態把握、治療選択のための検査法の選択ガイドライン（2009）、http://www.j-circ.or.jp/guideline/pdf/JCS2010_hamaoka_h.pdf、2018. 2.1検索
4) 中澤誠：Fallot 四徴症、中澤誠編；ビジュアルスタイル 先天性心疾患 血行動態と心機能の基礎知識、p.64〜69、メディカルレビュー社．2016年
5) 小田晋一郎：ファロー四徴、田口智明編；ナースのための小児・新生児の外科疾患、p.54〜56、メディカ出版．2017
6) 大橋直樹：Fallot四徴症、小児内科、46（Suool）：266〜269、2014
7) 馬場一雄監修：循環器、小児生理学、へるす出版、2009
8) 中西敏男、柏島由花利：ファロー四徴症．中西敏雄；新版 病態生理からみた先天性心疾患の周術期看護、p.135〜141、メディカ出版、2015
9) 佐藤朝美・児玉千代子：ファロー四徴症、山田幸宏監修；疾患別看護過程セミナー、p.220〜237、医学芸術社、2006

ファロー四徴症患児のナーシング・ケアマップ

目標：低酸素発作による生命の危機、低酸素状態を予防し、成長発達を促すことができる

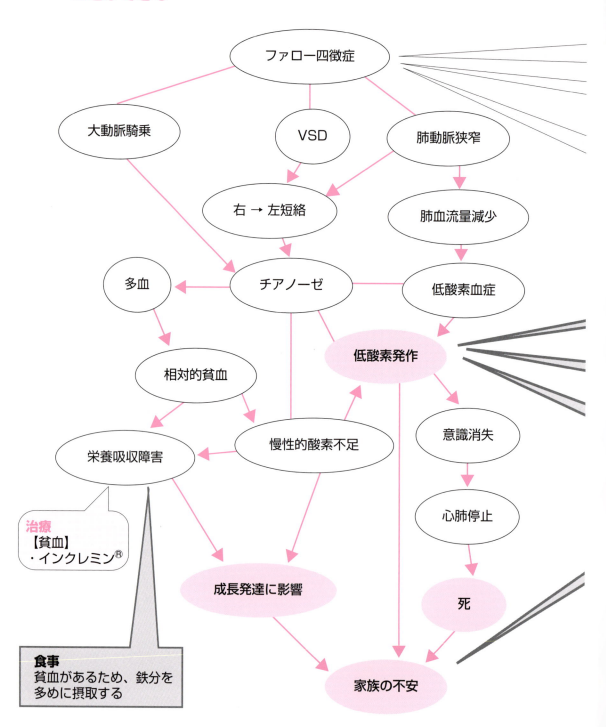

5 ファロー四徴症 — ケアマップ

検査
- 心電図
- 胸部X線
- 心エコー
- 心臓カテーテル検査

予後
1〜2歳までに手術をする
- ブレロック・トーシック手術
- 心内修復術

治療
【低酸素血症】
- 新生児期－プロスタグランジンE_1
- 乳児期－β遮断薬

排泄
硬便になると怒責により低酸素発作を起こすため、排便をコントロールする

活動
酸素消費量が増大すると、低酸素状態が引き金となり低酸素発作を起こすため、安静を保つようにする

清潔
感染による発熱を起因とした体力消耗、呼吸器障害による低酸素状態を予防するために保清に努める

不安の軽減
家族の話をよく聞き、不安を受け止め、対応する

看護のポイント
- 確実な内服
- 酸素消費量を増大させないように工夫する
- 入院・低酸素による成長発達の影響を最小限にする
- 家族の不安を軽減する

看護プロセス

事例紹介

- **氏名** Tちゃん
- **年齢、性別** 男児、8か月
- **性格** 甘えん坊
- **診断名** ファロー四徴症
- **入院までの経過**

 39週目、2840gの普通分娩で出生。生後5日目頃からチアノーゼがみられ、ファロー四徴症と診断された。

 内科的治療によってコントロールされていたが、啼泣（ていきゅう）時にチアノーゼが強くなり、低酸素発作が出現し始めたため、インデラル®を内服しながら様子を観察している。

 心臓カテーテル検査の結果、1か月後に根治手術を行う予定である。

- **現在の状態**

 Tちゃんは、チアノーゼが常在しており、啼泣時には増強する。またSpO$_2$は、安静時は70％台後半～80％台前半だが、啼泣時には60％台まで低下する。

 そのため、啼泣時は鎮静薬と酸素使用の指示が出ている。インデラル®とインクレミン®を1日3回内服している。

 尿量は、1日450mL。排便は、1～2日に1回で、硬便である。紙オムツを使用している。

 食事は、離乳食中期1日2回、食事はほぼ全量摂取している（1食100kcal）。ミルクは、1日180mL×5回飲んでいる。

 睡眠時間は13時間。入眠時は、いつも母親が添い寝をしている。

- **検査データ**

 血色素量（Hb）16.5mg/dL、ヘマトクリット（Ht）58％、赤血球数（RBC）495×10^4/μL、白血球数（WBC）9000/μL、C反応性タンパク（CRP）0.09以下、総タンパク（TP）6.5g/dL、ナトリウム（Na）142mEq/L、カリウム（K）4.2mEq/L、クロール（Cl）106mEq/L、pH7.37、動脈血酸素分圧（PaO$_2$）78mmHg、動脈血二酸化炭素分圧（PaCO$_2$）38mmHg、体温36.8℃、脈拍132回、呼吸40回、血圧104/66mmHg

- **発達**

 身長70.4cm、体重7.94kg。4か月で首がすわった。お座りはできるがふらふらする。寝返りはできる。はいはいはできない。人見知りあり。機嫌がいいときは、「マママ……」「ババババ……」などの声を発する。

- **家族**

 父（33歳）、母（30歳）、姉（3歳）の四人暮らし。母親の面会時は、上の子を近所の祖母に預けている。父親は仕事が忙しく、面会は土日のみである。

- **今後の治療方針**

 根治手術を予定している。家族は、医師から手術についての説明を受けている。同時に危険率についても話されたため、両親は「手術でよくなることはうれしいが、不安です」と訴えていた。

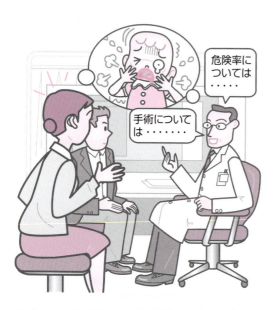

アセスメントのポイント

視点

● 低酸素状態および低酸素発作
ファロー四徴症の患児は、血行動態により低酸素状態になっている。急激な低酸素と酸素消費量の増加は、低酸素発作をひき起こす原因になる。

そのため、啼泣、検査、哺乳、排便、入浴などの処置や、ケアの負担度をアセスメントする必要がある。

● 成長発達
慢性的な低酸素状態によって各組織に酸素不足が生じたり、運動制限が成長発達に影響を及ぼすことがある。子どもの発達状態を評価し、標準と異なる場合は原因のアセスメントを行い、可能な方法で援助することが大切である。

● 不安
低酸素発作は、酸素が欠乏するため、呼吸困難が起こる。意識消失を起こしたり、死に至る場合もある。

子どもや家族は、「発作を起こすのでは」という不安が常にあるため、その不安内容や、薬を飲むことの重要性、予防法の理解度をアセスメントし、援助につなげる必要がある。

間違えやすい部分

● 多血症と相対的貧血
ファロー四徴症は、血行動態により慢性的な酸素不足に陥る。生体は、それを補うため赤血球が増加した多血症になっており、血色素量も見かけは正常値を上回っている。

しかし、実際には相対的貧血状態である。低酸素発作をひき起こす原因になるので、平均赤血球ヘモグロビン濃度（MCHC）、平均赤血球容積（MCV）の値にも注意する必要がある。

条件が変わる場合

● 合併症の危険性
脳血栓、脳腫瘍を起こすことがある。Htのチェックや、意識、運動などの神経症状、感染徴候（バイタルサイン、CRP、ESR）を観察し、異常の早期発見に努め、迅速に対処する必要がある。

情報収集とアセスメント

項目	情報	アセスメント
健康認識―健康管理	● 39週、2840g普通分娩で出生。 ● 生後5日目頃からチアノーゼがあり、その後ファロー四徴症と診断される。 ● 啼泣時はチアノーゼがさらに強度になり、低酸素発作が出現し始めた。 ● 1か月後に根治手術予定である。 ● 啼泣時、チアノーゼが増強し、SpO_2が60％台まで低下する（安静時は70台後半～80台前半）。 ● 啼泣時は鎮静薬の使用と酸素使用の指示あり。 ● インデラル®、インクレミン®を1日3回内服。 ● 体温36.8℃、脈拍132回/分、呼吸40回/分、血圧104/66mmHg、動脈血酸素分圧（PaO_2）78mmHg、動脈血二酸化炭素分圧（$PaCO_2$）38mmHg、ナトリウム（Na）142mEq/L、カリウム（K）4.2mEq/L、クロール（Cl）106mEq/L、pH7.37、ヘマトクリット（Ht）58％、赤血球数（RBC）495×10^4/μL、白血球数（WBC）9000/μL、C反応性タンパク（CRP）0.09、血色素量（Hb）16.5mg/dL	● Tちゃんは、右→左短絡があるため、安静時SpO_2が70％台後半～80％台前半と低値である。さらに啼泣時は息を止め酸素を取り込めないうえ、代謝の亢進により酸素消費量が増し、チアノーゼが増強しやすい。TちゃんはSpO_2が60％台まで低下することから、低酸素発作を起こしやすい状態である。発作予防として誘引を除去したり、発作時には膝を曲げる膝胸位をとる（体血管抵抗を高めて右左短絡からの流出を阻む効果がある）、酸素供給などの援助が大切である。また、肺動脈収縮予防としてインデラル®を確実に内服することが重要である。 ● Tちゃんは脈拍、呼吸がやや多く、Ht、赤血球、Hbの値が高めで、多血気味といえる。これは、低酸素状態を補うための代償的な増加である。しかし、Htの値が正常より1.6倍であるのに比べ、Hb16.5mg/dLであることから相対的貧血であるといえる。確実な内服と鉄分を含む食事の工夫が必要である。

項　目	情　報	アセスメント
栄養―代謝	●身長70.4cm、体重7.94kg ●離乳食中期1日2回、食事はほぼ全量摂取（1食100kcal）。ミルクを180mL×5回摂取。 ●TP6.5g/dL、Hb16.5mg/dL、Ht58%	●8か月男児の平均身長は、71.1cm、平均体重は8.61kg（50%タイル値）である。Tちゃんは、身長も体重も25〜50%タイルに位置し、ほぼ標準的な成長といえる。カウプ指数は、(70.4÷7.94²)×10＝16.02であり、栄養状態および発育は良好である。 ●8か月児のエネルギー所要量は、100kcal/kg/日であり、Tちゃんは790kcal必要である。現在離乳食中期200kcal、ミルク900mL（68kcal/100mL）612kcalを摂取し計812kcalであることから、十分なエネルギーを摂取できている。離乳食も順調に進んでいる。 ●TPは正常値であり、問題ない。Ht 58%で、正常より1.6倍を示すが、Hb 16.5mg/dLであることから、相対的には貧血であるといえる。確実な内服と鉄分を含む食事の工夫が必要である。慢性的な低酸素は、成長にも影響があること、手術を予定していることからも、貧血の改善は重要である。
排泄	●尿量1日450mL。排便は、1〜2日に1回で硬便。紙オムツを使用。 ●Na142mEq/L、K 4.2mEq/L、Cl106mEq/L ●体重7.94kg、pH7.37	●8か月児の必要水分量は、120〜150mL/kgで、Tちゃんの場合は948mLになる。Tちゃんは、ミルクから900mL摂取し、そのほか離乳食も全量摂取していることから、水分摂取量は足りていると考えられる。 ●8か月児の尿量は70〜90mL/g/日であり、Tちゃんは450mLであるため、正常範囲内である。また不感蒸泄量は、50mL/kgで400mLと予測される。水分バランスは＋50mLであり、電解質も正常範囲内である。 ●Tちゃんは、1〜2日に1回硬便が出ていることから便秘がある。排便時の怒責により息を止め、肺血流量減少を招き、低酸素発作の誘引になりうる。便の硬さ、排便時の状態を観察し、便性を整える必要がある。
活動―運動	●啼泣時、チアノーゼが増強し、SpO₂が60％台まで低下する（安静時は70％台後半〜80％台前半）。 ●啼泣時は鎮静薬と酸素使用の指示が出ている。 ●インデラル®を1日3回内服。 ●お座りはできるがふらふらする。寝返りできる。はいはいはできない。	●啼泣時にチアノーゼが増強するのは、啼泣によって呼吸が不規則になり、酸素化できないためと考えられる。啼泣や興奮などは、酸素消費量を増し、低酸素発作の誘因になるため、ニードを満たすかかわりが必要である。 ●運動面の発達は、寝返りは5〜6か月、お座りで遊ぶことは7〜8か月で可能になる。Tちゃんの発達はほぼ8か月相当であるが、手術後の活動制限により、次段階の発達に影響する可能性が考えられる。
睡眠―休息	●母親に添い寝をしてもらっている。 ●啼泣時、チアノーゼが増強し、SpO₂が60％台まで低下する（安静時は70％台後半〜80％台前半）。	●母親に添い寝をしてもらう習慣があることから、覚醒時の啼泣により、低酸素発作を起こす可能性がある。覚醒時に泣かせない工夫が必要である。

項目	情報	アセスメント
認知―知覚	●機嫌がいいときは、「マママ」「バババババ」などを繰り返し発する。	●喃語(なんご)は、4か月くらいから始まる。7～8か月には単一の音を繰り返し、自分で喃語を楽しむようになる。Tちゃんの場合は、繰り返し喃語を話し楽しむ様子がみられることから、標準的な言語発達である。
自己知覚―自己概念	●人見知りがある ●甘えん坊 ●母子分離	●7～8か月で人見知りが現れる。Tちゃんに人見知りがあることから、母親との愛着形成が始まっていると考えられる。しかし、入院により母子分離を余儀なくされる場面がある。 　愛着は、基本的信頼感の形成の1ステップであるため、発達に影響する可能性がある。なるべく同じ看護師が担当し、子どもとの関係を築く必要がある。また、人見知りによる啼泣が誘引になって低酸素発作を起こさないようにするためにも、環境に慣れる工夫が必要である。
役割―関係	●父(33歳)、母(30歳)、姉(3歳)との四人家族 ●性格:甘えん坊 ●母子分離 ●母親は、上の子を近所の祖母に預けて面会に来る。父親は、仕事が忙しく面会は土日のみ。	●父親が仕事で忙しいことから、母親の人的サポートは祖母であると考えられる。母親には家事、3歳の娘の育児とTちゃんの毎日の面会という役割があり、長期の入院生活によって疲労してしまう可能性がある。父親の面会時は休んでもらうなどの調整が必要である。
コーピング―ストレス耐性	●父(33歳)、母(30歳)、姉(3歳)との四人家族 ●母親は、上の子を近所の祖母に預けて面会に来る。	●核家族ではあるが、母親は祖母にサポートを依頼し、コーピング行動がとれている。
価値―信念	●手術について説明を受ける。 ●両親は「手術でよくなることはうれしいが、不安です」と訴えていた。	●両親は、目の前でTちゃんが低酸素発作を起こしているため、手術により生命の危機を少しでも減らせればよいと考えている。しかし、心臓手術は生命にかかわるため、術後の経過や予後について不安をもっていることが考えられる。

Tちゃんの情報から作成した全体関連図

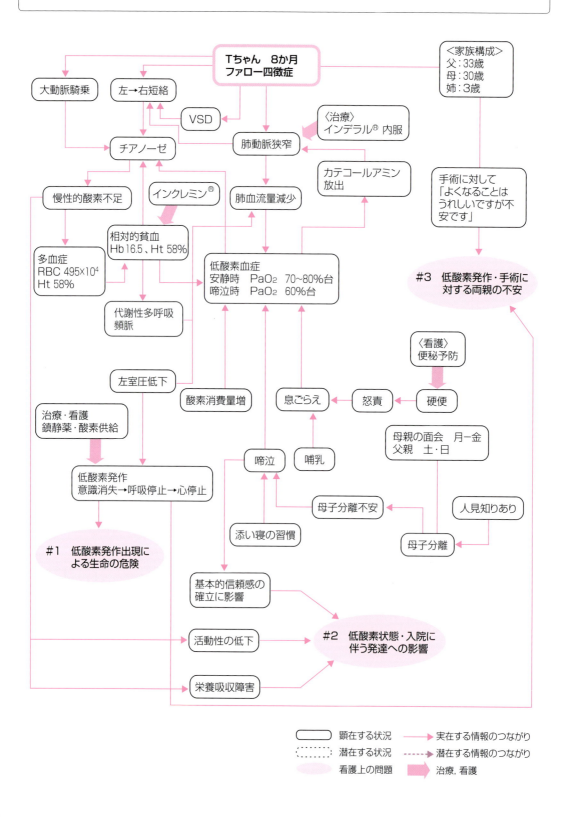

関連図の解説

事例のTちゃんは、ファロー四徴症があり、肺動脈狭窄による低酸素発作を起こしている。低酸素発作は、意識消失をひき起こして呼吸・心停止などの、生命の危機につながるため、息ごらえや酸素消費量を増大させるような出来事を防がなければならない（#1）。

また、Tちゃんは右→左短絡を原因とする代償性の貧血により、慢性的な酸素不足に陥っている。低酸素は成長発達に影響を及ぼすだけでなく、術後の経過にも影響を及ぼす。確実な内服とともに、貧血による低酸素を予防する必要がある（#2）。

さらに、Tちゃんは愛着形成の時期である（NOTE）。愛着は、基本的信頼感確立の基礎になるが、入院による母子分離のため、その形成に影響が出る可能性がある。母親だけでなく、看護師との関係を築き、愛着形成を助けるようにすることが大切である（#2）。

Tちゃんは何度も低酸素発作を起こしていることから、Tちゃんの両親には、低酸素発作と手術に対する不安がある。また、手術侵襲も大きいことから不安も訴えている。今後は親の言動に留意し、不安への援助をする必要がある（#3）。

Tちゃんの看護上の問題

- **#1** 低酸素発作出現による生命の危険
- **#2** 慢性的な低酸素状態・入院に伴う発達への影響
- **#3** 低酸素発作・手術に対する両親の不安

NOTE　愛着形成（アタッチメント）とは

愛着とは、母子にみられるような、ある人間と特定の人間との間に形成される、強く特別な感情的絆のことである。ボールビーは、「乳児期が愛着形成の重要な時期である」と述べている。

愛着は、自然に形成されるものではない。子どもからの微笑みや働きかけに養育者がタイミングよく応じ、さらに養育者が子どもに働きかけるという相互作用のなかで育まれる。愛着の対象は、発達とともに、身近にいる養育者から、周囲に存在する人へと拡大する。

乳児期に入院する子どもの場合、親が付き添わない限り、母子分離状態になるので、愛着形成に影響を及ぼす可能性がある。

そのため、子どもの反応を親が感じ応えることができるように、タッチや抱っこ、哺乳、オムツ交換といった行為を一緒に行うなど、愛着形成を促すための意図的な働きかけが大切である。また、この年代の子どもをもつ親は、幼い同胞（子どもにとっての兄弟姉妹）がいるために、思うように面会ができないこともある。できるだけ親が面会できるような時間や条件の調整をすることが必要である。さらに、3か月以降の乳児は、特定の人物に対して愛着反応をみせるようになる。いつも同じ看護師が接するように工夫をすることが、愛着形成を援助するポイントである。

♯1　低酸素発作出現による生命の危険

　低酸素発作は、啼泣、哺乳、排便、入浴、採血などが誘引になりやすい。意識レベルの低下、痙攣、さらには死に至る場合もあるため、問題の優先度は第1位である。

♯1　関連図

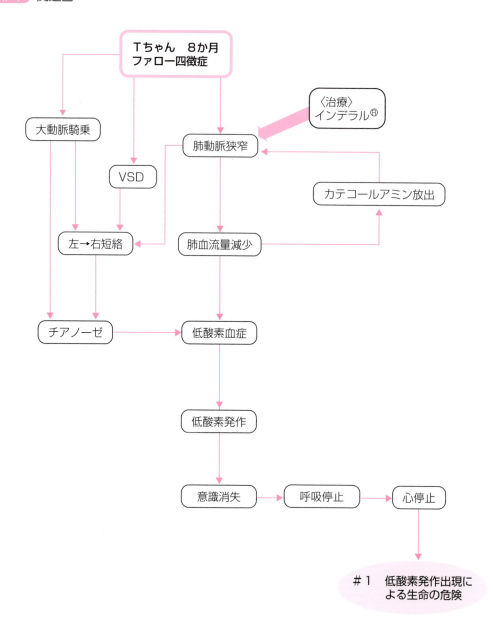

看護目標

低酸素発作を起こさない。

看護計画	看護計画の根拠・理由
OP（観察計画） ① 呼吸状態（回数、リズム、深さ） ② 脈拍 ③ 血圧 ④ チアノーゼ（爪、顔など） ⑤ 血液データ 　・血液ガス、Hb ⑥ 機嫌の良否、疲労度 ⑦ 便性・排便時の様子（怒責）、啼泣	❶❷❸❹❺ により酸素化の状態を知る。 ❻❼ で、低酸素発作誘引の有無を観察する。
TP（直接的ケア計画） ① 低酸素の予防 　・検査や処置時、泣かないように抱っこをしたり、短時間で終了するように努める。 　・母親には、Tちゃんが入眠してから帰ってもらうなど、泣かないような工夫をする。 　・哺乳時は、休みながら与える。 ② 発作時は、母親が抱っこするか、膝胸位をとらせる。同時に酸素供給を行う。 ③ 排便コントロール 　・繊維の多い食事や、水分を確実に与えるなど工夫する。 　・怒責するようならば、緩下薬などを使用して便の硬さを調節する。 　・酸素の準備 ④ β遮断薬の与薬 　・嫌がったり暴れたりせずに飲める方法を工夫する。 ⑤ 環境への順応 　・なるべく同じ看護師が担当し、看護師に慣れるようにする。	❶ 啼泣などによる低酸素状態が、低酸素発作の引き金になりやすい。 ❶ 哺乳時は低酸素になりやすい。 ❷ 交感神経の興奮により肺動脈絞扼が起こるため、抱っこをすることにより鎮静を図り、酸素消費量を最小限にする。同時に膝胸位をとって酸素供給を行うと、呼吸が楽になり、副交感神経が優位になり、発作が落ち着く。 ❸ 排便時の怒責が低酸素につながり、発作の原因になるため。 ❹ TP①の根拠と同じ。 ❺ 人見知りによる啼泣を防ぐため。
EP（指導計画） ① 発作予防と発作時の対処を両親に指導する。 　・泣いたり機嫌が悪かったりするときは、その原因を理解して、欲求を満たす。 　・発作時は抱っこして子どもを落ち着かせながら、すぐ医療者に知らせる。	❶ 発作は、母親と別れるときに起こることが考えられるため、予防に関する親への教育が必要である。

＃2 慢性的な低酸素状態・入院に伴う発達への影響

　Tちゃんは多血気味であり、相対的貧血があるといえる。手術の予定があることからも、確実な内服と鉄分を含む食事の工夫により、貧血を改善することが重要である。また、慢性的な酸素不足は発達に影響する可能性がある。

　Tちゃんは人見知りが始まっており、愛着を形成しつつある。入院により、母子分離を余儀なくされることは愛着形成に影響し、次のステップである基本的信頼感を確立することが困難になる可能性がある。

＃2 関連図

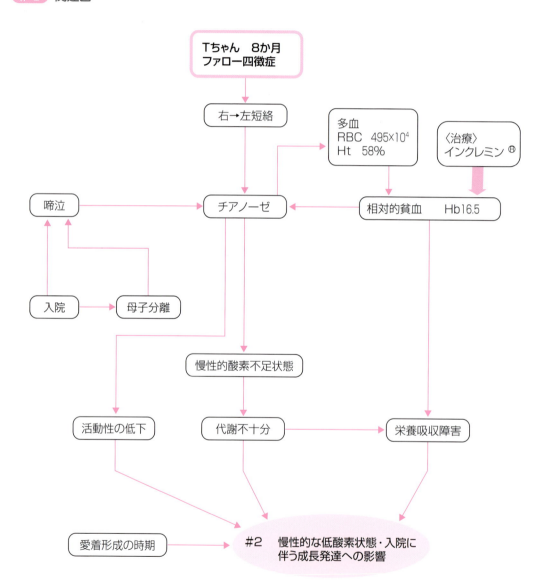

看護目標

両親が無酸素発作への対処ができ、手術に対する不安が軽減する。

看護計画	看護計画の根拠・理由
OP（観察計画） ① 顔色・チアノーゼの状態 ② 活気・活動性 ③ 呼吸状態 　・呼吸数、型、活動との関係 ④ 循環 　・脈拍、血圧 ⑤ 内服の状態 ⑥ 食事の状態 ⑦ 血液データ 　・Hb、Ht、RBC、MCV、MCHC、血液ガス ⑧ 愛着の対象の把握 ⑨ 人見知りの程度 **TP（直接的ケア計画）** ① インクレミン®を確実に与薬する。 ② 離乳食の工夫 　・鉄を含む食品をTちゃんが好む形態や味付けに工夫する。 ③ 興奮や啼泣を避ける。 ④ 抱っこやミルクなどの日常生活のケアは、母親と一緒に行う。 ⑤ 子どもの反応にタイミングよく応じ、欲求を満たす。 ⑥ 同じ看護師が係わるように調整する。 **EP（指導計画）** ① 内服薬の説明を行う。 ② 確実な内服方法を指導する。 ③ 安静な過ごし方を指導する。 ④ 愛着形成の時期について説明する。 ⑤ 毎日面会に来られるように調整することを勧める。 ⑥ 面会時間のかかわり方を指導する。	❶❼ 貧血の状態を把握する。 ❷❸❹ 貧血の症状、代償作用の影響を判断する。 ❺❻ 貧血改善のための対処状況を判断する。 ❽❾ 対象（愛着の対象）に援助する必要がある。一般に、母親であることが多い。 ❶ 鉄剤の確実な与薬は、酸素化を促し、低酸素発作改善のために重要である。 ❸ 酸素不足になりやすい。低酸素発作予防のため安静にする。 ❹ 愛着形成している対象との関係を促進する。 ❺ 低酸素状態を予防する。 ❻ 愛着形成を図る必要がある。 ❶ 薬の必要性と内服方法を親が把握する必要がある。 ❷ 酸素不足になりやすい。 ❸ 低酸素発作予防のため安静にする。

5 ファロー四徴症

#3 低酸素発作・手術に対する両親の不安

　両親は、Tちゃんが目の前で低酸素発作を起こしているため、手術によって生命の危険を少しでも減らせればよいと考えていると思われる。しかし、心臓手術の危険度について説明され、術後の経過や予後について不安があることが考えられる。

　今後、親の言動に留意し、不安への援助を行う必要がある。

#3 関連図

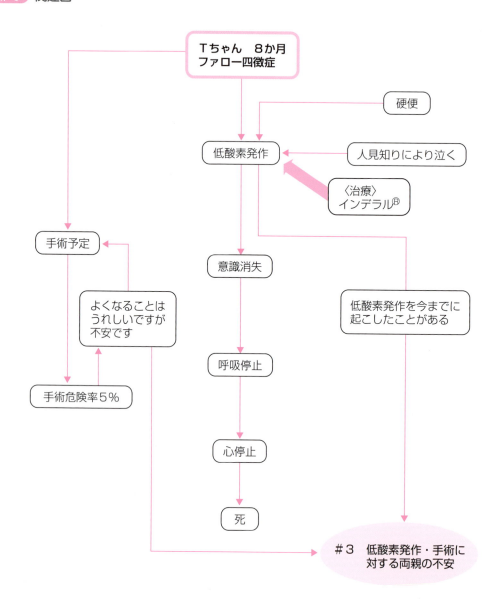

看護目標

両親が低酸素発作への対処ができ、手術に対する不安が軽減する。

看護計画	看護計画の根拠・理由
OP（観察計画） ① 両親の低酸素発作時の反応 ② 手術の理解度 ③ 両親の言動 ④ サポートの有無 **TP（直接的ケア計画）** ① 病状や手術に対する不安を知り、医師に説明してもらう。 ② 病棟・手術室・ICUの看護師からの説明や見学などを通して、手術についてのイメージがもてるようにする。 ③ 低酸素発作や手術に対する両親の気持ちや不安を聞く機会を作る。 **EP（指導計画）** 以下のことを、両親に指導する。 ① 低酸素発作の予防と発作時の対応を説明する。 ② 手術に対する説明、オリエンテーションを行う。 ③ 医師や看護師の説明を通して不明点、不安な点はいつでも話してほしいことを伝える。	❶❷❸ 両親の反応や言動は、不安内容を知る観点である。 ❹ 医療者以外に不安を受け止める存在がいるかどうかを確認しておくことは、重要である。 ❷ 我が子が手術時に経験することや経過をイメージすることにより、不安内容が明確になる。 ❸ 不安は話すことで解決する場合もあるため、親の話に耳を傾けることが大切である。 ❸ 親は、不安や困っていることを、誰にも言えずに自分のなかで抱えてしまうこともある。医療者の役割を伝えることが大切である。

引用・参考文献

1）2010年合同研究班：先天性心疾患の診断、病態把握、治療選択のための検査法の選択ガイドライン（2009）、http://www.j-circ.or.jp/guideline/pdf/JCS2010_hamaoka_h.pdf、2018. 2.1検索
2）栗田直央子：先天性心疾患の看護、中西敏雄；新版 病態生理からみた先天性心疾患の周術期看護、p.28〜33、メディカ出版、2015
3）本宮めぐみ：題先天性心疾患をもつ乳児・幼児の看護、中西敏雄；新版 病態生理からみた先天性心疾患の周術期看護、p.106〜114、メディカ出版、2015
4）小田晋一郎：ファロー四徴、田口智明編；ナースのための小児・新生児の外科疾患、p.54〜56、メディカ出版、2017
5）蔵ヶ先恵美、吉岡良恵、三輪富士代：よく見られる循環器疾患の手術―術前術後の看護、田口智明編；ナースのための小児・新生児の外科疾患、p.241〜247、メディカ出版、2017
6）中西敏男、柏場由利利：ファロー四徴症、中西敏雄；新版 病態生理からみた先天性心疾患の周術期看護、p.135〜141、メディカ出版、2015
7）佐藤朝美・児玉千代子：ファロー四徴症、山田幸宏監修；疾患別看護過程セミナー、p.220〜237、医学芸術社、2006

angina pectoris

6 狭心症

病態生理

狭心症とは冠動脈の血管内腔が動脈硬化や攣縮などで狭くなり、心筋への血液供給が急激に不足した際に生じる症状である。狭心症や心筋梗塞などの冠動脈疾患（coronary artery disease, CAD；虚血性心疾患）の死亡数は、2014年では心疾患による死亡数の全体の4割を占めている。したがって、冠動脈疾患（虚血性心疾患）の原因となる高血圧症や脂質異常症、糖尿病などの生活習慣病や肥満、メタボリックシンドロームなどの予防や改善が重要である。

学習 Check Point

- ☐ 冠動脈疾患（虚血性心疾患：狭心症と心筋梗塞）
- ☐ 動脈硬化発生の仕組み
- ☐ 誘引・経過・発生原因による分類
- ☐ 労作狭心症の重症度分類
- ☐ 心電図ST変化
- ☐ 冠動脈造影CT検査
- ☐ 心臓カテーテル検査（冠動脈造影）
- ☐ 経皮的冠動脈インターベンション（PCI）〔経皮冠動脈血管形成術（PTCA）〕
- ☐ 冠動脈バイパス移植術（ACBG）
- ☐ 生活指導

狭心症の病態

1 狭心症とは

狭心症は、心筋が一過性の虚血状態になって生じる**疼痛発作**（心臓痛）を主徴とする症候群である。狭心症の発生機序は、心筋への酸素供給ができず、心筋が**虚血状態**になることである。

狭心症と心筋梗塞は、いずれも虚血性心疾患だが、その病態は異なる（図6-1）。

2 原因

狭心症や心筋梗塞などの虚血性心疾患の原因となるものを**冠危険因子**といい、喫煙、飲酒、高血圧、脂質異常、糖尿病、肥満など数多くある。

狭心症のなかでも**冠攣縮性狭心症**では、喫煙、飲酒、脂質異常、糖尿病、ストレスなどが病因とされている。

狭心症は**冠動脈への血流が低下**することによって生じる。その原因として冠動脈のアテローム性（粥状）動脈硬化と攣縮がある（図6-2）。

● **冠動脈のアテローム性動脈硬化**

冠動脈に**アテローム性動脈硬化**が起こることで冠動脈の内腔が狭くなり、血流が減少し心筋虚血状態になる（図6-2）。内腔が75％以上に狭くなると、狭心症が起こるといわれる。

● **冠動脈の攣縮**

攣縮とは血管が突然、**一時的に収縮**することである（図6-2）。冠動脈の攣縮によって心筋への酸素の供給が減り、狭心症をひき起こすことがある。

● **大動脈弁の異常**

冠動脈の入り口近くにある大動脈弁に**大動脈弁狭窄症**があると、冠動脈の血流が減少し、身体を動かしたときに狭心症につながることがある。

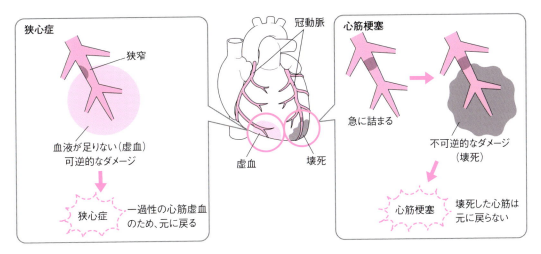

図6-1 狭心症と心筋梗塞

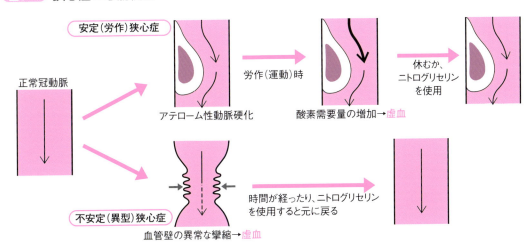

図6-2 狭心症の発生機序

3 分類

狭心症は、誘因、経過、発生原因によって分類される（表6-1）。

誘因による分類では、冠動脈に有意な狭窄があり、労作（運動）などで一過性に心筋酸素需要が増大したときに、冠血流量を十分に増加させられずに生じる**労作狭心症**と、労作とは関係なく生じる（安静時にも発作が起こる）**不安定狭心症（異型狭心症）** の2つに分けられる。

経過による分類では安定狭心症と、冠動脈が一過性に攣縮を起こし、酸素供給が減少することで出現する冠攣縮性狭心症であり、心筋梗塞に移行しやすい不安定狭心症に分けられる。

発生原因による分類では、**器質性狭心症、冠攣縮性狭心症、冠血栓性狭心症**の3つに分けられる。

労作狭心症の重症度分類には**カナダ心臓血管学会の分類**が使用されている（表6-2）。

4 症状

狭心症の疼痛は**心臓痛**ともいわれ、**胸骨下部、左前胸部**に起こる胸部圧迫感から胸部絞扼感、違和感などと多彩である。また、**左肩、左上腕、下顎、心窩部**に放散し、ときに左肩から上腕がしびれ、力が抜けるなどの訴えや冷汗や意識障害（意識消失）を伴うこともある。

持続時間は数十秒〜数分以内であり、長時間続く場合は急性心筋梗塞である。

心筋虚血があっても心臓痛や放散痛が生じない場合もあり、**無症候性心筋虚血**とよばれる。

表6-1 狭心症の分類

誘因による分類	労作狭心症	「階段を上がる」「坂道を歩く」など労作（運動）によって発作が起きる
	安静狭心症	睡眠中などの安静時でも発作が起きる。冠攣縮性狭心症の場合が多い。一般に労作狭心症よりも進行している
経過による分類	安定狭心症	発症から1か月以上経過していて、一定の労作で発作が起きる
	不安定狭心症	突然発作が起きた場合や、急に発作の頻度が増加したり、痛みの程度が強く持続時間が長くなる場合。放置すると心筋梗塞への移行もある
発生原因による分類	器質性狭心症	冠動脈の狭窄により血液供給が不足することで発症。器質的な原因による
	冠攣縮性狭心症	冠動脈の攣縮による。睡眠中の夜半から早朝に生じることが多い。異型狭心症ということもある
	冠血栓性狭心症	動脈硬化や粥腫の破れによって生じた血栓による発作

表6-2 労作狭心症の重症度分類（カナダ心臓血管学会）

Ⅰ度	日常身体活動では狭心症が起こらないもの。たとえば通常の歩行や階段上昇では狭心発作は起こさない。しかし、激しい長時間にわたる仕事や急激なレクリエーションでは狭心発作を生じる
Ⅱ度	日常の身体活動がわずかながら制限されるもの。急ぎ足の歩行または階段上昇、坂道の登り、あるいは食後の寒冷、強風下、精神緊張下、または起床後2時間以内の歩行、階段上昇により狭心発作が起こる。また2ブロック（200m）を超える平地歩行あるいは1階分を超える階段上昇によっても狭心発作を生じる
Ⅲ度	日常の身体活動が著しく制限されるもの。普通の速さや状態での1～2ブロック（100～200m）の平地歩行や1階分の階段上昇により、狭心発作を起こす
Ⅳ度	いかなる動作も症状なしに行うことができず、安静時にも狭心発作をみることがある

狭心症の検査と診断

狭心症の診断は、発作などについての自覚症状の問診と心電図変化などの検査所見によって行われる。

1 検査所見

● 心電図

狭心症発作時には、心電図上でST低下または上昇、T波平低化や陰性化*、不整脈などが認められる。不安定狭心症では一過性のST上昇が認められる（図6-3）。これは太い冠動脈の一過性の攣縮のためである。

*T波陰性化：心筋虚血時に心電図のT波が深く逆転し、基線より下方になる。これをT波の陰性化という（陰性T波、冠性T波ともいう）。

● 一般所見

非発作時には特異的な異常所見はみられないが、冠危険因子として、高血圧や肥満、脂質異常症があげられる。総コレステロール、中性脂肪、血糖、尿酸値などの血液検査を行う。

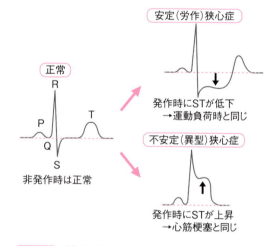

図6-3 狭心症の心電図

2 特殊検査所見

● 運動負荷試験

狭心症の診断には、心電図変化を認めることが必要である。しかし常に心電図を記録することは難しいため、発作誘発方法として運動負荷試験（マスター2段階負荷試験、トレッドミル負荷試験、自転車エルゴメーター負荷試験）が行われる（図6-4）。
器質性狭心症では、ドブタミンやアデノシンまた

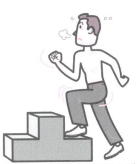
マスター2段階負荷試験

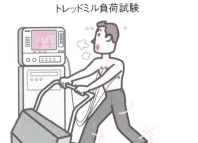
トレッドミル負荷試験

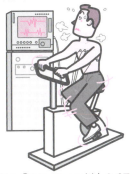
自転車エルゴメーター負荷試験

最近はトレッドミルやエルゴメーターを使用することが多い。負荷試験陽性の心電図基準は、①0.5～1mm以上のST低下、②T陰性化、③不整脈の多発、ブロックの出現などである

図6-4 狭心症診断のための運動負荷試験

はジピリダモールの静注による負荷試験が行われる。

● ホルター心電図検査

携帯型24時間心電図記録によって、狭心症発作が起きたときの心電図を記録する。とくに夜間に発作がある冠攣縮性狭心症のST上昇を確認する場合に有用である。

● 心筋シンチグラフィ法

運動負荷試験で心臓痛やST変化がみられた場合、^{201}Tl（タリウム）、^{99m}TC（レクネシウム）などの放射線同位元素を静注し、心筋内への血流分布により、心筋虚血の有無を判定する。

● 冠動脈造影CT検査

造影剤を用いて冠動脈の形態を描出する。

● 心臓カテーテル検査（冠動脈造影：CAG）

動脈へカテーテルを挿入し、造影剤で冠動脈の狭窄、血栓、攣縮などを調べて、狭心症の病因を明らかにする。冠攣縮性狭心症では、冠動脈造影検査時に肝動脈内にアセチルコリンやエルゴノビンを注入する負荷試験が行われる。

狭心症の治療

狭心症の治療には薬物療法、観血的治療、生活指導などがある（図6-5）。

1 薬物療法

● 硝酸薬

硝酸薬には、①冠動脈を拡張し、虚血部への酸素供給量を増加させる作用、②静脈から心臓への血液環流を少なくして心臓の負荷を減少させ、心筋の酸素消費量を減少させる作用という、2つの作用があり、狭心症発作時および発作の予防に使用される。

発作時にはニトログリセリンやニトロールの舌下投与を行う。投与後1～2分後に軽快する。

また、経口薬や貼付薬は作用が持続するために、狭心症発作の予防にも用いられる。

● β遮断薬（アーチスト®、ロプレソール®、メインテート®、テノーミン®）

労作時の血圧上昇、心拍数の増加を抑制し、心筋の酸素消費量を減少させる。

● カルシウム拮抗薬（アムロジン®、ノルバスク®、ヘルベッサー®、アダラート®、コニール®）

カルシウムイオンの細胞流入を抑制する薬物で、細胞内のカルシウムイオン濃度が低下し、心筋や冠血管および末梢血管平滑筋の収縮が抑制される。冠動脈攣縮による狭心症に有効である。

● ニコランジル（シグマート®）

冠動脈に対して選択的に作用し、冠動脈の血管を拡張させることで心臓への負担を改善する。

● 抗血小板薬（バイアスピリン®、バファリン®）

血小板凝集作用を活発化するために必要なトロンボキサンA2をつくるシクロオキシゲナーゼという酵素の働きを阻害する。

● 血管拡張薬

冠血管拡張作用があり、狭心症の予防に用いる。しかし、狭心発作時には無効である。

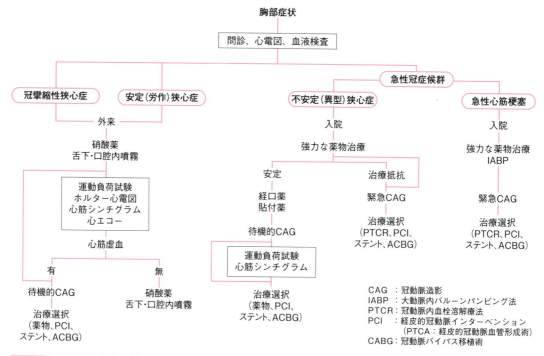

図6-5 冠動脈疾患（虚血性心疾患：狭心症と心筋梗塞）の診断・治療の流れ

2 侵襲的治療

適切な薬物療法を開始しても効果が得られない場合は、冠動脈造影（CAG）、経皮経管的冠動脈血栓溶解法（PTCR）、経皮的冠動脈インターベンション（PCI）〔経皮的冠動脈形成術（PTCA）〕や冠動脈バイパス移植術（ACBG）を行う（**図6-6**）。

● 冠動脈造影（CAG）
動脈へカテーテルを挿入し、造影剤で冠動脈の狭窄、血栓、攣縮などを調べる。

● 大動脈内バルーンパンピング法（IABP）
大動脈内バルーンを胸部下行大動脈に留置し、動脈圧に同期させて膨張、収縮されることにより心機能を補助する圧補助循環装置。

● 経皮経管的冠動脈溶解療法（PTCR）
血栓のできた冠動脈にカテーテルを挿入し、閉鎖した部位に血栓溶解剤を与薬する治療法。

● 経皮的冠動脈インターベンション（PCI）〔経皮的冠動脈形成術（PTCA）〕
バルーンカテーテルを狭窄部に通し、バルーンを膨らませる。狭窄部にあるアテロームが押しつぶされ、狭窄部が拡張する。

● ステント留置術（primary stent）
再狭窄を防ぐためにステンレスなどの単純な金属でできた小さい網目模様の筒（ステント）と、再狭窄を抑制する薬剤が塗布されている薬剤溶出性ステント（DES）がある。バルーンカテーテルを狭窄部に通し、バルーンを膨らませたのち、ステントを留置させる治療法である。

● 冠動脈バイパス移植術（ACBG）
狭窄部の末梢側にバイパス血管をつなぎ、虚血部への血流を増加させる外科的療法（血行再建術）である。PTCAなどが困難な場合に適応となる。

3 生活指導

肥満や脂質異常症、糖尿病、高血圧、喫煙などは代表的な冠動脈危険因子であり、動脈硬化を促進し、虚血性心疾患を引き起こす。

● 運動療法
有酸素運動は虚血性心疾患の予防になるため、適宜行う。一般的には、瞬発力を使う運動は避けて、ウォーキングや水泳などの有酸素運動をできるだけ毎日続けるように指導する。また、その日の体調にも気を配り、日中の暑い時間帯や寒い日を避ける。

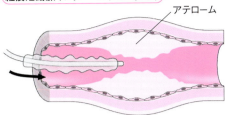
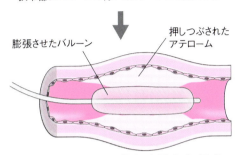
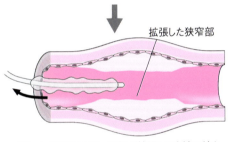
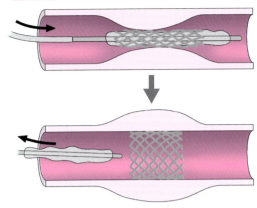
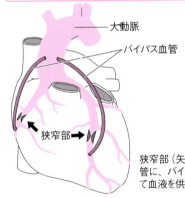

図6-6 冠動脈疾患（虚血性心疾患：狭心症と心筋梗塞）の侵襲的治療

● **食事療法**

危険因子となる肥満や脂質異常症、糖尿病、高血圧などを改善・予防するために、塩分、糖質、脂質のとりすぎに注意し、バランスのよい食事をとる。

● **喫煙**

冠攣縮性狭心症は、喫煙が大きな危険因子となっているため、禁煙を勧める。

● **入浴**

冬場は脱衣所へは暖房器の設置したり、浴室内をあらかじめ暖めておくなど、急激な温度変化によるヒートショック現象を防止する。また、水圧による心臓への負担を軽減するために、半身浴をにする。

● **排泄**

運動不足により便秘になりがちで、排便時の努責で狭心発作を誘発しやすい。入浴時に腹部をマッサージしたり、十分な水分摂取を行う。

引用・参考文献

1）山田幸宏：看護のための病態ハンドブック、第2版、医学芸術社、2007
2）小川聡、井上博編：標準循環器病学、医学書院、2001
3）循環器病の診断と治療に関するガイドライン（2011年度合同研究班報告）、虚血性心疾患の一次予防ガイドライン（2012年改訂版）、http://www.j-circ.or.jp/guideline/pdf/JCS2012_shimamoto_h.pdf
4）循環器病の診断と治療に関するガイドライン（2010年度合同研究班報告）：安定冠動脈疾患における待機的PCIのガイドライン（2011年改訂版）、http://www.j-circ.or.jp/guideline/pdf/JCS2011_fujiwara_h.pdf
5）循環器病の診断と治療に関するガイドライン（2012年度合同研究班報告）：冠れん縮性狭心症の診断と治療に関するガイドライン（2013年改訂版）、http://www.j-circ.or.jp/guideline/pdf/JCS2013_ogawah_h.pdf

狭心症患者のナーシング・ケアマップ

	胸痛発作時
看護目標	・狭心症発作がコントロールされ、適切な援助ができる
検査・治療	□安静 □心電図検査 □薬物療法（ニトログリセリン） □酸素投与 □緊急時に備えて血管確保の準備 □緊急カテーテル治療
観察	□意識状態 □脈拍（触知できるか、数、緊張度、不整脈はないか） □血圧（下降・上昇はないか） □呼吸（数、息苦しさ、チアノーゼ） □痛み（部位、範囲、時間、程度） □悪心・嘔吐 □冷汗 □心電図モニター
指導・説明	□発作の誘因を知る必要性
清潔	
栄養	□絶食
活動	□安静
排泄	□ベッド上排泄

非発作時・退院に向けて
・狭心症の発作を起こす誘因を排除し、狭心症を起こさないよう援助する ・疾患に関する知識と危険因子を理解し、再発作予防のための自己管理行動がとれるように援助する
□薬物療法 □CAG（冠動脈造影） □PCI（経皮的冠動脈インターベンション） □ACBG（大動脈冠動脈バイパス移植術）
□胸痛発作 □循環動態、呼吸状態
□発作の誘因を除去する生活習慣 □禁煙 □食事 □服薬 □運動 □排便コントロール □精神的安静 □発作時の対処方法
□心臓に負担をかけない程度にシャワー浴・入浴
□普通食
□活動量の増加による循環動態の変動に注意
□トイレでの排泄

ケアマップ

6 狭心症

看護プロセス

事例紹介

- **患者** Aさん
- **年齢、性別** 50歳、女性
- **身長、体重** 158cm、70kg
- **職業** 事務職員（オペレーター）
- **診断名** 労作狭心症、糖尿病（2型糖尿病）
- **既往歴**

31歳：ACL（前十字靭帯）損傷で手術。
36歳：交通事故で肋骨骨折。
44歳：糖尿病と診断され、内服治療を開始する。

- **家族** 父（79歳）、母（77歳）、兄（52歳）の4人家族。現在、本人は一人暮らし、未婚。最近母親の体調がよくないので心配している。
- **性格** 温厚で心配性。
- **生活習慣** 飲酒は付き合い程度。6月の発作時まで喫煙（20本/日）していた。食事は野菜が嫌いで、好きな食べ物は肉料理やパスタ料理。仕事は座ったままのことが多い。最近、不眠のためハルシオン®を内服している。
- **入院までの経過**

①昨年の3月30日〜4月11日入院

職場の階段を昇っているときに突然軽い胸痛を自覚し、3〜5分位で症状は消失したが、不安になり翌日受診した。12誘導心電図でSTの下降を認め、狭心症の疑いにて入院となる。血液生化学検査は、CK91IU/L、CK-MB5IU/、AST13IU/L、ALT14IU/L、LDH140mb/dLであった。CAG（冠動脈造影）の結果、LCX（左回旋枝）＃13に90％の狭窄を認めPCI（経皮的冠動脈インターベンション）を実施し、25％まで開存した。また、LAD（左前下行枝）＃8で75％、D1（第1対角枝）＃9に90％の狭窄を認めた。内服治療を開始し、心臓病教室に参加して退院する。

②昨年の6月11日〜6月17日入院

友人から趣味であったバレーボールに誘われ準備体操をしているときに胸痛が出現し、入院となる。CAGの結果LAD＃8で75％の狭窄、新たにLCXのPL（後側壁枝）＃14で75％の狭窄を認めたため、＃8にPCIを実施した。3月に狭心症と診断されたが、以前とあまり変わりなく過ごしており、タバコは止められず1日20本吸い、食事も好きな物を食べていた。本人は「こんなことになるなんて」と肩を落としていた。再度、心臓病教室に参加して退院する。

③5月6日〜5月20日入院

昨年の6月から狭心症発作はなかったが、今年の5月に入って労作時の胸痛の回数が増え、胸痛の持続時間も長くなっていると感じ、冠動脈の評価のために入院となる。入院時、Aさんは「1週間位前から階段を昇ると胸痛があって、安静にしていると数分でなくなるけど、胸痛を感じている時間が少し長くなっているように思います。最近、母が体調を崩して、実家に泊まることが多く、薬を飲み忘れてしまうことがあった。胸痛が多くなったのは薬を飲み忘れたから思っています」と話す。そして、2回目の発作から食事や運動には「気をつけていた」と答えるが、具体的な内容になると黙り込んでしまう。

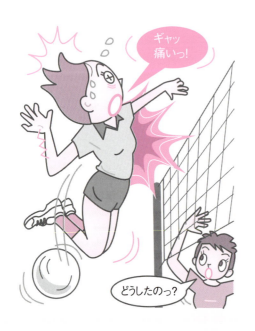

アセスメントのポイント

視点

❶ 狭心症発作

狭心症発作時の痛みは、胸骨下または左前胸部、心窩部に出現することが多く、深く広い範囲で感じる。その他に不快感、あるいは圧迫感、絞扼感などと表現されることもある。また、狭心症発作の持続時間は、数分〜15分程度であり、ニトログリセリン舌下投与すると数分内で症状が寛解する。そして、狭心症発作は、労作性狭心症のように急ぎ足、階段を昇るなど心臓の負荷で起こる場合と冠攣縮性狭心症のように血管攣縮が関係して寝ているときなどの安静時に、突然起こる場合がある。

このように狭心症発作時の部位や性状、持続時間、誘因を把握し、狭心症発作の予防あるいは早期発見・治療につなげることが必要である。

❷ 診断に伴う検査や治療処置

狭心症は、冠動脈が動脈硬化や一時的な攣縮により心筋が一過性に虚血状態となり、生命に影響するため、入院後すぐに検査・治療が始まる。検査は、心電図（ST-T変化）、血液生化学検査（心筋梗塞との鑑別）、胸部X線、心エコー、心臓カテーテル検査（病変枝の把握）を実施され、確定診断のために重要である。治療は、多くの場合、①薬物治療、②経皮的冠動脈インターベンション（PCI）、③冠動脈バイパス術、のいずれかが選択される。

検査前から治療後まで、それぞれの場面で起こる合併症か、検査・治療に伴う患者の苦痛や不安を把握することが必要である。

❸ 急性心筋梗塞への移行徴候

狭心症発作の痛みの他に、呼吸困難、めまい、嘔気、嘔吐、冷や汗などの随伴症状が出現したり、狭心症発作の頻度や持続時間が増えたりすることがある。また、階段や坂道を登ったときなどの労作時のみだった胸痛が安静時に生じたりするなど、誘因が変化することもある。このように狭心症発作の強さ、頻度、持続時間が増大し、誘因が変化して安静時に胸痛発作が出現するようになると不安定狭心症と診断される。

不安定狭心症は、急性心筋梗塞へ移行し、突然死に至る可能性がある。そのため、狭心症発作の頻度、持続時間、誘因の変化を詳細に把握し、疾患の重症度がわかり、異常の早期発見・治療につなげる必要がある。

❹ 冠危険因子

狭心症の原因である冠動脈が動脈硬化を引き起こす因子は冠危険因子とよばれる。冠危険因子は高血圧、脂質異常症、糖尿病、肥満、喫煙、ストレスである。これらの因子を1つでももつ場合は動脈硬化が進行していることが予測され、さらに、いくつも重なっている場合は動脈硬化の進行がいっそう速いと考えられる。したがって、早く冠危険因子をみつけることが必要である。

❺ 患者家族の疾患、治療、生活習慣に対する理解の程度

狭心症の再発予防に向けて患者は、患者自身が疾患および冠危険因子、治療およびその副作用を理解し、自分自身の狭心症発作の誘因を認識することによって、今後病態を悪化させないために患者自身が管理ができるようになることが必要である。そのためには、患者が狭心症や冠危険因子（高血圧、脂質異常症、糖尿病、肥満、喫煙、ストレス）を理解し、生活習慣の是正を行うことができているか把握することが必要である。

間違いやすい部分

❶ 狭心症発作の症状

狭心症発作は、胸痛として現れ、ほとんどは胸の中央からみぞおちにかけて深く広い範囲に起こる。また、胸全体に不快感あるいは圧迫感、絞扼感などとして現れることもある。表面的にズキンズキンやチクチク、ヒリヒリするものではない。発作時間は数分位で長くても15分である。そして、どうにも我慢できないほどの痛みではなく、とくに高齢者や糖尿病合併患者では痛みがはっきりしない場合がある。このように狭心症発作時の症状は多様で狭心症発作を自覚するのに時間がかかる場合や見逃してしまう場合があることに留意する必要がある。

したがって、発作時には胸痛以外の訴えや症状を注意深く把握するとともに、速やかに心電図を記録することが重要である。

❷ 狭心症から不安定狭心症、心筋梗塞への移行

狭心症発作が次第に頻回になり、労作時ばかりでなく安静時に起こる場合を不安定狭心症という。これは心筋梗塞へ移行する前触れであるので注意を要する。痛みの部位・程度・性質・頻度・持続時間、随伴症状の有無、安静時の胸痛発作の有無、ニトログリセリンの効果の有無、そして心電図上の変化を適切に把握し、緊急度を判断することは必要である。

条件が変わる場合

❶ 年齢、性

冠動脈の動脈硬化および攣縮は、年齢とともに発生しやすくなる。狭心症は、壮年期以降の男性に多く、女性は閉経期以降に発症しやすくなる。女性が閉経後に発症しやすくなるのは、閉経後の女性ホルモン（エストロゲン）の減少が関与しているためである。女性は男性に比べて遅れて発症するために、高血圧、糖尿病、脂質異常症を合併することが多く、予後が不良である。

❷ 病変の範囲（狭心症の重症度）

狭心症の予後を大きく左右するのは冠動脈病変の程度と左心室機能であり、多枝に病変が認められたり、左冠動脈主幹枝の病変がある場合は予後が悪いとされている。発作の出現時期や発作の強さ、頻度、持続時間の延長、ニトログリセリンの反応の状態などを注意深く観察していくことが重要である。

狭心症発作の症状がどの部位に出現し、症状の強さはどの程度か、また、症状出現時の活動状況と発作開始時期と頻度を把握することで、疾患の重症度がわかる。疾患の重症度により、処置や治療、看護につなげることができる。

❸ 病期（急性期か慢性期か）

狭心症発作が出現している急性期は、狭心症発作がコントロールされ、適切な治療が受けられるようにアセスメントすることが重要である。また、回復期には、狭心症状が消失し、狭心症発作の誘因を除去した新しい生活習慣を獲得できるように自己管理の状況をアセスメントする必要がある。このように、病期を把握することが重要である。

❹ 自己の疾患や健康認識の程度

虚血性心疾患は、日常生活のなかに発作の引き金になることが多く存在する。そのために、生活全般にわたってライフスタイルの改善が大切であることを、患者自身がどの程度理解して実践できるかを把握することが重要である。また、ニトログリセリンの知識を的確にもち、薬物の自己管理が十分行えるかどうかも把握する。セルフケアが十分できない場合は、家族やその他のキーパーソンへの指導、援助が必要になる。

情報収集とアセスメント

項　目	情　報	アセスメント
呼吸	●呼吸：18回/分（規則的）	
循環　体温	●体温：36.6℃ ●脈拍：76回/分（整脈） ●血圧：126/70mmHg ●胸痛は消失 ●採血データ 　白血球数（WBC）：5000/μL 　C反応性タンパク（CRP）：0.2 mg/dL以下 　アスパラギン酸アミノトランスフェラーゼ（AST）：18 IU/L 　アラニンアミノトランスフェラーゼ（ALT）：30IU/L 　尿酸脱水素酵素（LDH）：322 IU/L 　総コレステロール（TC）：152 mg/dL 　中性脂肪（TG）：100 mg/dL 　高比重リポタンパク（HDL）：27 mg/dL 　低比重リポタンパク（LDL）：102 mg/dL 　血糖（BS）：133 mg/dL 　HbA1c（糖化ヘモグロビン）：6.3％	●2回目の入院から1年ほど経過し、狭心症発作の出現はなかったが、1週間位前から狭心症発作の出現がある。今後、狭心症発作の回数が増え、持続時間が長くなり、安静にしていても発作が起こるようなときは不安定狭心症といい、徐々に散在性の小壊死巣を形成して心機能の低下をまねき、やがて心筋梗塞へ移行することが考えられる。 ●44歳から糖尿病と診断されているが、検査データHbA1cの値をみると基準値を少し上回っており、血糖値が高めの状態で過ごしていたと考える。高血糖状態は、冠動脈の動脈硬化を促進させる因子の1つであるため今後注意が必要である。 ●脂質代謝についてもLDLコレステロールは正常範囲であるが、HDLコレステロール値が低く、末梢（動脈）の余分なコレステロールを肝臓に戻す働きが十分に行われず、動脈硬化をきたす可能性がある。Aさんは、50歳で閉経する頃である。閉経以降は女性ホルモンの減少により、脂質代謝に影響するので十分注意していく必要がある。
栄養	●身長：158 cm、体重：70kg ●BMI：27 ●採血データ 　総タンパク（TP）：7.0 g/dL ●「最近はときどき、ごはんの量を少なくしたり、野菜を食べるようにしたり、食事には気をつけていましたけど……」と話す。	●BMI：27であり、心臓の負担を増加させている。また、肥満は糖代謝異常、HDLコレステロールの低下、中性脂肪の増加などをきたすので動脈硬化を促進させる。
排泄	●尿：6回/日、便：1回/2日 ●採血データ 　血清尿素窒素（BUN）：8.3 mg/dL 　クレアチニン（Cr）：0.5 mg/dL	●現時点では排便に問題はないが、排便時の怒責によって血圧上昇、心拍数増加を起こし、これに伴って発作が起きる可能性があるので、便秘傾向のときは緩下薬などでコントロールしていくようにする。
活動	●トイレに行く以外は、ほとんど臥床している。	●入院してからほとんど臥床して過ごしており、狭心症発作はない。肝動脈評価（CAG）を実施するまで安静に過ごせるよう見守る。
睡眠・休息	●入院前から不眠であったと話していて、入院してからも「また発作が起こるのが怖いので睡眠薬をください」と言ってくる。	●不眠が続くとストレスになって、交感神経活動を亢進させバイタルサインに影響してくる可能性がある。

看護プロセス

6　狭心症

項　目	情　報	アセスメント
清潔・衣類	●病衣着用 ●清拭	●現時点では清拭の動作で狭心症発作の出現はみられていないが、発作の出現に注意する。
心理	●「最近、母親の体調がよくなくて心配です。母のことは私が世話をしないといけないと思っていて……」と話す。 ●「また発作が起こることが怖くて、いろいろ考えてしまって夜眠れないのもつらいです。睡眠薬を飲んで眠ります」と話す。	●自分の身体のことや今後の生活について不安がある。また母親のことも心配で家族に対する役割が果たせないことがストレスになっていると考える。今後、社会的な役割や家族のなかの役割が果せないことについてストレスが高まっていくことが考えられるので、精神的な援助が必要である。
生活背景 性格	●父（79歳）、母（67歳）、兄（52歳）の4人家族。本人は事務の仕事をしていて、未婚で一人暮らしをしている。 ●性格は心配性。 ●今年に入ってから入退院を繰り返していて、職場に復帰することに不安を感じているようである。	●患者は両親を支援していく役割や社会的な責任がある。しかし、そのことを達成できない状況である。
学習	●「昨年の6月の発作からはタバコを止めたし、運動にも気をつけたりしていたのに。糖尿病もあるから甘い物は控えてたのに」「狭心症の薬を飲むの忘れてしまって」「今後どうしたらいいのか」と話す。	●タバコの喫煙を止め、運動や食事にも留意していたことは、1年前の状況に比べると健康への意識が高くなっていると考える。しかし、HbA1c 6.3％、BMI27と高いことや具体的な食事内容については話さない。また、内服薬の管理ができていなかったことは、内服薬の自己管理に対する認識が低いことが考えられ、疾患に対する知識の不足から理解ができていないことが考えられる。

関連図の解説

Aさんの冠危険因子は、喫煙、肥満、糖尿病、ストレスなどがあげられる。労作性狭心症と診断されてから2回PCI治療を受け、そして、薬物療法、食事療法を行い1年程経過したところである。今回の狭心症発作は、母親の世話による活動量が増えたことやそのストレス、内服薬の飲み忘れ、などが考えられる。このまま、頻回な発作や発作時間の延長が続くようであると徐々に散在性の小壊死巣を形成して心機能の低下をまねき、やがて心筋梗塞へ移行する可能性がある（＃1）。

Aさんは、今回の狭心症発作は回数が多く、そして持続時間が長いことに不安や恐怖を感じ、生命の危機をも抱いたのではないかと考える。入院後は、ほとんど臥床状態で過ごしている様子から、またいつ発作が起こるのだろうかと不安をもっている（＃2）。

昨年の6月に2回目の発作を起こしてから喫煙はやめることができている。また、食事も「主食を減らし野菜を食べるように気をつけていた」の発言から生活習慣の改善に向けた取り組みについて自覚できてきた。しかしHbA1cが6.3％、BMIは27であり、1年前とほとんど変化していない。また、内服薬を飲み忘れるなど自己管理ができていない（＃3）。

Aさんの情報から作成した全体関連図

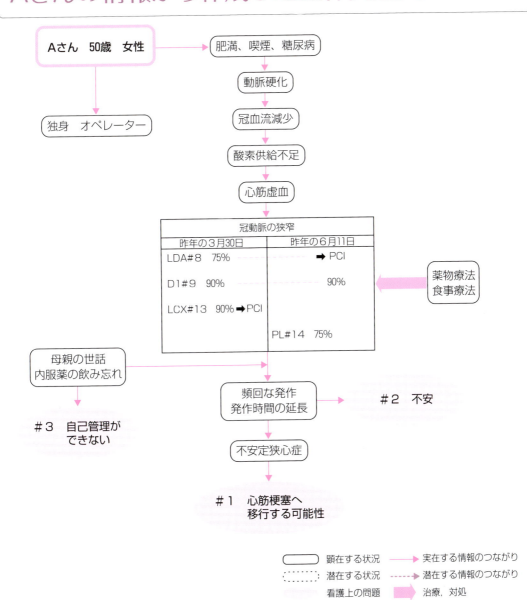

Aさんの看護上の問題

#1 狭心症発作が頻回であり長時間持続することにより心筋梗塞へ移行の可能性

#2 狭心症発作に対する不安

#3 治療に対する知識や理解の不足により自己管理ができない

♯1　狭心症発作が頻回であり長時間持続することにより心筋梗塞へ移行する可能性

　狭心症発作が起こると、心電図の虚血性変化や不整脈、心筋代謝異常としての乳酸、H^+、K^+などの産生がみられる。また、心室の壁運動異常、左室拡張終期圧の上昇、駆出率の低下などの病的状態が出現する。狭心発作の寛解には、ニトログリセリンが有効である。通常、1錠舌下投与後数分で、発作は消失する。消失しないときは急性心筋梗塞への移行を考える。

　Aさんは器質性狭心症であり、冠動脈病変枝が複数であることや、冠動脈血管壁のアテローム硬化（粥状硬化）の促進因子である糖尿病や肥満の冠危険因子をもっている。1年前の発作が最後であったが、最近、労作時に狭心症の発作が頻発し、発作の持続時間が長くなっていることから不安定狭心症の可能性がある。

　そして、徐々に散在性の小壊死巣を形成して心機能の低下をまねき、やがて心筋梗塞へ移行する可能性が考えられるため、狭心症発作の予防と異常の早期発見に努めることが重要である。

　現在Aさんは、狭心症発作の症状による苦痛が非常に強い。症状の出現時には労作や精神的ストレスが深く関連しているため、症状が出現している間は、症状を軽減するための環境を整えることが重要となる。

♯1　関連図

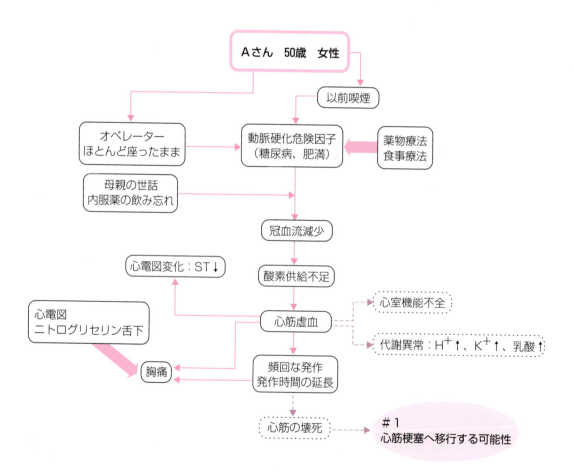

看護目標

狭心症発作の原因となる活動を避け、発作を起こさないように援助する。また、発作時には正しい対処ができる。

看護計画	看護計画の根拠・理由
OP（観察計画） ① 狭心症発作の発症時期と状況 ② 発作時の自覚症状（部位、程度、持続時間） ③ バイタルサインの変化 ④ 心電図の変化 ⑤ 心筋逸脱酵素（CPK、AST、LDHなどの上昇） ⑥ 発作誘因因子（食事、排泄、運動、睡眠状況） ⑦ 疾患、症状への治療・対処に対する理解の程度 **TP（直接的ケア計画）** ① 胸痛発作時の援助 ・発作が生じたらすぐに安静にする。 ・医師にすぐ報告する。 ・発作時の心電図が必要な場合は、発作時間が長くならないように注意しながら心電図を測定する。 ・心電図測定後ただちにニトログリセリンを舌下投与する。舌下後は薬の効果を確認する。 ② 日常生活の援助（発作の誘因を避ける） ・朝や夜間の温度差に気をつける。 ・排便コントロール ③ 内服薬の確実な与薬 **EP（指導計画）** ① 胸部症状出現時はすぐ安静にし、看護師に伝えるように話す。 ② 胸痛時の対処方法について説明する。	❶❷❸❹❺をアセスメントし、症状や頻度の変化がある場合は、狭心症の悪化が考えられる。 ❻❼患者の生活のなかで発作の誘発因子になるものは何かをアセスメントし、発作が生じないように注意をする。また、発作が生じたときのニトログリセリンの服用について対処法を理解できるように指導する。 ❶心筋梗塞への移行に注意し、発作時には安静を保てるように援助するとともに、速やかに適切な処置が行われるようにする。 ❷発作の誘発因子に注意する。 ❶発作時間が長くなるような状態が続くと、徐々に小壊死巣を形成して心機能低下をまねき、心筋梗塞へ移行することが考えられる。そのため、速やかに適切な処置が行われるようにする。 ❷適切な治療がなされなければ心筋梗塞へ移行する可能性がある。治療について説明を行い、理解を得る必要がある。

#2 狭心症発作に対する不安

　狭心症発作は、「絞めつけられる」「圧迫される」などの絞扼感や圧迫感、胸が「焼ける」「熱くなる」といった灼熱感などのような症状であると訴えることが多い。そして、持続時間は数分〜15分程度である。

　Aさんは、今回の狭心症発作は頻回で持続時間が長く、不安や恐怖を感じて、生命の危機をも抱いたのではないかと考える。Aさんは、現在ほとんど臥床状態で過ごしており、いつ発作が起こるのだろうかと不安をもち、そして、そのことが不眠に影響している。今は、睡眠薬を内服して睡眠できているが、今後この不眠が強いストレスになる可能性があるので注意しなければならない。患者が少しでも安心して入院生活が送れるように援助する必要がある。

#2 関連図

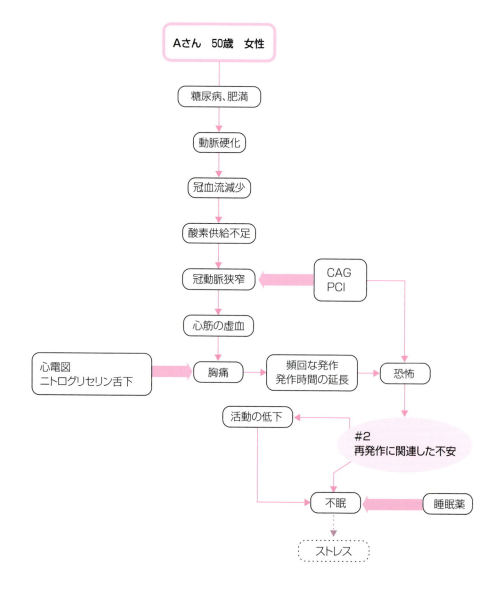

看護目標

不安を表出させ、発作時に正しい対処ができ、すみやかな胸痛消失により不安が生じないように援助する。

看護計画	看護計画の根拠・理由
OP（観察計画） ① 不安の徴候（表情、緊張、イライラ、ソワソワ、苦悶、発汗、頻脈、否認など） ② 胸部症状の有無と程度 ③ バイタルサイン ④ 睡眠状態	❶❷❸ 不安は交感神経を亢進させ、バイタルサインに変化をもたらすことがある。 ❹ 不安があると睡眠に影響する。また不眠は恐怖や不安をひき起こす。
TP（直接的ケア計画） ① 静かで落ち着いた態度で接する。 ② ベッドサイドに頻繁に行って声をかけ、患者の話を傾聴する。 ③ 睡眠状態に合わせて、指示された睡眠薬を内服させる。 ④ 患者の不安の程度に応じて、医師からの症状、治療についての説明を依頼する。	❶ 患者が安心して療養生活を送れるように、また信頼を得られるようなかかわりをもつ。 ❷ いつでも声をかけられるように安心感を与える。 ❸ 不安やストレスにつながらないように十分な睡眠が取れるようにする。 ❹ 患者の不安が強いときなど、適切な説明ができるように調整する。
EP（指導計画） ① 苦痛時は、ナースコールをするように説明する。 ② 不安は言葉に出すように話す。 ③ 胸痛がなく気持ちが落ち着いているときに、患者の状況や治療について説明をする。 ④ 検査や治療、胸痛時の対処法については十分説明をする。	❶❷ 患者の不安を少しでも軽減できるように、いつでもそばにいることをわかってもらい、安心してもらう。 ❸ 疾患のことや治療のことについて理解することは、不安の除去につながる。 ❹ 疼痛時の対処法の理解を深めることは患者自身の自信につながる。

#3　治療に対する知識や理解の不足により自己管理ができない

　狭心症は、発作の回数が増えて病状が進行すると、心筋梗塞へ移行する可能性が高い。それを防ぐためには患者が自分の疾患について正しく理解し、長期にわたって患者自身でコントロールできるように援助することが必要である。

　Aさんは、27歳から糖尿病と診断されて冠危険因子をもっていた。今回の狭心症発作は母親の世話による活動量の増加や内服薬の飲み忘れなど自己管理ができていないことが原因と考えられる。しかし、「そして、50歳の3月に狭心症と診断され入院したときに心臓病教室に参加し退院したが、2回目の発作を起こす6月まで運動や食事の管理ができず、また、タバコも止めずに過ごしていた」。今後、Aさんの健康に対する意識や疾患の理解がどの程度であったのか確認していく必要がある。そして、Aさんの生活のなかで改善できることを一緒に考えていく必要がある。

#3　関連図

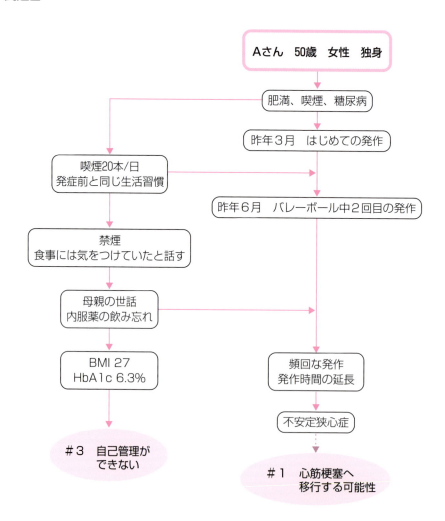

看護目標

狭心症の症状、治療、危険因子、合併症が理解でき、生活のなかでどのように改善するのか具体的に述べることができるように援助する。

看護計画	看護計画の根拠・理由
OP（観察計画） ① 狭心症に対しての知識や理解の程度 　・以前の指導内容を理解できているか。 ② 入院前の生活スタイル 　・1日の過ごし方、食事、入浴、排泄、通勤方法、運動、内服薬の管理 **TP（直接的ケア計画）** ① 今後の生活について不安や感情を表出できるように、ゆとりをもった態度で接する。 **EP（指導計画）** ① 狭心症の症状、治療、合併症についての説明を行う。 ② 生活上の発作誘因（糖尿病、肥満、喫煙、暴飲暴食、ストレス）についての説明を行う。 ③ 日常生活上の注意点を指導する。 　・食事（塩分とエネルギーの制限） 　　間食や暴飲暴食をしない。 　　標準体重を維持する。 　・禁煙 　・運動と休息（運動と同じように睡眠や休息を十分に取ること） 　　脈拍の自己測定 　・内服薬（薬理作用、副作用、内服時間、方法、継続の必要性、ニトログリセリンの常時携帯） 　・生活環境 　　早朝、入浴時の温度差に注意する。 　　便秘による怒責を避ける。 　　ゆっくりした生活を送る。	❶❷ 自分の疾患についてどのくらいの知識をもっているのか、指導内容に応じた行動変容がみられていたか確認していき、自己管理行動がとれない理由を知る。 ❶ 療養生活のなかで患者が緊張せず、何でも遠慮なく疑問などを言えるような雰囲気をつくる。 ❶ 発作の回数が増え病状が進行すると、心筋梗塞へ移行する可能性が高い。それを防ぐために患者が自分の疾患について正しく理解し、発作や病状の進行を予防して患者自身でコントロールできるように援助する。 ❷ 狭心症の危険因子がわかる。 ❸ 日常生活において心負荷因子の回避と、再発予防の注意点について指導する。

引用・参考文献
1) 宮崎和子監：看護観察のキーポイントシリーズ内科Ⅱ、中央法規出版、2003
2) 黒田裕子監：臨床看護学セミナー 4、循環機能障害をもつ人の看護、メヂカルフレンド社、1997
3) 日野原重明、井村裕夫監：看護のための最新医学講座、第3巻　循環器疾患、中山書店、2000
4) 佐久間長彦、木村玄次郎監：生活習慣病講座循環器疾患を防ぐために、南江堂、2000
5) 赤塚宣治、川田志明ほか監：病気がみえるvol.3、循環器疾患、MEDICMEDIA、2012
6) 井上智行、佐藤千史編集：病期・病態・重症度からみた疾患別看護過程＋病態関連図、第2版、医学書院、2012
7) 鈴木久美、野澤明子、森一恵編：看護学テキストNiCE　成人看護学 慢性期看護、改訂第2版、南江堂、2015
8) 上塚芳郎、岡田彩子、小原邦義ほか：系統看護学講座、成人看護学 3、循環器、第13版、医学書院、2011

myocardial infarction

7 心筋梗塞

病態生理

心筋梗塞は、冠動脈の閉塞によってもたらされる冠動脈疾患（虚血性心疾患）である、心筋壊死が起こる。欧米に比べて日本には比較的少なかったが、食生活の向上や生活様式の欧米化に伴って急激に増加している。2015年には心疾患による死亡数は19万6113人で、そのうち急性心筋梗塞（AMI）により3万7222人が死亡した。急性心筋梗塞による死亡の60％が発症後1時間以内に集中しており、速やかに治療することが重要である。

学習 Check Point

- ☐ 心臓の冠動脈の流れ
- ☐ 冠動脈疾患（虚血性心疾患：狭心症と心筋梗塞）
- ☐ 心筋梗塞の危険要因
- ☐ 心電図、血沈、核医学検査
- ☐ 冠動脈造影CT検査
- ☐ 心臓カテーテル検査（冠動脈造影）（CAG）
- ☐ 経皮的冠動脈インターベンション（PCI）〔経皮的冠動脈血管形成術（PTCA）〕
- ☐ 冠動脈バイパス移植術（ACBG）

心筋梗塞の病態

1 心筋梗塞とは

心筋梗塞は、冠動脈の閉塞または高度な狭窄より、それよりも末梢側の血行障害をきたし、心筋への血液の供給が行われず（心筋虚血）、不可逆的な**心筋壊死**（梗塞）を起こした状態である。

2 原因

心筋梗塞の原因の多くは、**粥状硬化**である。冠血管に粥状硬化（**アテローム硬化巣**）が起き、その破裂と血栓形成によって引き起こされる病態である（図7-1）。

冠血管の閉塞部位が左冠動脈の前下行枝の場合では**前壁梗塞**、右冠動脈では**後壁梗塞**、左回旋枝梗塞では**側壁梗塞**が発生する（図7-2）。左冠動脈基始部では、**前壁、側壁**に広範囲の梗塞を伴う。

異型狭心症も同様の機序で起こるので、最近は異型狭心症、心筋梗塞などをまとめて**急性冠症候群**（**ACS**）とよんでいる。

心筋梗塞では、心筋虚血による心筋壊死と組織の炎症が起きている。心筋細胞の壊死によってアシドーシスが起こり、細胞内Ca^{2+}の増加によって**不整脈、収縮不全**が起こる。

3 症状

前駆症状として、狭心症のような**胸痛発作**が生じ、30分以上持続する。

前胸部や心窩部に**強い痛みや圧迫感、絞扼感**が出現する。痛みは、**肩、上腕、背部、頸部に放散**し、**冷汗や脱力感、呼吸困難、悪心・嘔吐**を伴うことが多い。

● 心筋梗塞の致死的な合併症

心筋梗塞では、致死的な合併症を起こすことがある（図7-3）。合併症としては、梗塞に陥った心筋量が多い場合に心室の収縮力の不足で生じる急性心不全、梗塞による**心破裂**や**乳頭筋の断裂、心室中隔の穿孔**などがあげられる。また、**不整脈**は最も多く

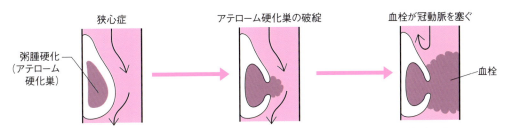

図7-1 心筋梗塞の発生機序

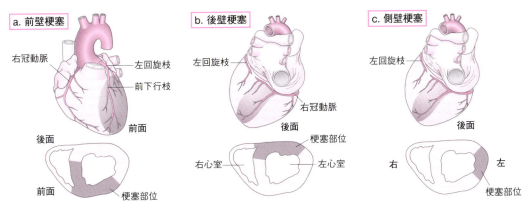

図7-2 心筋梗塞の部位

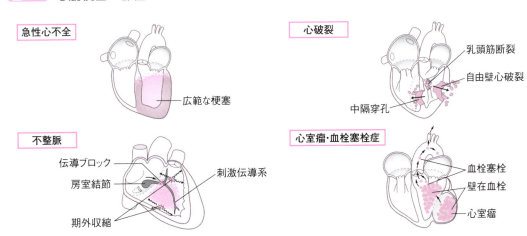

図7-3 心筋梗塞の合併症

みられる合併症であり、心停止や心室細動に移行すると死に至る。そのほかでは、梗塞部の心内膜には壁在血栓が生じやすいため、その一部が剥がれて脳などに**血栓塞栓**を合併することもある。晩期に生じる**心室瘤**は、瘢痕化した壊死部が収縮せずに膨張したもので、心機能を著しく障害する。

4 分類

急性心筋梗塞における心機能障害の重症度分類として、肺野の湿性ラ音所見による**キリップ分類**がある（**表7-1**）。急性心筋梗塞では左心不全を起こしやすく、**湿性ラ音、ギャロップリズム、肺浮腫、心原性ショック**などの左心不全の症状が起こる。キリップ分類は急性心筋梗塞の重症度を心不全の重症

表7-1 急性心筋梗塞の重症度分類（キリップ分類）

クラスⅠ	心不全の徴候なし（肺野に湿性ラ音を聴取しない）
クラスⅡ	軽度～中等度心不全 湿性ラ音（聴取領域が全肺野の50％未満）、ギャロップリズム（第Ⅲ心音の聴取）、静脈圧上昇
クラスⅢ	重症心不全 明らかな肺水腫、湿性ラ音（聴取領域が全肺野の50％以上）
クラスⅣ	心原性ショック 低血圧（収縮期血圧90mmHg未満）、尿量減少、チアノーゼ、冷たく湿った皮膚、意識障害を伴う

度を用いて分類している。

　心筋梗塞の重症度を、スワン-ガンツカテーテルを用いた肺動脈楔入圧と**心係数**によって分類するのが**フォレスター分類**である（図6-4、p.70参照）。肺動脈楔入圧（PCWP）が18mmHg以上と高く（左心不全の程度が強い）、心係数（CI）が2.2L/分/m²以下である（低心拍出量である）Ⅳ群は最も重症の心不全であり、**ショック**を伴うことも多く、死亡率も高い。

　肺野の湿性ラ音や血圧の有無などの全身の血行動態に関する身体所見は、治療に直結する指標となる。

　心筋梗塞後の生存率は、左室機能の状態と冠動脈血管床の閉塞性病変重症度によって決まり、現在でも5〜10％程度の死亡率である。

心筋梗塞の検査と診断

1 検査

● 心電図

　心筋梗塞では、心筋虚血、心筋壊死のために発症早期から心電図に異常が出現し、時間の経過とともに変化する（図7-4）。

　発症後にはまずSTが上昇し、数時間から12時間経つとQ波が出現する。異常Q波の幅は0.4秒以上、深さ3mm以上のものをいう。STが上昇していたら、Q波が出現する前に治療を開始することが重要である。

　また、急性心筋梗塞の発症部位は、**心電図の誘導部位**によって知ることができる。**前壁梗塞**ではV₂誘導、V₃誘導、V₄誘導でSTが上昇し、その後Q波が出現する。**下壁梗塞**では、Ⅱ誘導、Ⅲ誘導、aVF誘導でSTがまず上昇し、その後Q波が出現する。**側壁梗塞**ではⅠ誘導とaVL誘導にQ波が出現する。

● 血液検査：心筋逸脱酵素

　また、急性心筋梗塞では、心筋細胞の壊死によって**クレアチンキナーゼ（CK）、AST（GOT）、LDH**など、さまざまな血清逸脱酵素の値が時間の経過とともに上昇する（図7-6）。これらの酵素は心筋から逸脱するので、**心筋逸脱酵素**とよばれる。その上昇の程度により、発症時刻や症状の重症度、あるいは心筋の回復の程度を知ることができる。

　クレアチンキナーゼには3種類のアイソザイム*

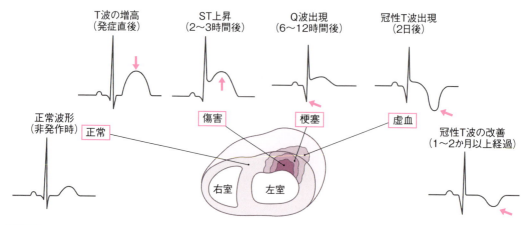

図7-4　急性心筋梗塞の心電図

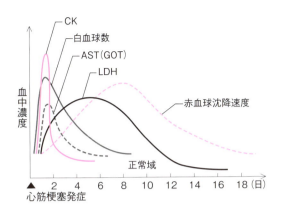

図7-5 急性心筋梗塞の血液検査

があり、CK-MMは骨格筋型、CK-BBは脳型、CK-MBは心筋型である。CK-MBの値は早期から上昇するので、その測定は極めて重要である。

LDHには5種類のアイソザイムがある。急性心筋梗塞では、**LDH**[*]**の1型と2型がともに上昇し、1型は2型より高い**。

なお、最近心筋トロポニンの測定が行われている。トロポニンTとIは非常に特異度が高く、発症3時間以上経過した心筋梗塞の診断に役立つ。

---

[*]アイソザイム：ある個体のなかで同じ化学反応を触媒するが、タンパク質の一次構造が異なる酵素分子がある。これらの一群をアイソザイムとよぶ。アイソザイムは各臓器に局在するため、その分析によって障害部分を特定することができる。

[*]LDHの1型と2型：心筋細胞にはLDHの1型と2型がともに含まれているが、1型の割合が高いためである。健康時には2型は1型より高い（健康時はLDH2型＞1型＞3型＞4型＞5型の順）。

● 心臓核医学検査

^{201}TI（タリウム）、^{99m}TC（レクネシウム）などの放射性同位元素（ラジオアイソトープ）を用いた心臓核医学検査（心筋シンチグラフィ）を行うことで、心筋の障害の程度を知ることができる。

● 冠動脈造影CT検査

造影剤を用いて冠動脈の形態を描出する。

● 心臓カテーテル検査（冠動脈造影：CAG）

動脈へカテーテル挿入し、造影剤で冠動脈の狭窄、血栓、攣縮などを調べて狭心症の病因を明らかにする。

心筋梗塞の治療

1 初期治療

心筋梗塞の治療は**安静、鎮痛、酸素吸入**のほか、発症後3時間以内に抗不整脈治療を行い、**血栓溶解療法**を実施する。

2 再灌流療法

血栓溶解に引き続いて、閉塞した冠動脈を再開通させる治療として**経皮的冠動脈インターベンション（PCI）〔経皮的冠動脈形成術（PTCA）〕**、あるいは**冠動脈バイパス移植術（CABG）**などが行われる（p.111参照）。

また、経皮冠動脈血管形成術後の再閉塞や再狭窄のリスクを低減させるために、引き続いて**ステント留置術**を行う。

3 薬物療法

- **β遮断薬**：心筋収縮力を抑制させ、心筋酸素消費を軽減させて抗狭心症効果を発揮する。併せて心筋梗塞の再発も抑制する。
- **硝酸薬**：狭心症発作寛解のために速効性ニトログリセリンや硝酸薬の舌下投与を行う。
- **抗血栓薬**：低用量アスピリンを長期間与薬する。
- **カルシウム拮抗薬**：冠攣縮性狭心症を合併、または冠攣縮が原因で発症した心筋梗塞患者に対して、虚血発作予防目的で長時間作用型カルシウム拮抗薬を与薬する。

引用・参考文献

1）山田幸宏：看護のための病態ハンドブック、第2版、医学芸術社、2007
2）小川聡、井上博編：標準循環器病学、医学書院、2001
3）循環器病の診断と治療に関するガイドライン（2006年度合同研究班報告）：急性冠症候群の診療に関するガイドライン(2007年改訂版)、http://www.j-circ.or.jp/guideline/pdf/JCS2007_yamaguchi_h.pdf
4）循環器病の診断と治療に関するガイドライン（2012年度合同研究班報告）：ST上昇型急性心筋梗塞の診療に関するガイドライン（2013年改訂版）、http://www.j-circ.or.jp/guideline/pdf/JCS2013_kimura_h.pdf

心筋梗塞患者のナーシング・ケアマップ

	急性期　発症1日目 (CCU)	急性期　発症2〜3日目 (CCUから一般病棟へ)
看護目標	・治療を受け入れ、胸痛や心不全に伴う呼吸困難が軽減する ・治療に伴う点滴類の刺入部に発赤や腫脹（感染徴候）がみられない ・治療・処置・身体的苦痛や慣れない環境に対する不安や恐怖感が軽減する	
検査	□血液検査 □12誘導心電図 □心エコー □胸部X線 □冠動脈血管造影（発症当日）	
治療	□経皮的冠動脈インターベンション（PCI） □薬物療法（点滴＋内服薬） □酸素投与（マスク → カヌラへ） □安静 → 離床 → 心臓リハビリテーション	
観察	□循環・呼吸状態、心電図モニター □心不全状態 □水分出納バランス □検査データ	
栄養・水分摂取	□絶食 → 経口摂取開始 □輸液	□エネルギー・塩分制限食開始 □飲水量指示（心不全の程度に応じて）
排泄	□膀胱留置カテーテル □ベッド上排泄（努責禁）	□膀胱留置カテーテル抜去 □室内トイレ（ポータブルトイレ）使用可 □排便コントロール（緩下剤内服）・努責禁
活動	□ベッド上安静	□動脈の圧迫帯除去後ベッド上フリー □室内フリー
清潔		□全身清拭 → 部分介助清拭 □洗面：ベッド上 → 室内洗面台使用可
指導・説明	□治療内容と制限に関する説明 □安静の必要性に関する説明 □心臓リハビリテーションの説明	
看護	□異常の早期発見 □不安の緩和（患者・家族）と環境調整 □日常生活行動の介助 □年齢・症状に応じた安静に伴う二次障害予防 　（安楽な姿勢や良肢位の保持・床上運動）	

回復期 (院内心臓リハビリテーション期)	回復期～維持期 (外来通院期)
・自己の症状（心機能の低下）を理解し受け入れることができる ・心臓の予備能力に応じて生活行動を拡大できる ・再発を防ぐための学習に取り組むことができる	・疾患についての知識と増悪因子を理解し、再梗塞を防ぐための生活管理ができる
□血液検査 □12誘導心電図 □心エコー □胸部X線	□総合病院 ⇔ 開業医 □血液検査 □12誘導心電図 □心エコー □胸部X線
□薬物療法（点滴終了後内服薬に変更） □心臓リハビリテーション	□薬物療法：内服薬自己管理 □心臓リハビリテーション
□循環・呼吸状態、心電図モニター □心不全状態・水分出納バランス □検査データ □心臓リハビリテーション実施中のバイタルサインと心電図 　（不整脈の出現、ST変化）	□循環動態（自己モニター） 　・検脈、血圧測定の結果 　・自覚症状の有無 □検査データ
□エネルギー・塩分制限食 □飲水量指示（心不全の程度に応じて）	□エネルギー・塩分制限食の継続
□排泄の自立 □排便コントロール（緩下剤内服）・努責禁	□排便コントロール
□日常生活の自立（医師の許可の範囲内）	□心機能に応じた生活行動
□心機能に応じた援助 → 自立（シャワー浴）	□入浴（シャワー浴）
□退院指導 　・自己モニター（検脈：回数・リズム）の方法 　・生活管理 　・内服指導（抗血小板薬、ニトログリセリンなど）	□自己モニターの指導 □内服指導と管理 □次回受診について
□異常の早期発見 □不安の緩和（患者・家族）と環境調整 □日常生活行動の部分介助 □退院に向けて本人・家族への援助 　・異常の早期発見（検脈）について 　・規則正しい日常生活について 　　（食事・排泄・休息・社会復帰に向けて） 　・継続した服薬と定期受診について	□療養上の相談 □日常生活の確認 　・内服状況 　・仕事と休息のバランス 　・食事 　・家族の支援状況 □自己モニターの実施状況

ケアマップ

7 心筋梗塞

看護プロセス

事例紹介

- **患者** Aさん
- **年齢、性別** 52歳、男性
- **診断名** 急性心筋梗塞、高血圧、脂質異常症
- **既往歴** 45歳から高血圧と脂質異常症を指摘されるが放置
- **体形** 身長173cm、体重78kg
- **家族歴** 妻（50歳）、長女（20歳）の三人暮らし。長男（22歳）は大学進学のため他県で一人暮らし。父親を心筋梗塞で亡くしている。
- **性格** 真面目で責任感が強い。自分が任されたことは責任をもってやり遂げるタイプ。上司と部下の双方から頼りにされている。
- **生活習慣**

  20歳から50歳まで20本/日喫煙していたが、長男の20歳の誕生日をきっかけに禁煙し現在に至っている。若いときから毎日の晩酌が楽しみで、ビール中瓶1本/日程度を嗜んでいる。

  45歳のときに会社の健康診断で高血圧と脂質異常症を指摘されたが、仕事が忙しく放置していた。

  仕事は営業職であり、食事は回数・量・時間ともに不規則であった。運動習慣はないが大学時代野球サークルに所属し、長男が小学校を卒業するまでは長男が所属していた野球チームのコーチをしていた。

- **入院までの経過**

  以前から営業の外回り中に、時々胸が重苦しくなることがあったが、休むと消失していた。11月2日、営業から会社に戻ると胸痛を感じたため休んでいたが、消失はしなかった。心配した同僚が救急要請し、救急車で搬送された。

- **入院時の状態**

  意識は清明で発汗が強かった。主に前胸部痛を訴え、12誘導心電図ではV₁～V₄でST上昇がみられた。

- **入院時の検査データ**

  ・バイタルサイン：血圧168/84mmHg、脈拍106回/分、呼吸24回/分、体温37.1度、SpO₂98％（酸素マスク5L/分投与下）

  ・血液検査：WBC 11600/μL、CRP 1.2mg/dL、CK 486IU/L、CK-MB 24IU/L、AST 396IU/L、LDH 342IU/L、Hb 14.3g/dL、Ht 43.0％、Na1 44mEq/L、K 3.8mEq/L、CL 107mEq/L

  ・心筋トロポニンT陽性、ラピチェック（H-FABP）陽性

  ・胸部レントゲン：CTR（心胸郭比）48％ 胸水貯留なし。

  ・心エコー：前壁中隔の運動低下、LVEF（心駆出率）56％

- **入院後の経過**

  入院時の検査データから急性心筋梗塞と診断された。ST上昇と血圧の高値、胸痛が持続していたため、末梢静脈点滴から硝酸薬（ニトロール®）、抗凝固薬（ヘパリンナトリウム®）、ニコランジル製剤（ニコランジル®）の投与を開始した。ただちにCAG（冠動脈造影）を行い、その結果LAD（左前下行枝）＃6で99％の閉塞を認めた。PCI（経皮的冠動脈インターベンション）を行ったところ0％まで開存し、今回の発作は＃6の閉塞による急性心筋梗塞と診断された。PCI終了後CCUに入室。急性期は順調に回復し、発症3日目（11/4）に一般病棟へ退室となった。

  ※受け持ちは発症4日目（11/5）から開始。

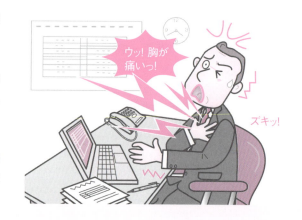

アセスメントのポイント

視点

❶ 梗塞の範囲と合併症の危険

梗塞による心筋壊死の範囲は、心電図の各誘導におけるST変化や異常Q波の出現から判断できる。心臓リハビリテーションや安静度の拡大に伴い、全身への血液供給に応じた心拍出量の維持が困難となり、心虚血状態による梗塞後狭心症や不整脈を起こすおそれがある。

❷ 急性心筋梗塞による心筋障害マーカーの経時的変化

心筋梗塞急性期ではCRP（C反応性タンパク）や白血球（WBC）、赤血球沈降速度は重症例ほど高くなる。しかしこれらのデータは非特異的であるため、心筋障害を鋭敏に反映する心筋障害マーカーを測定する。これらの値は経時的に変化するため、随時観察していく。

❸ 退院後の生活や社会復帰に対する不安

患者は突然の発症と胸痛に伴う不安に加え、CCUでの治療や処置、見慣れぬ環境に対し緊張が高まりパニックになりやすい。不安や緊張は心筋酸素消費量を増加し、心負荷を助長する。また、不自然な言動、不穏、睡眠障害などもひき起こす。CCU入室中の患者への治療や血行動態の変化だけでなく患者の言動にも注目する必要がある。

しかし、合併症を起こすことがなければ回復期に入り、一般病棟への転室とともに心臓リハビリテーションが開始される。同時に再梗塞予防のための患者教育も行われ、患者は新たな不安を抱きやすい。入院前の生活状況、患者やその家族の病識や理解力の把握が重要になる。

❹ 心臓リハビリテーション

活動範囲の拡大と活動耐性を高め、早期の社会復帰を目的に心臓リハビリテーションが開始される。これは、心筋梗塞の再発予防や生活を整えることを目的にした運動療法や生活指導と患者教育（服薬、食事、喫煙など）、カウンセリングなどを総合的に行うプログラムである。

参考　表7-2　急性心筋梗塞14日間クリニカルパス（国立循環器病研究センター）

病日	PCI後1日目	2日目	3日目	4日目	5日目	6日目	7日目	8〜13日目	14日目
達成目標	急性心筋梗塞およびカテーテル治療に伴う合併症を防ぐ		急性心筋梗塞に伴う合併症を防ぐ	心筋虚血が起きない	心筋虚血が起きない 服薬自己管理ができる 退院後の日常生活の注意点について理解ができる			8〜10日目：心筋虚血が起きない・退院後の日常生活の注意点について知ることができる 11〜13日目：亜最大負荷で虚血がない。退院後の日常生活の注意点について言える	退院
負荷検査・リハビリ	1日目：圧迫帯除去、創部消毒。室内排便負荷 2日目：膀胱留置カテーテル抜去		末梢ライン抜去 トイレ排泄負荷	200m歩行負荷試験。合格後200m歩行練習1日3回	5日目：心臓リハビリ依頼。心臓リハビリ開始日の確認 6日目〜：心臓リハビリ室でエントリーテスト。心リハ非エントリー例では500m歩行負荷試験			8日目〜：心臓リハビリ室で運動療法（心臓リハビリ非エントリー例では、マスターシングル試験または入浴負荷試験）	
安静度	圧迫帯除去後床上自由	室内自由	負荷後トイレまで歩行可	200m病棟内自由	亜最大負荷試験合格後は入浴可および院内自由				
食事	循環器疾患普通食（1600kcal、塩分6g）飲水量指示				循環器疾患普通食（1600kcal、塩分6g）飲水制限無し				
排泄	膀胱留置カテーテル 排便：ポータブル便器			排尿・排便：トイレ使用					
清潔	1日目 洗面：ベッド上。全身清拭、背・足介助 2日目〜 洗面；洗面台使用。全身清拭、背・足介助		洗面：洗面台使用。清拭：背部のみ介助		洗面：洗面台使用。患者の希望に合わせて清拭			洗面：洗面台使用。患者の希望に合わせて入浴	

［循環器病の診断と治療に関するガイドライン（2011年度合同研究班報告）：心血管疾患におけるリハビリテーションに関するガイドライン、2012年改訂版、p.37より改変］

情報収集とアセスメント

項目	情報	アセスメント
呼吸	S：「最初はびっくりしてどうなるかと思ったけど、手術後は今のところ大丈夫。息苦しさもないね」 O： ・#6の99%閉塞による前壁中隔梗塞。PCI（DES挿入）により0％へ開存。 ・入院時の血液データ：CK486IU/L ・心エコー：前壁中隔の運動低下。LVEF 56% ・胸部レントゲン：胸水貯留なし。CTR 48%。 ・11/4 酸素投与中止。 ・心不全の合併なし。 ・30年間の喫煙歴があるが、2年前より禁煙。 ・45歳から高血圧と脂質異常症の既往あり。 ・11/4 安静時のバイタルサイン： BP122/70mmHg、脈拍91回/分、呼吸21回/分、体温36.9度、SpO₂99% ・11/4 20時 トイレでうずくまっている。血圧80台まで低下し冷汗あり。	●Aさんは心筋梗塞の危険因子をいくつか持ち合わせており、再梗塞の恐れもある。検査の結果から、心不全の合併はしていないが、今後も日常生活行動の拡大による心負荷から呼吸状態の悪化や再梗塞による胸痛の出現が考えられる。また、#6の閉塞による心筋梗塞であり、心筋壊死の程度を示すCKの値が高い。11/4夜にはトイレにて血圧低下も起こしており、心機能の回復と再梗塞予防のための心臓リハビリテーションや日常生活行動の範囲拡大に伴うバイタルサインや採血データの変動を観察していく必要がある。
飲食	S：「食事は全部食べられているけど、味が薄くて食べ応えがないね」 O： ・入院時の身長173cm、体重78kg、BMI26.1 ・入院前の食事は回数・量・時間は不規則 ・45歳から高血圧と脂質異常症を指摘されていたが放置 ・11/3からエネルギー塩分制限食（1600kcal塩分6g）	●以前より不規則な食事に伴う高血圧と脂質異常症を発症していた。また、現在のBMIは26.1であり肥満である。入院中の食事に対しては、塩分制限がなされていることにより、味が薄いと訴えている。塩分制限は高血圧、カロリー制限は適正体重を維持するうえで退院後も必要である。そのため、退院に向け食事指導が必要と考えられ、また、適正体重の維持についても指導が必要である。
排泄	S：「入院してから一度もお通じがない。今まで便秘になったことなんてないよ」 O： ・11/4からポータブルトイレ使用可。 ・11/4 20時 1人でトイレに行っている。 ・排便：入院後は排便なし。 ・排尿：1200mL/日（膀胱留置カテーテル抜去後は蓄尿中止） ・下腹部軽度緊満、腸蠕動音は微弱。 ・11/3 血液データ 血清尿素窒素（BUN）18mg/dL、 クレアチニン（CRE）0.82mg/dL、尿比重1.015	●PCI中は造影剤を使用するが、翌日の腎機能を示す検査データは正常であり、造影剤による腎機能障害は起こしていないと考えられる。 ●緊急入院に伴う環境の変化、活動性の低下や水分制限などにより、便秘になっている。便秘は排便時の怒責により胸痛を誘発する恐れがあり、早期に便秘の解消や排便時に怒責をかけないよう指導する必要がある。また、排泄に対して、羞恥心や同室者に対する配慮からポータブルトイレ使用の指示であるが、1人でトイレに行っている。再狭窄・梗塞予防のためにも安静度に関する説明も必要である。
姿勢	S：「一昨日ぐらい（11/3）までずっとベッドの上で動けなかったから、腰や背中が痛くてどうしようもないよ。今までは1人で何もできなかったしね」 O： ・11/3 昼までベッド上安静。	●PCI後の長時間にわたるベッド上絶対安静が続いていたことにより、同一体位保持からくる疼痛が出現していると考えられる。11/4からポータブルトイレ使用可となり、今後は心臓リハビリテーションの進度に伴い安静度も上がっていくため、腰背部痛は軽減していくと考えられる。
休息睡眠	S：「やっぱりゆっくりは寝られないよね。家とは違うから。寝ているときにまた急に胸が痛くなったらって心配にもなるし」 O： ・入院前は、0時就寝で6時起床だった。 ・睡眠薬の使用なし。 ・入院後は熟睡感がなく中途覚醒が何度か続いている。	●緊急入院による環境の変化により不眠となっている。また、突然の発症であり再度胸痛が出現するかもしれないという不安も感じている。不眠が長期化するとストレスや昼夜逆転など正しい生活リズムを送ることができないため、休息・睡眠がとれるように環境を整える。
衣服	O： ・妻が毎日面会に来て、洗濯を行っている。 ・衣類と下着は毎日自分で交換している。 ・11/5 点滴終了。末梢静脈ライン抜去。	●点滴が終了し、着脱行動の妨げはない。 ●家族の協力もあり、毎日清潔な衣類を身につけることができている。

項目	情報	アセスメント
体温	S:「最初ちょっと熱が出ていたみたいだけど今は大丈夫だよ」 O: ・11/5 体温36.8度 ・11/5 血液データ 　白血球数（WBC）9800/μL 　C反応性タンパク（CRP）4.2mg/dL	体温が36.8度でWBCやCRP値が上昇しているが、これは心筋壊死による影響で、感染による上昇ではないと考えられる。しかし、膀胱留置カテーテルを挿入していたこともあり、PCIの穿刺部の切開創もあるため、引き続き感染徴候や検査データを観察していく必要がある
清潔	S:「いつになったらシャワーに入れるようになるのかね。シャワーぐらい大丈夫だと思うよ。やっぱり身体を拭くだけだとさっぱりしないよね」 O: ・11/3～ベッド上での全身清拭、洗面可 ・身なりに気をつけている様子もみられ、外見上不潔な点はない。	日頃から身なりに配慮していた様子があり、入院中も身体の清潔に対して自身で配慮ができている。しかし、シャワーに入れない事に対する不満がある。シャワー浴は心負荷が大きく胸痛を誘発する恐れがあるため、なぜシャワーに入れないのかを説明していく必要がある。清拭だけではなく、洗髪や足浴など、爽快感を感じられるようなケアを実施していくことも不快感を軽減するには必要と考える。
危険	S:「これからは何でも1人でできるね。仕事をそのままにしてきたから早く退院しないと」 「いつになったらシャワーに入れるようになるのかね。シャワーぐらい大丈夫だと思うよ」 O: ・11/4 安静度：ポータブルトイレ使用可。 ・11/4 20時トイレでうずくまっている。Bp80（触診）、冷汗あり。 ・内服薬：バイアスピリン®、エフィエント®、レニベース®、ノルバスク®、クレストール®、ネキシウムカプセル®	11/4安静度はポータブルトイレ使用可であるが、1人で病棟内のトイレに行き、血圧低下を起こしている。Aさんは11/2に心筋梗塞を発症したが、急性期は合併症を起こすことなく経過している。また、緊急入院でもあり、早期の職場復帰の願いが強い。トイレでの体調不良は、CCUでの臥床状態が続いたことによる起立性低血圧か心筋梗塞による心ポンプ機能の低下（心拍出量の低下）による血圧低下が考えられる。心負荷を軽減し、循環を整えるための内服治療も行っているため、今後も過負荷状態になると同様なことが起こる可能性がある。疾患や治療に関する説明を繰り返すと同時に低血圧による転倒予防に努める必要がある。
コミュニケーション	S:「学生さんがいると話し相手ができるから退屈にならないね。妻も毎日来てくれるから、家の事も聞けるし」 O: ・表情は穏やかで、落ち着いて話している。 ・家族の面会も毎日あり、嬉しそうである。 ・学生に対しても不安を訴えることができている。	妻が毎日面会に来てくれることにより、家族に関する話も聞け、不安が解消できていると思われる。表情や話し方など落ち着いているため問題ないと考える。
信仰	S:「とくに信仰している宗教はありません」	信仰している宗教はなく、問題ないと考える。
仕事	S:「職場からそのまま救急車で来たから、みんなに迷惑をかけてしまったのがいちばん悔やまれるよ」 「これからは何でも1人でできるね。仕事をそのままにしてきたから早く退院しないと」 O: ・仕事は営業職	突然の発症による緊急入院のため、仕事に関する囚われが大きい。真面目で責任感が強い性格から、退院後早期の仕事復帰を望んでいる。しかし、営業職であるため体力や心負荷の増大を考えると、退院後早期に復帰するのは難しいと考えられる。心筋梗塞の病態を含めて心機能に合わせた行動範囲などを指導し、退院後仕事の調整が必要になる可能性があることを説明していく。
レクリエーション	S:「みんなでワイワイと騒いだり、集まったりすることは昔から好きだったよ」 「カーテンに囲まれていると圧迫感があるね。1人でトイレに行ったらダメって言われたよ」 O: ・同室者とは挨拶程度だが、患者から声をかけている。	以前から、他者とコミュニケーションをとることが好きなようで、同室者と挨拶を交わす様子もみられている。しかし、長時間病室にいることにストレスを感じている。胸痛の有無やバイタルサインの観察をし、車いすでの散歩や病室のカーテンを開けるなど環境を整えていく。
学習	S:「親父を心筋梗塞で亡くしているし。禁煙はできたけど、お酒はやめられるかな…」 「仕事が忙しくてね、なかなか病院に行く時間が取れなかった。失敗したなぁ」 「妻にお弁当でもつくってもらおうかな」 O: ・50歳から禁煙。2年間継続している。 ・入院前の食生活は、時間・回数・量などが不規則で、飲酒は毎日ビール中瓶1本程度を嗜んでいた。	父親を同じ病気で亡くし、今回心筋梗塞を発症したことにより、生活習慣を見直す必要があることは自覚している。また、仕事が忙しく病院で検査を受けてこなかったことに対し、後悔をしている発言もある。生活習慣の改善には前向きであり、真面目で責任感が強い性格という強みを生かし、妻の面会時間に極力合わせて生活指導を行っていくことが大切だと考える。

看護プロセス

7 心筋梗塞

Aさんの情報から作成した全体関連図

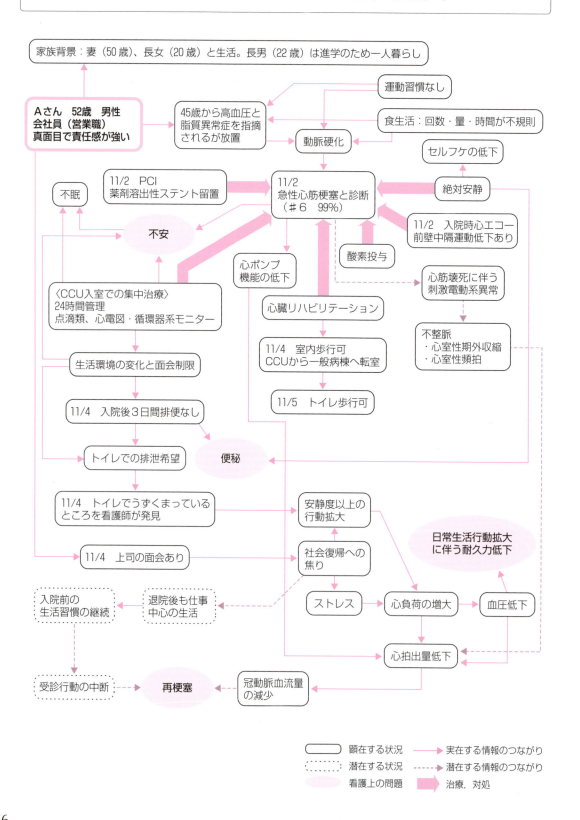

関連図の解説

Aさんは急性心筋梗塞発症4日目であり、急性期から回復期への移行期である。そのため、入院時から72時間以内のイベントに関する詳細な情報の記載ではなく、受け持ち時（発症後72時間以降）現在の情報を中心に関連図を作成した。

現在のAさんは急性期における危機的状況は脱したと考えられるが、未だ再狭窄や再梗塞を起こす可能性は残されている。今後は低下した心機能の回復と再梗塞予防のための生活改善を含めた心臓リハビリテーションが開始されるが、Aさんの活動耐性や退院後の生活への思いを十分に把握しながらリハビリテーションを進めていく必要がある。

また、入院前の生活を継続すると病状悪化や再梗塞を引き起こしやすくなるため、生活習慣の改善が自主的に行えるように援助していく。現状ではAさんは52歳で仕事主体の生活を送っている。生活習慣の改善とくに食生活の改善にはかなりの努力を要するが、仕事が忙しくなると受診行動の見送りや食生活の乱れが予想される。

Aさんの新しい生活習慣の確立には、Aさんだけでなく妻や娘にも疾患やそれに伴うリスク、生活習慣の改善の必要性、継続した受診行動の重要性について理解を深め、Aさんをサポートしてもらう必要がある。

発症4日目（11/5）Aさんの看護上の問題

- **#1** 急性心筋梗塞発症による心ポンプ機能の低下により、日常生活行動拡大に伴う耐久力低下がある
- **#2** 社会復帰を焦るあまり安静度が守れず、再狭窄や再梗塞を発症するおそれがある
- **#3** 緊急入院に伴う環境の変化や活動性の低下による便秘
- **#4** 急性心筋梗塞発症による入院や再梗塞、生活改善や仕事復帰に関連した不安がある
- **#5** 入院前の生活を継続することで心筋梗塞を再発するリスクがある

#1 急性心筋梗塞発症による心ポンプ機能の低下により、日常生活行動拡大に伴う耐久力低下がある

#2 社会復帰を焦るあまり安静度が守れず、再狭窄や再梗塞を発症するおそれがある

　Aさんは現在発症4日目であり、急性期から回復期への移行期であるが、発症から72時間を経過しており生命の危機的状況は脱したと考えられる。しかし、心筋壊死に伴う刺激伝導系の異常から、不整脈の出現で循環動態が不安定になることも予想され、未だ再狭窄や再梗塞を起こす可能性が残されている。そのため、バイタルサインや12誘導心電図、心筋障害マーカーの推移など、検査結果にも注目していく必要がある。また、Aさんは発症3日目にCCUから一般病棟に移った際、排泄欲求や仕事復帰を焦るあまり病棟内のトイレに行くという、安静度以上の行動拡大から血圧低下を起こしている。今後は低下した心機能の回復と再梗塞予防のための生活改善を含めた心臓リハビリテーションが進んでいくが、Aさんの活動耐性や退院後の生活への思いを十分に把握しながら進めていく必要がある。

#1 #2 関連図

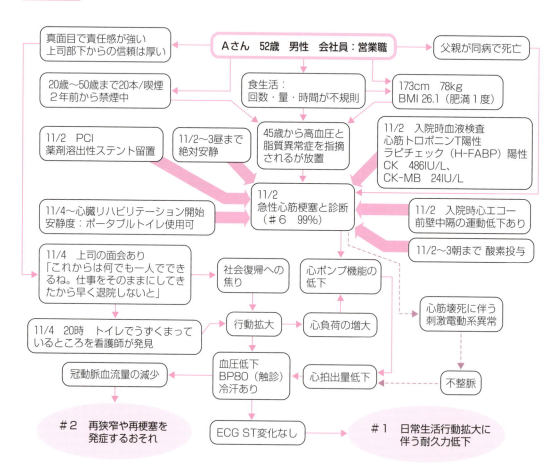

看護目標

#1 血圧低下や不整脈を起こすことなく心臓リハビリテーションを進め、日常生活行動の拡大ができる。

看護計画	看護計画の根拠・理由
OP（観察計画） ① バイタルサイン ② SpO_2と呼吸音 ③ 心電図 　心拍数、ST変化、不整脈 ④ 自覚症状の有無と程度 　胸痛、動悸、息切れ、倦怠感、悪心など ⑤ 他覚症状の有無 　顔色、皮膚湿潤、冷汗、チアノーゼなど ⑥ 血液検査データ 　CK、CK-MB、AST、LDH、CRP、WBC、Hb、Na、K、Cl ⑦ 水分出納バランス ⑧ 胸部X線所見 ⑨ 不安・ストレスなどの精神面の状態 ⑩ 心臓リハビリテーションの内容と進度 ⑪ 心臓リハビリテーションに対する認識 ⑫ 安静度と日常生活行動	❶〜❽ 心ポンプ機能を把握し、安全に心臓リハビリテーションを進め、身体活動量を増やすことができるようにするためと、異常の早期発見とその対処につなげるために観察する。 異常の早期発見とその対処につなげるため。 ❸ 行動によって心電図に変化が起こらないかを確認することで、心機能に合わせた活動耐性であることが確認できる。また、致死的な不整脈出現時には早期発見と対処につなげることができる。 ❻ 各酵素の値から心筋の状態が判断でき、治療やケアの決定に重要な情報になる。血清カリウム値は不整脈の出現度合いと合わせて観察していく。 ❾ 不安やストレスは心負荷につながる。 ❿〜⓬ 安全に心臓リハビリテーションを進め、活動量を上げていくには進行状況の把握が必要である。また、患者が前向きに危険なくリハビリを進めるためには、本人の認識を知り、自己判断で活動量を増やしていないか、必要以上に安静にしていないかを観察していく。
CP（ケア計画） ① 心臓リハビリテーション開始前後の観察 　・バイタルサイン測定 　・心電図 　・自覚症状、他覚症状の有無 ② 心臓リハビリテーション時は付き添い、声をかけながらペース配分をする ③ 心臓リハビリテーション中に脈拍や心電図に許容範囲を超えた異常所見の出現時は、中断し休ませる（速やかに安静にする）。 ④ 安静度の範囲を超えた日常生活行動や移動時は介助する*。 *具体的な介助内容があればそれを記載する。	❶〜❸ 心臓リハビリテーションは運動負荷をかけていくため、バイタルサインの変動や心電図変化、自覚症状が出現する可能性がある。心機能のさらなる悪化を防ぐために、リハビリテーション前・中・後の観察を行い、安全に実施できるよう援助する。 ❹ 心臓リハビリテーションは全身状態を確認しながら段階的に進んでいく。安全な活動範囲を超えての行動拡大は心負荷となり合併症の出現につながるため。
EP（教育計画） ① 心臓リハビリテーションの目的と必要性を説明する。 ② 心筋梗塞により現在心機能が低下していることを説明する。 ③ 心負荷について説明する。 　・心負荷につながる行動 　・その予防策 　・生活習慣（飲食・嗜好品・睡眠・ストレス対処法）の確立 ④ 検脈（回数・リズム）が実施できるように指導する。 ⑤ 安静度と現在可能な行動範囲を説明する。 ⑥ 自覚症状があれば報告するように指導する。	❶〜❻ 心臓リハビリテーションについて正しく理解し、安全に進行できるよう援助する。 ❷、❸ 安静度の範囲を超えた活動は心負荷となるため、本人の理解度や日常生活行動に応じ、本人だけでなく家族にも説明し、理解を得る必要がある。

看護目標

#2
❶ 疾患に対する理解のもとに安静度の範囲内で活動できる。
❷ 胸部不快時は看護師に症状を伝えることができる。

看護計画	看護計画の根拠・理由
OP（観察計画） ① 安静度と日常生活行動の自立度 ② 疾患に対する理解度 ③ 患者の社会復帰に対する発言 ④ 面会者 ⑤ 家族の思い（患者の社会復帰への不安など） ⑥ 心臓リハビリテーションの内容と進度 ⑦ 心臓リハビリテーションに対する認識 ⑧ バイタルサイン ⑨ 12誘導心電図 ⑩ 検査データ ⑪ 自覚症状の有無と程度 **CP（ケア計画）** ① 患者の話を傾聴する ② 退院後の患者の生活を支える家族の思いを傾聴する ③ 症状の観察 　・バイタルサイン測定 　・心電図（必要時） 　・自覚症状、他覚症状の有無 　・検査データ ④ 安静度の範囲を超えた日常生活行動や移動時は介助する* 　*具体的な介助内容があればそれを記載する。 ⑤ 気分転換やリラクゼーションを図る **EP（教育計画）** ① 病気や退院後の生活についての質問や思いを医療者に述べていいことを伝える ② 心筋梗塞により現在心機能が低下していることを説明しつつ、入院中の経過や心臓リハビリテーションの進行度など、患者が理解できるような説明をする ③ 退院後の生活について指導する	❶、❻ 患者が安静度の範囲内で行動しているか否かを判断するために、常に把握しておく必要がある。 ❷〜❺、❼ 将来に対する希望やセルフコントロールのために自身が何をしたらいいのか、前向きに捉えることができているのか、家族は患者の社会復帰をどのように捉えているのかを知るため。また患者の性格から、仕事関係者の見舞い後の患者の言動には注意を払う必要がある。患者の発言が、安静度以上の行動につながるおそれがあると判断したときは、疾患への理解につながるようなケアを優先して実施する必要があるので、これらの情報収集に努めていく。 ❽〜⓫ 異常の早期発見とその対処につなげるため。 ❶ 仕事関係者の見舞い後や、入院生活において書類整理等仕事をやり始めているときは、とくに注意して患者の言動に注目する。会社や家族のなかでの役割を果たすため、社会復帰を焦る患者の心情を理解するためにも十分に患者の訴えを聴き、心負荷がかかっていないか、安静度の範囲内で行動できているかを確認していく。 ❷ 患者を支える家族の不安は計り知れない。気づかぬうちに家族の言動が患者へのプレッシャーになっている場合もあるため、家族を含めたケアが必要となる。 ❸ 異常の早期発見とその対処につなげるため。 ❹ 安全な活動範囲を超えての行動拡大は心負荷となり、合併症の出現につながるため。 ❺ ストレスが発散できるよう、可能な範囲での気分転換活動を取り入れる。 ❶ 真面目で責任感が強い患者に対し、常に医療者はサポートできる体制であること、1人で抱え込まなくていいことを伝える。 ❷ 入院生活の流れを知ることで、患者は何のためにどのような治療がなされているのかを知ることができ、不安の軽減につながる。また心負荷がかかる行動を慎むことにもつながる。 ❸ 退院後の生活をイメージできることは、患者の不安の軽減にもつながる。さらに新たな疑問にも早急に対応でき、退院後の生活調整がしやすくなる。

＃3　緊急入院に伴う環境の変化や活動低下による便秘

　情報収集とアセスメントの排泄の項目より、Aさんは、今回の緊急入院になる前までは便秘ではないことがわかる。便秘とは、大腸内の糞便の通過が普通より遅れ、腸内に停滞し、排便に困難を伴い、排便後にスッキリせず不快感を自覚する状態をいう。その特徴は、排便回数の減少（3～4日排便がない）、便量の減少、硬く乾燥した糞便、排便時の強度な努責と苦痛、腹痛や腹部圧迫感、直腸充満感、排便後の残便感などである[5]。Aさんは現在発症4日目であるが、入院後は排便がない。また、緊急入院でPCI後はCCUに入室し、24時間の心肺モニター管理をされているなかで2～3日過ごしている。このように緊張や精神的動揺、ストレスを伴う急激な環境の変化や活動性の低下などにより便秘になっていると考えられる。

　便秘は排便時の努責により胸痛を誘発する恐れがあり、早期に便秘の解消と排便時に怒責をかけないよう指導する必要がある。

＃3　関連図

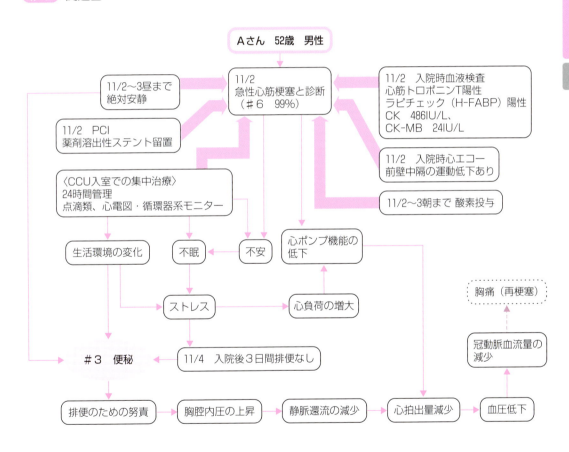

看護目標

#3 入院前と同じ排便サイクル*に戻る。

*排便サイクルには具体的な情報が収集できているのであればその状況を記載する。

看護計画	看護計画の根拠・理由
OP（観察計画） ① 排便状態 　・回数 　・時刻 　・便の量、色、硬さと太さ 　・残便感 　・所要時間、努責の有無 ② 排便に対する患者の訴えと胸痛の有無 ③ 排便への影響因子 　・食事摂取量 　・飲水量 　・活動量（安静度と日常生活行動の自立度） 　・生活リズム 　・心理的ストレス 　・排泄環境とトイレ様式 　・内服薬の副作用 ④ 便秘の随伴症状の有無 **CP（ケア計画）** ① 排便習慣の確立 　・生活環境の調整と毎日同じ時間に排便を試みる ② 1日1L〜1.5L程度の水分摂取を勧める ③ 安制度の範囲内での活動を勧める ④ 腹部マッサージ実施 ⑤ 温罨法の実施 ⑥ 患者の訴えを十分に聴く ⑦ 気分転換やリラクゼーションをはかる ⑧ 薬物療法の管理 **EP（教育計画）** ① 排便習慣の確立と再梗塞予防の関連性について説明する ② 便秘が起こったときの改善方法について説明する	❶、❷ 現在の患者の排便に対する訴えと客観的情報から便秘の状態をアセスメントするため。とくに所要時間や努責、胸痛の有無は心負荷の増大につながるため注意する。 ❸、❹ 便秘に対するケアの優先度を把握するために観察する。 ❶ 不慣れでプライバシーが保ちにくい環境では、心的ストレスが増し交感神経の刺激につながる。その結果、腸蠕動運動は抑制し、便秘の改善は困難になるため、早急に対応することが望ましい。 ❷ 心負荷の増大を防ぐために、患者の心機能に応じた飲水量の摂取を促す。 ❸〜❼ ウォーキングなどの全身運動は、温罨法、リラクゼーションとともに腸蠕動運動の亢進につながる。 ❽ 疾患に対する治療薬の副作用に便秘を引き起こす薬剤があるので、内服薬の副作用も確認する。また、便秘の患者は緩下剤の服用に依存し習慣化しやすいので、看護師は患者の服薬状況の把握に努める。 ❶ 便秘時の努責がなぜ心臓における発作症状を誘発するのか、そのメカニズムを説明し、患者自身で排便習慣が確立できるようにサポートする。 ❷ 退院後も生活リズムの乱れから便秘を起こすことも予想されるため、そのようになったときの対処行動が取れるように指導する。

引用・参考文献

1）循環器病の診断と治療に関するガイドライン（2011年度合同研究班報告）：心血管疾患におけるリハビリテーションに関するガイドライン、2012年改訂版、http://www.j-circ.or.jp/guideline/pdf/JCS2012_nohara_h.pdf
2）福島聖二：疾患と看護がわかる看護過程 ナーシングプロセス、心筋梗塞、クリニカルスタディ、32（5）：p.48〜49、2011
3）島田千恵子、星志寿子：心筋梗塞、疾患別看護過程セミナー統合改訂版、p.154〜155、医学芸術社、2006．
4）疾患別看護過程セミナー 統合改訂版、第2章、循環器、p116〜219、医学芸術社、2006
5）高木永子監修：看護過程に沿った対象看護－病態生理と看護のポイント、第4版、p.139、学研メディカル秀潤社、2010
6）高木永子監修：看護過程に沿った対症看護－病態生理と看護のポイント、第4版、p.144〜148、学研メディカル秀潤社、2010

消化器

⑧胃がん

⑨大腸がん

⑩肝硬変

gastric cancer

8 胃がん

病態生理

がんによる死亡は死亡原因の第1位であるが、なかでも胃がんは男性で第2位（第1位は肺がん）、女性で第4位（第1位は大腸がん）を占める。胃がんによる死亡は45歳以上では男性に多く、若年者では女性が多い。2016年には、男性では2万9854人、女性では1万5677人が胃がんで死亡した。近年は、胃がん検診の普及や医療技術の進歩により、早期発見・早期治療が可能になり、増加率の低下がみられる。

> **! 学習 Check Point**
>
> ☐ 胃がんの三大転移（リンパ行性転移、血行性転移、腹膜播種性転移）
> ☐ 早期胃がんと進行胃がん
> ☐ ヘリコバクターピロリ（ピロリ菌）
> ☐ 進行がんの症状（嚥下障害・狭窄症状）
> ☐ 上部消化管内視鏡検査、上部消化管造影検査
> ☐ 胃がんの治療（切除手術・化学療法・分子標的治療薬療法）
> ☐ ダンピング症候群

胃がんの病態

1 胃がんとは

胃がんは胃粘膜から発生する**上皮性の悪性腫瘍**である。胃がんの好発部位は、下部（幽門前庭部）が40％と最も多く、次いで、中部（胃体部）が30％、上部（胃底部）が20％の順である。（図8-1）。組織学的には腺上皮細胞から発生する腺がんである。病理学的には、組織構造の分化の程度によって**分化がん、未分化がん**に分類される。

臨床的にがん組織の浸潤が粘膜に止まっているものを**早期胃がん**という。これに対し、粘膜下層よりも深く浸潤したものをすべて**進行胃がん**という。

2 胃がんの肉眼的分類

早期胃がんは**日本内視鏡学会分類**で、進行胃がんは肉眼的に**ボールマン分類**で分類される（図8-2）。早期胃がん、進行胃がんのいずれも**隆起型、陥凹型**に大別され、進行胃がんはさらに**潰瘍**と**浸潤**の程度

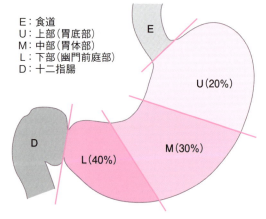

E：食道
U：上部（胃底部）
M：中部（胃体部）
L：下部（幽門前庭部）
D：十二指腸

図8-1 胃がんの好発部位

によって分類される。

● ボールマン分類

ボールマン分類の**0型（表在型）**は、がんが粘膜下層まで浸潤しているが、肉眼的な形態が隆起や陥凹にとどまるものである。

ボールマン**1型（腫瘤型）**は隆起した形態を示し、周囲粘膜との境界が明瞭である。

ボールマン**2型（潰瘍限局型）**は潰瘍を形成し、

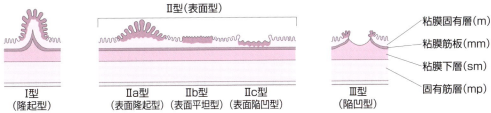

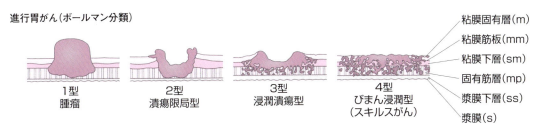

図8-2 早期胃がんと進行胃がんの分類

潰瘍を取り巻く胃壁が肥厚して周堤を形成する。周堤の周囲粘膜との境界は明瞭である。

ボールマン**3型**（**潰瘍浸潤型**）は潰瘍を形成し、潰瘍を取り巻く胃壁が肥厚して周堤を形成するが、周堤と周囲粘膜との境界が不明瞭である。

ボールマン**4型**（**びまん浸潤型**）は潰瘍形成も周堤もなく、胃壁の肥厚、硬化がみられる。病巣と周囲粘膜との境界が不明瞭である。ボールマン4型は**スキルスがん**（**硬がん**あるいは**硬性がん**）ともいう。結合組織の量が多いため非常に硬く、早期発見しない場合は、きわめて**予後が悪い**。

3 転移と胃がんの病期（ステージ）

胃がんは肺、肝臓、腹膜、膵臓、骨、骨髄などに転移しやすい（図8-3）。がんがリンパ管に入り、リンパ節に転移するリンパ行性転移、がんが血管に入り、肝臓や肺に転移する血行性転移、がんが漿膜を破って腹膜に播種性に転移する腹膜播種性転移を胃がんの三大転移という。リンパ行性転移で、胸管を経て左の静脈角部のリンパ節（左鎖骨窩）に転移がみられることがある。これを、**ウィルヒョウのリンパ節転移**という。卵巣への転移は**クルーケンベルク腫瘍**とよばれ、ダグラス窩（直腸子宮窩）や直腸膀胱窩への転移は、**シュニッツラー転移**とよばれる。

胃がんの病期（ステージ）は、腹膜転移、肝転

表8-1 胃がんの病期（ステージ）

病期（ステージ）	腹膜転移	肝転移	リンパ節転移	漿膜面浸潤
Ⅰ	P0	H0	N0	S0
Ⅱ	P0	H0	N1	S1
Ⅲ	P0	H0	N2	S2
Ⅳ	P1以上	H1以上	N3（+）、N4（+）	S3

P0：腹膜に播種性転移なし
P1：腹膜に播種性転移あり
H0：肝転移なし
H1：肝転移あり
S1：がん組織が漿膜にようやく出ている
S2：がん組織が漿膜に明らかに出ている
S3：がん組織の浸潤が他臓器まで及ぶもの
N0：所属リンパ節の転移なし
N1、N2、N3：所属リンパ節の転移あり

移、リンパ節転移の有無と浸潤の程度（漿膜面までの浸潤の有無）によって総合的に判断され、病期（ステージ）Ⅰ～Ⅳに分類される（表8-1）。

4 原因

胃がんの原因として、胃内に棲む**ヘリコバクターピロリ**（**ピロリ菌**）が胃がん発生との関連が強い。ピロリ菌が産生する**ウレアーゼ**（尿素分解酵素）が胃液中の尿素を分解してアンモニアをつくり、そのアンモニアによって胃粘膜が傷害される。炎症から慢性胃炎になり、それが胃がんの発生母地になる。

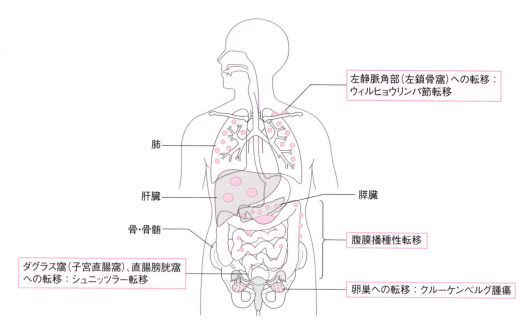

図8-3 胃がんの転移

ピロリ菌に感染した人のすべてが胃がんになるわけではないが、胃がんが発生するリスクが高まる。

食生活については、塩分の多い食品の過剰摂取や、野菜、果物の摂取不足、魚や肉の燻製や野菜の漬物を多量に食べる人なども胃がんのリスクが高まる。また、喫煙者は**タバコ**に含まれる有害物質が胃の粘膜を刺激するので胃がんのリスクが高くなる。

5 症状

初期にはほとんどの症例で無症状である。中期胃がんの症状として**吐血**、**嘔吐**、**胃部不快感**などがみられることがある。

また、がんの進展と増大に従って**体重減少**、**心窩部痛**、**狭窄症状**（嘔吐、通過障害）などが現れる。部位でみると、噴門部付近の胃がんでは**嚥下障害**が、幽門前庭部の胃がんでは**狭窄症状**がみられる。

胃がんの検査と診断

1 検査

● 上部消化管内視鏡検査

内視鏡を口（鼻）から胃の中に挿入し、直接胃の内部を観察し、胃がんが疑われる病変の場所や、その病変の広がり（範囲）と深さ（深達度）を調べる検査（胃カメラ検査）である。病変があればその組織の一部を採取（生検）し、採取された組織の病理検査を行う。

また、超音波（エコー）装置を伴った超音波内視鏡検査が実施される場合がある。通常の内視鏡では確認することができない組織の内部を観察することによって、胃がんの深達度や表面に見えない粘膜下のがんを調べることができる。

● 上部消化管造影検査

造影剤（バリウム）を飲んで、胃の形や粘膜などの状態を確認する検査（バリウム検査）で、胃がんなどの早期発見を目的とする。

● 血液検査

腫瘍マーカーであるがん**胎児性抗原（CEA）**＊やCA19-9などが高値になるので、がんの進行や再発の判定に役立つ。

＊**がん胎児性抗原（CEA）**：胎児性タンパクで大腸がん、肝がん、膵がんなどの消化器がんと正常胎児の細胞表面に存在する抗原。乳がん、神経芽細胞腫などの悪性腫瘍や、肝硬変、慢性肝炎などにおいても存在する。

● 腹部CT、超音波検査

他臓器やリンパ節へのがんの転移や、肝臓や腹膜

などへの浸潤の有無を調べるために行う。

2 診断

胃がんの診断には、内視鏡検査の際に採取した組織の病理検査によって、確定診断が行われる。確定診断には**胃生検組織診断分類（Group分類）**が用いられる（表8-2）。

表8-2 胃生検組織診断分類（Group分類）

Group分類	病理診断
第1群（Group 1）	正常組織および非腫瘍性病変
第2群（Group 2）	腫瘍（腺腫またはがん）か非腫瘍性か判断の困難な病変
第3群（Group 3）	腺腫
第4群（Group 4）	腫瘍と判定される病変のうちがんが疑われる病変
第5群（Group 5）	がん

胃がんの治療

胃がんの治療は、内視鏡手術、外科的切除術、化学療法の3つが中心になり、治療法は病期（ステージ）や進行度に基づいて選択する（表8-3）。

● 内視鏡手術

胃の粘膜に限局し、リンパ節転移の可能性が極めて低く、一括切除できる大きさと部位にある早期胃がんに対して行われる。

胃の粘膜病変を挙上して鋼線のスネアをかけて切除する内視鏡的粘膜切除術（EMR）や、高周波ナイフを用いて病巣周囲の粘膜を切開し、さらに粘膜下層を剥離して切除する内視鏡的粘膜下層剥離術（ESD）などが行われる（図8-4）。

● 外科的切除術

外科的切除可能な場合には、胃切除による根治切除術を行う。胃の切除範囲は、がんの存在部位と進行度の両方から決められる。胃の噴門部から離れている場合は、幽門部に近い2/3を切除する。噴門部に近い場合は**胃全摘術**が行われる。

また、進行度に応じて、幽門を保存する方法や全

表8-3 胃がんの病期（ステージ）・進行度に応じた治療法の適応

	N0	N1（1～2個）	N2（3～6個）	N3（7個以上）
T1a（M）：胃の粘膜に限局	ⅠA ESD/EMR 縮小手術	ⅠB 定型手術	ⅡA 定型手術	ⅡB 定型手術
T1b（SM）：胃の粘膜下層に達している	ⅠA 縮小手術	ⅠB 定型手術	ⅡA 定型手術	ⅡB 定型手術
T2（MP）：主に筋膜までで表面には出ていない	ⅠB 定型手術	ⅡA 定型手術 補助化学療法	ⅡB 定型手術 補助化学療法	ⅢA 定型手術 補助化学療法
T3（SS）：筋層を超えて表面に出ている	ⅡA 定型手術	ⅡB 定型手術 補助化学療法	ⅢA 定型手術 補助化学療法	ⅢB 定型手術 補助化学療法
T4a（SE）：隣接する多臓器・組織に達している	ⅡB 定型手術 補助化学療法	ⅢA 定型手術 補助化学療法	ⅢB 定型手術 補助化学療法	ⅢC 定型手術 補助化学療法
T4b（SI）：胃の表面に出ており、ほかの臓器にがんが続いている	ⅢB 定型手術＋合併切除 補助化学療法	ⅢB 定型手術＋合併切除 補助化学療法	ⅢC 定型手術＋合併切除 補助化学療法	ⅢC 定型手術＋合併切除 補助化学療法
Any T/N, M1：肺、肝、腹膜など遠くに転移している	Ⅳ　化学療法、放射線治療、緩和手術、対症療法			

ESD（内視鏡的粘膜下層剥離、EMR（内視鏡的粘膜切除）
縮小手術：定型手術より胃の切除範囲やリンパ節郭清の範囲が狭い手術（リンパ節転移のない早期胃がんが対象）
定型手術：胃の2/3以上の切除と標準リンパ節郭清（D2）

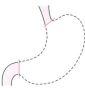 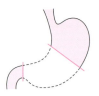 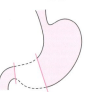
  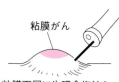 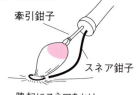

🔴 図8-4　胃切除の方法

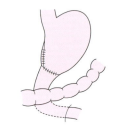 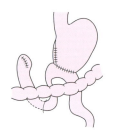 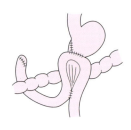
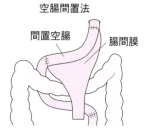

🔴 図8-5　胃切除後の再建法

摘出せずに噴門部に近い1/2弱を部分切除する**噴門側胃切除**もある（図8-4参照）。

　一般的に、胃がんはリンパ節に転移しやすい。胃の周囲のリンパ節はD1、それより深いリンパ節はD2、さらに深い大動脈の周囲のリンパ節はD3とよばれ、その順に転移が広がる。治癒を目的として行われる標準的な胃切除術を**定型手術**とよび、胃の2/3以上切除とD2リンパ節郭清を行う。

　代表的な胃切除後の再建法にはビルロートⅠ法、ビルロートⅡ法、ルーワイ法などがある（図8-5）。

　転移などで切除不能な場合は、生活の質（QOL）を維持するため、内視鏡的切除や内視鏡下レー

表8-4 ダンピング症候群

	早期ダンピング症候群	後期ダンピング症候群
発生時間	食後20～30分以内	食後2～3時間
原因	小腸の内容物が急速に高張になり、細胞外液が内腔に移動すると循環血流量が低下する	腸に急速に入ってきた大量の糖分吸収により、インスリン分泌が過剰亢進する。反応性の低血糖をきたしたもの
症状	全身症状：発汗、頻脈、動悸、顔面紅潮、めまい、しびれ、脱力感 局所症状：吐気・嘔吐、腹痛、下痢 　＊症状は1～2時間ほど持続する	低血糖症状： ・発汗、心悸亢進などの交感神経優位症状 ・冷汗、頻脈、空腹感等の低血糖症状 　＊症状は30～40分ほど持続する
対処	・食物をゆっくり摂取する ・食事回数を増やし、1回量を減らす（大量に腸へ移動しないようにする） ・糖質を減らし食事中の水分は控える	・糖分の摂取量を減らす ・タンパク質、脂肪を多く取る

照射、化学療法、放射線治療などが行われる。

● ダンピング症候群

胃切除を行った場合、**術後ダンピング症候群**が起こることがある（表8-4）。胃切除後、摂取した食物が小腸内に急速に落下移動（dump）し、血糖値が急激に上昇するために起こる。ダンピング症候群には食後20～30分以内に起こる早期症状と、食後2～3時間で起こる後期症状がある。

早期症状には**全身症状**（冷汗、動悸、めまい）と**腹部症状**（腸蠕動亢進、腹痛、下痢、悪心、嘔吐）がある。高張な食物が急激に腸管に入ると、体液が腸内にシフトして循環血液量が減少する。このため、セロトニン、ブラジキニン、ヒスタミンなどが分泌され、動悸、頻脈、冷汗、めまいなどの症状が出現する。

後期症状は、食後2～3時間の一過性の高血糖により、インスリンが過剰に分泌されて起こる低血糖症状である。

● 化学療法・分子標的治療薬療法

切除不能進行・再発胃がんに対しては、化学療法が行われる。適応には、全身状態が比較的良好であり、主要臓器機能が保たれている場合である。

HER2＊陰性胃がんでは「S-1〔TS-1®（テガフール・ギメラシル・オテラシルカリウム）+シスプラチン療法」、HER2＊陽性胃がんでは「カペシタビン（またはフルオロウラシル）+シスプラチン+トラスツズマブ療法」などいくつかの薬物を組み合わせた**多剤併用療法**が一次化学療法として行われる。

二次化学療法では、ドセタキセル、パクリタキセル、イリノテカンなどの抗がん薬が用いられる。

胃切除後の微小遺残腫瘍からの再発予防を目的に行われる術後補助化学療法では、S-1を4週間飲み続けたあと2週間休む、というパターンを術後1年間継続する。

＊HER2：がん細胞の増殖に関与するタンパク質で、胃がんの10～20％がHER2陽性である。HER2陽性の場合には分子標的治療薬のトラスツズマブを併用する。

引用・参考文献
1）山田幸宏：看護のための病態ハンドブック、第2版、医学芸術社、2007
2）日本胃がん学会編：胃がん治療ガイドライン、第4版、2014、http://www.jgca.jp/guideline/fourth/index.html

胃がん患者のナーシング・ケアマップ

	入院から手術前日まで	術前日	術当日（術前）	手術当日（術後）
検査・治療・処置	□術前一般検査（血液型、感染症、血算、生化学、胸部X線、尿検査、呼吸機能検査、心電図ほか） □胃透視検査 □胃内視鏡 □CTなど全身の検査	□麻酔科診察 □必要時除毛（カッティング） □臍処置 □麻酔科医指示により睡眠薬などの内服 □下剤の内服	□浣腸（必要時） □手術着へ更衣 □血管確保、点滴開始	□持続点滴管理 □硬膜外麻酔持続注入中 □膀胱留置カテーテル挿入中 □創部よりドレーンチューブ挿入 □胃管挿入中 □酸素投与（指示により） □心電図モニター（指示により） □深呼吸を促す、ネブライザー、必要時に吸引を行う □採血
観察	□自覚症状の有無 □栄養状態、貧血症状の有無 □検査結果の把握（呼吸機能、肝・腎機能など） □食事の形態、摂取状況、摂取量など □睡眠状態 □術前訓練の習得状況		□顔の表情や態度 □睡眠状態 □バイタルサイン（血圧、体温、脈拍数、呼吸数ほか、全身状態の観察） □浣腸後の排便の有無、便の性状	□バイタルサイン（血圧、脈拍、体温、呼吸数、呼吸状態、意識レベル）、腸蠕動音、末梢冷感、チアノーゼ、尿量、出血量、胃管、ドレーンなどからの排液量、性状、輸液量など □検査結果の把握（貧血、呼吸、腎・肝機能など） □疼痛の状態 □麻酔覚醒状態
食事	□入院から手術前日までは普通に食事摂取可	□21時以降：絶飲食	□絶飲食	□絶飲食
排泄	□フリー	□フリー	□前処置の前にトイレはすませておく	□尿—カテーテルで管理 □便—ベッド上
活動・休息	□フリー	□フリー	□歩行、車いす、ストレッチャーのいずれかで手術室へ行く	□ベッド上安静。体位交換は介助で可（褥瘡予防のため2時間ごとに体位変換を行う）
清潔・更衣	□入浴	□臍処置後入浴 □爪切り、マニキュアなども落とす	□歯磨き、洗面は点滴前までに終了しておくとよい □弾性ストッキングの着用	□清拭、更衣は必要時介助で行う。麻酔覚醒状態を確認して、含嗽は誤嚥しないように注意する
その他	□インフォームド・コンセント、医師の説明内容の把握、患者・家族の受け止め状況（できるだけ同席） □胃がんについての受け止め方 □手術に向けての認識 □術前の呼吸訓練、咳嗽の練習	□希望時、術後帰室する病棟、病室の訪問・見学 □血液型、感染症、手術同意書の確認 □キーパーソンの確認 □緊急時の連絡先 □準備物品の確認	□義歯は外し、紛失しないように所定の場所に保管してもらう □マニキュア、時計、指輪、眼鏡、コンタクトレンズなども外しているか確認 □リストバンドの装着、名前の確認 □血液型、感染症、手術同意書の確認	□手術後のインフォームド・コンセント（主に家族に対して）

術後1日目	術後2〜4日目	術後5日目〜退院
	□硬膜外麻酔は回復状況を見て抜去 □膀胱留置カテーテルは回復状況を見て抜去	□食事摂取量が経口から安定して摂取可能になれば持続点滴は終了 □創部ドレーンチューブは、排液量の減少により抜去 □胃管は、腹部の蠕動の回復、胃管からの排液量により抜去
□胃管抜去 □心電図モニターも除去 □酸素は投与終了 □採血・採尿 □胸・腹部X線	□採血・採尿	
		□バイタルサイン □吻合状態 □飲水、食事開始後の症状の有無。ダンピング症候群（早期：食後30分後以内……動悸、めまい、冷汗、脱力感、腹痛、下痢、腹部不快など。後期：2〜3時間後……空腹時の脱力、ふらつき、眠気、手足の震え、全身倦怠感など）
□飲水開始	□術後3日目〜4日目、流動食から開始。1〜2日ごとに三分粥、五分粥と段階が上がることが多い。 □食事は1日6回前後に分食して摂取する	
□座位、移動が安定すればトイレでも排泄も可	□状態が安定して歩行が可能なら、膀胱留置カテーテル抜去	
□状態が安定していれば、ベッドアップして座位。その後状態に応じて端座位、車いすで検査へも可能 □初回歩行（看護師付き添い）	□状態が安定していれば、立位、歩行可	□状態が安定していれば、病棟内フリー
□全身清拭 □陰部洗浄（膀胱留置カテーテルが抜去されるまで） □洗面は介助（口腔ケアの励行）	□活動範囲が広がってきたら洗面は自立	□ドレーン抜去後からシャワー浴可
□患者の状態が安定してきたら、術後のインフォームド・コンセント	□食事の摂取方法について説明する	□家族も含めて食事や生活について考え、手術後の生活を具体的にイメージできるようにする □食事開始前後から食事摂取方法など退院後の生活に沿った方法の検討

ケアマップ

8

胃がん

看護プロセス

事例紹介

- **氏名** Yさん
- **性別、年齢** 女性、38歳
- **診断名** 胃がん（Ⅱc）
- **既往歴** 24歳時に虫垂炎手術
- **職業** アルバイト（ホームセンター）
- **現病歴**

今年6月初旬に上腹部痛が生じ、近医を受診して胃カメラを施行する。その結果、幽門前庭部小弯に病変があり胃がんと診断された。6月下旬に近くの大学病院を紹介され、手術目的で入院になった。Yさんと家族に胃がんと告知された。入院後にYさんは、「手術は寝ていれば終わるから、別に不安はない」と話す一方で、「自分が胃がんだなんて、いまだに信じられない」と話すなど、複雑な心理状況がみられていた。

- **家族構成**

夫（38歳）、長男（15歳）、長女（13歳）、次女（10歳）の五人暮らし。妻の手術に合わせて夫は仕事を休むなど、妻の入院生活に対して協力的。

- **術前の検査結果**

・呼吸器：％肺活量99.7％、経皮的酸素飽和度（SpO_2）98％
・腎機能：血清尿素窒素（BUN）12mg/dL、クレアチニン（Cr）0.7mg/dL、クレアチニン・クリアランス（Ccr）80mL/秒
・肝機能：GOT20IU/L、GPT32IU/L
・出血傾向：血小板（PLT）$22.4×10^4/\mu L$
・栄養状態ほか：総タンパク（TP）6.1g/dL、アルブミン（Alb）3.4g/dL、赤血球（RBC）$377×10^4/\mu L$、血色素量（Hb）8.3g/dL、ヘマトクリット（Ht）28％
・感染徴候：白血球（WBC）$6920/\mu L$、C反応性タンパク（CRP）0.3ng/dL、血糖（Glu）85mg/dL
・腫瘍マーカー：CEA 8.0ng/mL、CA19-9 40.0U/mL
・CT検査：遠隔転移なし

- **入院後の経過**

Yさんは、「食事と仕事のことがいちばん心配」「退院後の治療がどうなるのか、そこを知りたい」など、質問内容が具体的になされており、意思表示もはっきりしていた。手術に対しても、「自分が胃がんなんて、いまだに信じられない」「全然緊張していない」などの言動がみられていた。しかし、徐々に病気に関する言動を避けるようになり、明らかに雑談が増えたことから、胃がんになったことによる危機状態から脱していない心理状況がうかがえた。

また、38歳という若さで胃がんを発症したことや、家事、育児を近所に住んでいる義母に依頼せざるを得ない状況に、精神的な負担が増強している状態にあった。さらに、術後形成される手術創への不安、体重減少に伴う体型の変化など、さまざまな不安要因がみられていた。

嗜好品はブラックコーヒーを毎日摂取し、飲酒は時々摂取する程度。仕事、家事の忙しさから食事時間の確保が困難で早食い傾向である。喫煙歴はないが、夫の喫煙による受動喫煙状態にある。

全身麻酔下で、幽門側胃切除術リンパ節郭清（ビルロートⅠ法）が行われる予定である。

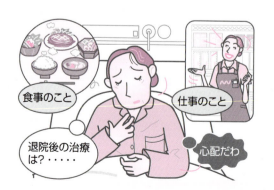

アセスメントのポイント

看護者は患者の術後の状態を観察し、適切な治療やケアを行うことが求められる。どの時期にどのような合併症が出現しやすいか、どのような状況が問題であるかを判断できるように、正確な知識と技術をもつことが必要になる。

視点

❶ 病名や手術への不安

患者は「がん」というイメージや未知なる手術のため、何らかの「不安」が生じていることが多い。

とくにYさんのように若い場合、告知を受けた衝撃は大きい。また、告知後手術までの日数が短いことから、入院後、危機的状態に陥りやすい。病気をどのように受け止めているのかを注意しながら情報を収集し、患者が不安な気持ちを表出できるように配慮する。患者、家族で病状の説明内容が同一でない場合もある。そのため、患者、家族双方の病気の受け止め状況を確認する必要がある。その際、患者にとってのキーパーソンは誰なのかを把握しておく。

看護者は訴えを傾聴して受容し、患者・家族が不安を抱えながらも、前向きに自分の病気と向かい合っていけるように支援する。

さらに術後の患者は、手術が成功してもがんという病気から再発に対する不安が退院後も続くことがある。定期的な外来受診を促すなど、退院後も継続した看護が必要になる。

❷ 創部の痛み

術前の患者は「どのくらいの痛みがあるのか」「痛みはいつまで続くのか」という不安がある。硬膜外麻酔や鎮痛薬で痛みの処置をすることを説明したり、創部の痛みは1日ごとに楽になることを伝える。

術後の患者は痛みもあり、また術後であることから、過剰に安静を保とうとする場合がある。その際、深呼吸やADLの拡大に支障をきたすことがあるため、患者に大変さ、つらさを表出してもらい、受け止めながら必要性をきちんと説明してかかわる。

❸ 手術による合併症の危険性

術前の呼吸機能、栄養状態などの身体状態や精神状態の情報から、術後に起こりうる合併症（呼吸器合併症、循環器合併症、術後腸閉塞、術後感染、縫合不全など）の可能性を評価しておく。胃切除の術式や胃再建法により合併症の出現は異なるため、どのような治療がなされたかを十分に把握する。

また、胃切除術後は、胃の形態の変化や術式により、食事の消化吸収時間や消化管の機能が変化するため、種々の問題、なかでもダンピング症候群を起こしやすい。このような場合、退院後、家族をはじめとする周囲の人々のサポートが必要であることを説明し、患者自身もセルフケアを行えるように指導する必要がある。

❹ 手術後の回復への焦り

患者は術後4～5日目以降になると少しずつまわりのことに関心が向けられるようになる。回復状況に合わせて、日常生活の自立度を高め、退院後の生活に目を向けていけるように介入する。

食事が開始されると、食欲や早く回復したいという患者の焦りから、術後の消化能力以上の食事摂取形態や摂取量を取ろうとすることがある。このような場合、消化吸収の負担が大きくなり、腹痛、嘔吐、下痢などの症状が出現し、回復が遅延することがある。患者の回復状態をアセスメントし、食事形態や、摂取量などの調節ができるよう具体的に説明、アドバイスをする必要がある。

また、食事が順調に摂取できるようになってきたら、ダンピング症候群の予防や分食などの食事摂取といった、食事の習慣を調整する必要がある。患者の生活背景を十分に聞き取り、患者・家族がイメージできるように介入する。

条件が変わる場合

❶ 好発年齢の違い

胃がんの好発年齢は、50歳台、60歳台が多く、患者は職場、家庭内で重要な立場にいることが多い。入院によって家庭内の生計者、親としての役割が果たせなくなると、身体面のみならず、社会経済

面での問題が生じるおそれがある。

❷ 胃全摘術の場合

胃は消化機能に重要な役割をもっている。そのため、疾患により胃を切除すると、消化率が低下する。

鉄は胃や十二指腸で吸収されるため、術後、胃酸分泌が低下すると、鉄分の吸収量も低下する。胃全摘術の場合は、ほとんど吸収されないことになる。ビタミンB_{12}も同様、胃底部壁細胞から分泌される粘膜中の内因子と結合するため、胃全摘術後では全く吸収されないことになる。したがって、切除範囲が広くなるほど、その影響は大きくなる。

❸ 性別の違い

術後はダンピング症候群などの術後障害が生じることから、食事摂取の方法が重要になる。食事を自分でつくることが多い女性はともかく、家事を妻や家族に任せていることが多い男性の場合、家族の理解や協力が欠かせない。

情報収集とアセスメント

項目	情報	アセスメント
呼吸	●喫煙歴なし（家族内では夫が喫煙） ●呼吸数：18回/分 ●呼吸音：正常 ●％肺活量：99.7％、1秒率：84.7％ ●術前の呼吸訓練：容積式呼吸訓練器（コーチ2）を使用。設定指示：1200mL、5回/セットを3セット/日	●術後肺合併症予防のため、喫煙しているときは禁煙を励行する。 ●Yさんの場合、喫煙歴はなく、術前の肺機能は十分に保持されている（％肺活量の基準値：70％、1秒率の基準値：80％）。しかし、夫が喫煙していることから、受動喫煙状態にある。 ●術後は肺機能が低下しやすいため、器具を用いて呼吸訓練を行う。同時に、呼吸訓練に対する意欲、自己練習の程度を確認する。
体温・循環	●体温：36.5℃　脈拍：68回/分（整） ●血圧110/60mmHg ●心電図異常なし ●胸部X線：肺野・心臓ともに異常所見なし ●総蛋白（TP）：6.1g/dL、血色素量（Hb）：8.3g/dL、ヘマトクリット（Ht）：28.0％ ●立位時眩暈あり ●体動時呼吸促拍なし	●寒かったり、暑かったりすることは、肉体的だけでなく精神的にも苦痛を与える。Yさんの体温をただ測るだけではなく、Yさんの環境の温湿度条件を快適にするよう努める。 ●Yさんは低栄養傾向、さらに貧血状態にあり、術後創部の縫合不全をきたしやすい。術後は循環動態が変動しやすいため、貧血症状に注意し、体動時転倒などを起こさないように配慮することが必要である。
栄養・代謝	●身長：155cm ●体重：43kg（3週間で5kg減） ●「おなかが痛くなったあたりから食欲が落ちて……随分やせちゃった」 ●「手術をした後に水が飲めないのってつらいかな。耐えられるかな」 ●「病気のことを考えると食欲が出ないのよ」 ●「胃が半分くらいになっちゃうのに、ちゃんと食べられるようになるの？」 ●TP：6.1g/dL、Hb：8.3g/dL、アルブミン（Alb）：3.4g/dL	●体重の増減がある場合、どれくらいの体重がどのくらいの期間で増減しているのかをみる。Yさんは、短期間で5kgの体重が減少している。身体的変化への不安がみられている。 ●術後禁飲食という制限に、自分が耐えられるのか、飲食への欲求を抑えられるのか、あるいは食事が摂取できるのか、元の体重に戻るのかなど、胃切除後の自分のイメージが湧かず、不安を抱いている。 ●Yさんは食欲の低下に伴って、低栄養傾向にある。低栄養、貧血状態は創部の縫合不全の危険因子になるおそれがある。

項　目	情　報	アセスメント
排泄	● 便1回/2～3日、入院前から下剤を常時服用している。 ●「私って、前から下剤を飲まないと便が出ないの」 ● 排尿7～8回/日、黄色尿 ● 尿量1500mL/日 ● 腎機能：血清尿素窒素（BUN）：12mg/dL、クレアチニン（Cr）：0.7mg/gL、クレアチニン・クリアランス（Ccr）：80mL/秒	● がん告知、手術などのストレスが加わると、頻尿、下痢、便秘などが起こりやすい。また緊張、不安などが増強すると、飲水量が減少して便秘傾向に傾きやすくなる。元来Yさんは下剤を服用しており、排泄はYさんの心理状態と密接な関係にある。 ● 術後食事を開始したとき、胃切除による消化機能や形態変化により、下痢症状をきたすおそれがある。 ● 腎機能に問題はない。
休息	● 睡眠時間6～7時間/日 ●「寝てはいるみたいだけどあまりよく眠れない。1～2時間くらいしてトイレに行きたくなって目が覚めちゃうの」「昼間のほうがよく眠れるみたい」 ● 睡眠薬を使用せず入眠しているが、最近では中途覚醒していることが多い。	● 入院生活を余儀なくされ、さらに病気への不安が増すことから、熟眠感が得られにくい状態にある。入眠状態とYさんの熟眠感を確認していく。
清潔	●「毎日身体を洗わないと何だかべたべたする気がする」 ● 入院前は毎日入浴していた。入院後も入浴やシャワー浴を施行。	● Yさんの皮膚、毛髪、爪、口、歯が清潔に保たれているのか確認していく。病気のために、Yさんがもつ自らの清潔の基準が下がらないように配慮する。
活動	● 運動する習慣はとくになし。Yさんはテニスを趣味としていたが、主婦業とパートの仕事が忙しく、ほとんどせず。 ●「仕事は続けたいなあ。店長も同僚も待ってくれているの」	● Yさんは多忙な家事の合間をぬって家事と仕事を両立させている。仕事仲間との交流もあり、外交的である。Yさんの仕事への思い、関心の徴候を見逃さないようにする。
発達課題	● 38歳、女性 ● 夫（38歳）と子ども3人（15、13、10歳）の五人暮らし ● ホームセンターに5年間勤務。仕事内容は、売り場の品出しや接客をしている。退院後は仕事復帰を希望している。 ● キーパーソンは夫で、ほぼ毎日面会に来ている。 ● 手術の日、夫は仕事を休んで妻に付き添う。	● Yさんは、家事や育児の中心的な役割を担っており、入院で家族のなかでの役割が果たせないことにより、ストレスが増大している。夫に対してもがん告知が行われていることから、キーパーソンである夫にとっても妻の入院・手術は衝撃である。仕事復帰への思いや時期、仕事内容などについて確認していく必要がある。 ● Yさんと夫、両方の心理的なサポートが重要である。 ● 必要時に、Yさんと夫が十分に話し合える場をつくる。
認識理解	● 医師から「胃がん」と告知 ●「自分ががんだなんて、いまだに信じられない」「何で私だけがこんな目に遭うのだろう」「病気のことを考えるのが怖い」「手術をしたら胃はどうなってしまうのだろう」 ● 手術の日が迫るにつれ、手術へのさまざまな不安が強まっている。表情もこわばった様子である。	● 胃がんについての衝撃が強く、十分には受け止めきれていない。手術の日が迫り、不安感が増して危機状態にある。 ● Yさんの「恐怖心」を増強させないように、無理にすべてを説明をすることなく、Yさんの心理状態を確認して接することが必要である。

Yさんの情報から作成した全体関連図

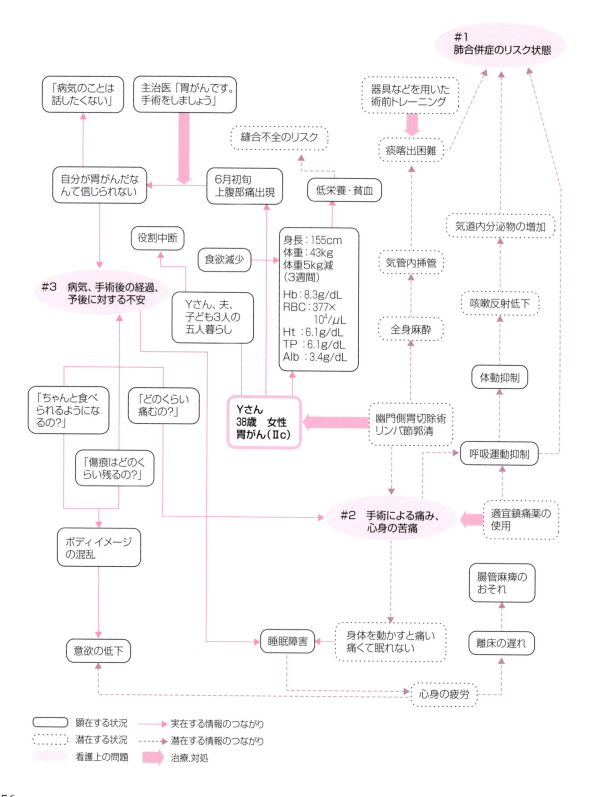

関連図の解説

　手術による全身麻酔の際の気管内挿管チューブによる物理的刺激で、気道内分泌物は粘稠になり、量も増加する。身体的侵襲や創部痛が加わり、痰の喀出が困難になる。さらに、創部痛のために呼吸運動が抑制されることから、深呼吸が困難になり、無気肺が起こりやすい。Yさんは、術前肺機能検査で異常はなかったが、創部痛が持続することで浅表性の呼吸や喀出困難が起こり、肺合併症のリスク状態にある（#1）。

　術後の痛みは、身体的に苦痛や疲労をもたらすだけではなく、睡眠を阻害して離床意欲の低下をもたらすなど、精神面にも影響を与える。離床意欲が低下すると、体動もままならず、腸蠕動運動が抑制され、腸管麻痺のおそれも生じる。そのため、適宜鎮痛薬を使用して創部痛の緩和を図り、Yさん自身が術後回復の実感がもてるように援助することが必要である（#2）。

　また、Yさんは、初めてのがん告知によって大きな衝撃を受けている。入院後、手術の日が迫るにつれ、手術の必要性を理解しながらも、病気の話を避けるようになっていた。そのため、病気や手術、さらには予後に対する不安が強く、がんを受け入れがたい様子がみられた。38歳と若い段階でがんに罹患していることから、再発や転移への不安を強く抱いていると思われる。Yさんの不安や孤独感を理解し、前向きに治療が受けられるように支援し、術後の経過がスムーズに進むような援助が必要である（#3）。

● 優先順位

　手術により全身麻酔をかける以上、呼吸状態が変動しやすい状況に陥る。そして、術後肺炎や無気肺といった肺合併症を起こすことで、生命の危険状態になる可能性がある。Yさんは術前、夫の喫煙による受動喫煙状態にあることから、術後肺機能が低下するおそれがある。術後の肺合併症が起きることなく術後の経過がスムーズにいくよう、早期離床を促すなどの援助が必要と考え、全身麻酔や術後の創部痛による呼吸抑制、体動抑制に関連した肺合併症のリスク状態を#1に設定した。

　Yさんは、術後の創部痛に強い不安を示し、現に繰り返し痛みを訴えていた。自己調整鎮痛法（Patient Controlled Analgesia：PCA）にて鎮痛薬を使用した後も、再度生じるであろう創部痛に不安を抱いていた。創部痛は体動を抑制し、安楽を阻害する因子になる。心身の苦痛をもたらすととらえ、手術による痛みからの心身の苦痛を#2とした。

　Yさんの場合、胃がんという病気に対する不安が強くみられた。闘病意欲が低下しないよう、前向きに治療が受けられるように援助していく必要が高いと判断した。Yさんが理解していることと、Yさんの求めている情報を見極め、必要以上にYさんの不安が増強しないように努める必要がある。経過がスムーズに進むようにしていくために、病気や手術後、予後に対する不安を#3とした。

Yさんの看護上の問題

- **#1** 全身麻酔や術後の創部痛による呼吸抑制、体動抑制に関連した肺合併症のリスク状態
- **#2** 手術による痛みからの心身の苦痛
- **#3** 胃がん告知による病気、手術後の経過、予後に対する不安

♯1　全身麻酔や術後の創部痛による呼吸抑制、体動抑制に関連した肺合併症のリスク状態

　手術は全身麻酔で行われるため、気道内分泌物が貯留しやすい状態になる。また、術後上腹部創があり、深呼吸や痰の喀出が思うようにできなくなることから、肺炎や無気肺になるおそれがある。そのため、術後は早期に離床して、痰の喀出や呼吸状態を良好に保つことが必要になる。

♯1　関連図

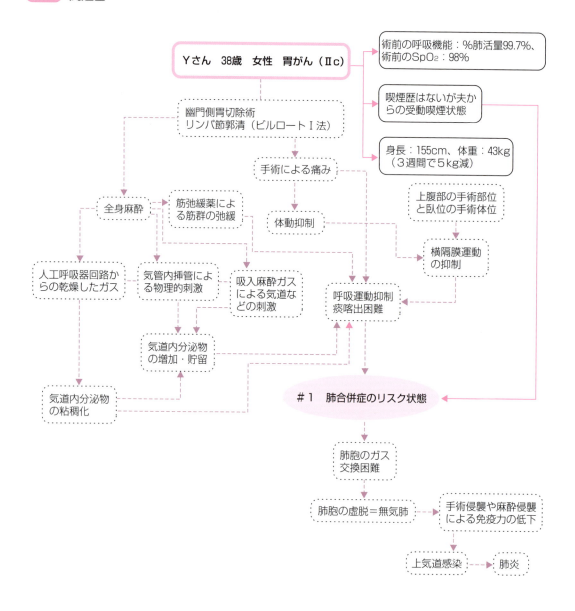

看護目標

❶ 深呼吸や痰喀出がスムーズに行える。
❷ 早期離床が進み、無気肺や肺炎などの肺合併症を起こさない。

看護計画	看護計画の根拠・理由
OP（観察計画） ① 体温、脈拍、血圧 ② 呼吸状態→呼吸の深さ、リズムの異常、呼吸苦の有無、チアノーゼの有無、喘鳴の有無・程度 ③ 肺音聴取→肺雑音の有無・部位・程度、無気肺の有無・部位・程度 ④ 検査データ：血算、生化学、血液ガス分析、胸部X線、SpO_2値など ⑤ 気道内分泌物の性状、痰喀出の状況 ⑥ 患者の気道狭窄・閉塞感の有無（言動など） ⑦ 咳嗽の有無、頻度 ⑧ 創部痛の程度（患者の言動、表情など） ⑨ 腹式呼吸法、コーチ2を用いた呼吸訓練の実施、咳嗽法の使用の有無・頻度・程度 ⑩ 体動の程度、同一体位の維持時間 ⑪ 口腔内の乾燥、汚染状態の有無・内容 ⑫ 離床状況	● これらの観察項目は、患者が目標に近づいているか否かを表す情報になる。 ⑤ 手術は全身麻酔下で行われるため、気道内分泌物は粘稠になり、量も多くなる。また、気管内挿管チューブによる物理的刺激によっても分泌物の量が増加する。 ⑧ 創部痛による体動抑制、呼吸抑制が予想される。それにより十分な肺の拡張が阻害され、また痰の喀出が困難になり、無気肺や肺炎などの誘因になる。 ⑩ 術中、術直後の同一体位により、分泌物が貯留しやすく、気道の狭窄・閉塞をまねくため、無気肺や肺炎などを起こしやすい状態になる。 ⑪ 術後、口腔内は乾燥し汚染しやすい。また、経口摂取していないと、口腔内の自浄作用がいっそう低下しやすい。そのため、誤嚥性肺炎が起こりやすい。
TP（直接的ケア計画） ① 深呼吸を促したり、器具を用いた呼吸訓練を行う。 ② ネブライザー、タッピング、体位ドレナージなどを実施し、喀痰出を促す。 ③ 体位変換から始まり、座位時間を徐々に長くし、早期離床を促す。 ④ 痰喀出時に創部を固定したり、適宜鎮静薬を使用する。 ⑤ 口腔ケアを実施する。	● 術前に行ったオリエンテーションや訓練に基づき、必要時には支援しながら、徐々にセルフケアへと移行するようにする。 ④ 創部痛を我慢することにより呼吸が浅くなることから、PCAにより痛みのコントロールを行う。 ⑤ 術後の口腔内は乾燥したり汚染しやすく、唾液による誤嚥性肺炎が起こりやすいので、清潔にすることが必要である。また、摂食開始の訓練のためにも口腔内の刺激を行う。
EP（指導計画） ① 排痰時や腹式呼吸時、声をかけながら説明する。 ② 深呼吸、コーチ2、排痰の必要性を適宜説明する。 ③ 早期離床の必要性を説明する。 ④ 疼痛コントロールの必要性について説明	● 術直後はさまざまな不安が強いので、患者のつらさを受容しつつ、回復に向けて患者がすべきことをよく説明する。 ④ 疼痛を我慢することにより、呼吸が浅くなることや離床が進まなくなる可能性があるため疼痛コントロールの必要性について説明する。

♯2　手術による痛みからの心身の苦痛

　Yさんには、手術という身体的侵襲によって苦痛が生じる。手術そのものによる痛みだけではなく、ドレーンや点滴・膀胱留置カテーテルなどのルート類による苦痛や、思うように身体を動かせないことなどからもたらされる苦痛などもある。その痛みで体動が抑制されることから痰の喀出が困難になり、睡眠が抑制されて安楽の変調をきたすおそれがある。

　しかし、痛みの強さは、Yさん本人でないとわからない。そのため、Yさんが感じている痛みの主観的な体験を、フェイススケールなどを用いることで客観的に表現してもらうように努め、痛みを適切に把握していくことが大切になる。痛みを我慢させることのないように、痛みの性質、部位などのアセスメントを行い、苦痛の緩和に努めることが必要である。そして、適切な鎮痛薬を用いることでYさんが疼痛緩和を実感し、さらに術後の痛みは徐々に緩和することを説明していくことで、精神的な苦痛も緩和できるようにしていくことが必要である。

♯2　関連図

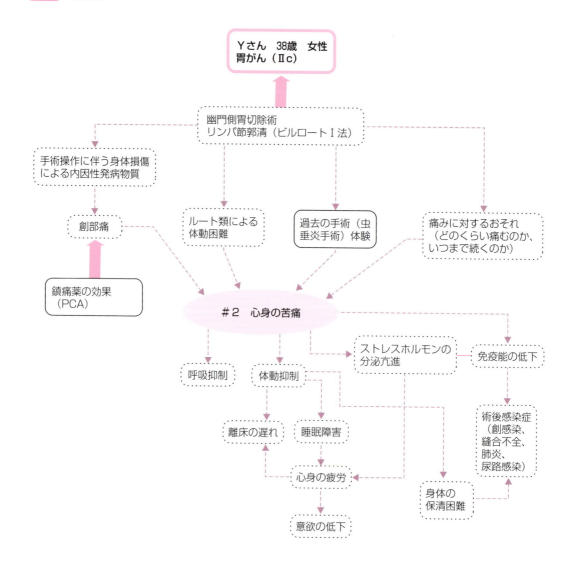

看護目標

❶ 疼痛を表現することができ、疼痛コントロールができる。
❷ 疼痛に起因する苦痛が取り除かれ、安静時には痛みが消失する。

看護計画	看護計画の根拠・理由
OP（観察計画） ① 痛みの部位、程度、性質 ② 疼痛と体動との関連 ③ 創部の状況の観察 ④ 睡眠時間、熟睡感の有無 ⑤ 環境（室内の温度、ルート類の位置など） ⑥ 患者の訴え、表情、動作 ⑦ フェイススケールの変動 ⑧ バイタルサイン ⑨ 鎮痛薬による効果の有無・程度、PCAボーラス回数（患者がボタンを押す回数） ⑩ 鎮痛薬投与ルートの確認（漏れ、挿入部）、効果の観察	❶❷❸❹ 痛みは、浅眠、不眠、不安、体動抑制などをもたらす。とくに、膀胱留置カテーテル、中心静脈栄養、硬膜外チューブ、腹腔ドレーン、胃管などの留置や胃管による咽頭違和感により体動抑制やストレスが強まり、Yさんの安楽が阻害される可能性がある。 ❻❼❽❾❿ 痛みは主観的な体験であることから、Yさんの訴えそのものを理解することが難しい。そのため、鎮痛薬と疼痛との関連を把握し、さらにフェイススケールなどを用いて客観的に痛みをとらえ、Yさんの疼痛をコントロールすることが必要になる。疼痛の持続は不眠、疲労、不安などを増強させることにつながり、安楽の変調にも影響をもたらす。また疼痛はADL拡大を阻害し、術後肺合併症を併発することから、心身両面において疼痛コントロールを図ることは重要になる。
TP（直接的ケア計画） ① 指示による鎮痛薬の与薬 ② 深呼吸時や咳嗽時に創部側に手を当てるなどの疼痛緩和ケア ③ 体位変換時の介助と枕などの使用による安楽な体位の工夫 ④ 環境整備（ルート類、カーテンの使用など）、良眠への援助 ⑤ 保清への援助→全身清拭、口腔ケア、手浴、足浴など ⑥ リラクゼーション→マッサージ、音楽をかけるなど	❶❷❸ 術直後の患者は術後であることから過剰に安静を保とうとする。患者のつらさを受け止めつつ、創部を保護しながら少しずつ離床への促しを行う。 ❺ 術後の身体的侵襲や点滴、ドレーンなどのさまざまなルート類、そして創部痛により、1人では身体の保清を図ることが困難な状態にある。全身清拭を介助する際、皮膚の状態を観察し、体動を促しながら早期離床につなげていくことが必要である。そして、術後禁食が続き、食事が口から入らないことによる口腔内の汚れも生じることから、口腔ケアを施行する。さらに、手浴、足浴などを行って循環をよくし、気分爽快感を得られるようにする。 ❻ マッサージをすることは、気分をリラックスさせる効果がある。さらに好みの音楽を流すことも、心身ともに気持ちを和ませる効果がある（ただし音量はほかの患者の迷惑にならないように配慮する）。治療に傾きがちな時期であるからこそ、精神面からの環境調整も意図的に行う。
EP（指導計画） ① 鎮痛薬の使用について説明し、痛みは我慢せずにスタッフに報告するよう説明する。 ② ルート類があっても身体を動かせることを提示しながら説明する。 ③ 好みの音楽には、気持ちを和ませる効果があることを説明する。	

＃3　胃がん告知による病気、手術、予後に対する不安

　Yさんは、手術の必要性を理解し、手術に対しても「寝ていれば終わるから、別に不安はない」と話していた。しかし、術前オリエンテーションが始まり、手術の日が迫るにつれ、徐々に緊張が高まっている。また、がん告知を受けていることから、胃がんという疾患、再発への思い、入院生活による家族への思い、手術の成功、術後の痛み、そして術後の身体回復など、さまざまな不安を抱いている。がんという言葉のもつイメージが不安を強くするものと考えられるが、Yさんも徐々に緊張が強まっている様子がうかがえる。

　また、Yさんには3人の子どもがおり、妻、母として家庭内の役割に変調をきたす可能性がある。さらに、仕事を続けているため、社会における役割にも変調をきたすことも不安要因になる。

＃3　関連図

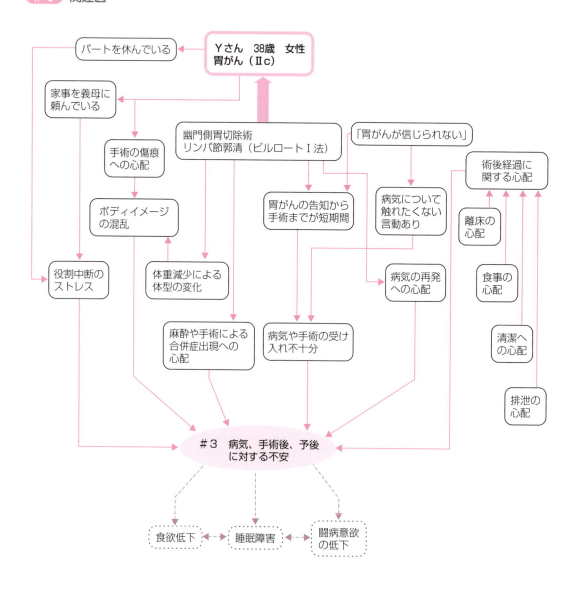

看護目標

Yさんが自ら不安な気持ちを表出できる。

看護計画	看護計画の根拠・理由
OP（観察計画） ① 疾患や手術後の経過に対する患者・家族の理解度 ② 患者・家族に対して行われた疾患や手術についての説明内容 ③ 患者・家族の言動や表情、話の内容 ④ 睡眠時間、熟睡感の有無 ⑤ 患者の表情、言動などからうかがえる患者の心理状態 ⑥ 手術後の経過や退院後の痛みや生活に対する患者、家族の不安言動の有無 ⑦ 再発に対する患者、家族の思い、不安言動の有無 ⑧ 入院前の生活背景や家族や社会の中での役割 ⑨ 患者のスタッフへの質問の有無・内容 ⑩ 患者同士の情報交換の内容 ⑪ 仕事復帰への思い、不安言動の有無	❶❷❸❹ 患者は以前虫垂炎の手術の経験があるものの、術前オリエンテーションが開始され、手術への準備が進むにつれ、病気や予後、手術後の疼痛、経過に対する不安が高まっている。手術を目前にした心理状態を患者の言動や睡眠状態、食事摂取状況からよく把握して、患者の訴えを傾聴して手術に対する不安の軽減に努め、患者は落ち着いて手術に臨むことができた。手術後も継続して患者の心理状態を把握していく必要がある。 ❻ 術後に対する不安も把握し、術後や退院後のイメージが具体的にどのようになっているかを把握する。 ❼ 今後も定期的に経過観察をしていくことを伝え、不安や疑問が生じた場合、必要時医師からの説明などの調整をする。 ❽ 入院前の生活状況や役割などについて把握し今後どのように生活していくか患者、家族と検討していく必要がある。 ❿ 患者が得る情報には医師、看護師からの説明だけでなく、同室者から断片的に得られる情報などが加わって、強い不安を抱くこともあるので、適宜、調整する。 ⓫ 仕事復帰時期に対する患者の考えや社会復帰に向けての不安を把握する。退院後の外来受診時に復帰時期について相談し、少しずつ仕事復帰を進めていくことや、仕事内容を具体的に把握して患者にあった働き方を考えていく。
TP（直接的ケア計画） ① 患者・家族とコミュニケーションをとり、不安を表出しやすいように傾聴する。 ② 環境整備 　・プライバシーの保護 　・質問しやすい雰囲気づくり ③ 不安の内容を把握し必要時医師から説明などを調整する。 ④ 患者・家族の訴えに対して共感的姿勢でかかわる。 ⑤ 不安要因に対する対応 ⑥ 気分転換活動を提供する。	❶ 術前に患者・家族が抱えている不安が表出できるように人間関係づくりや、環境整備は最も重要なことである。 ❷ 病床環境（多床室）によりプライバシーが保たれない場合があるため、環境調整をして表出しやすい環境づくりや関係性を築くことが大切である。 ❸ 患者・家族が抱えている不安や疑問を把握し、医療者で共有して問題解決に向かえるように努め、必要時医師からの説明が受けられるように調整する。その際、医師の説明に対する理解度や受け止め方など、説明された情報を整理できるように補足説明することも必要である。 ❹❺ 患者・家族が抱えている不安や疑問を整理し、患者自身が問題解決に向かえるように支援していく。 ❻ 気分転換活動を行うことで、気分もリラックスさせる効果もあるため、精神面からの環境調整も意図的に行う場合もある。
EP（指導計画） ① 術式や術後の経過についての患者の理解度を把握し、必要時、補足説明を行う。 ② 心配なことや疑問点などがあればいつでも相談するように伝える。	❶❷ 患者・家族の理解度や受け止め方の把握や、患者・家族自身が疑問などを聞くことができているのかなどを確認し、患者が治療や今後の経過を受容できるように支持的な態度で接することが大切である。

引用・参考文献
1）小松浩子ほか：系統看護学講座別巻　がん看護学、第3版、医学書院、2017
2）大西和子ほか：がん看護学、第2版、ヌーヴェルヒロカワ、2018
3）松田正樹編：JJNブックス　消化器疾患ナーシング、第2版、医学書院、2000
4）竹内登美子編著：講義から実習へ　高齢者と成人の周手術期看護3、開腹術／腹腔鏡下手術を受ける患者の看護、第2版、医歯薬出版、2013
5）雄西智恵美、秋元典子編：周手術期看護論、第3版、ヌーヴェルヒロカワ、2014

9 大腸がん

carcinoma of the colon and rectum

病態生理

大腸がんの死亡数は、男性では胃がんに次いで第3位（第1位は肺がん）、女性では第1位を占める。2016年には、大腸がんで5万63人（男性2万7026人、女性2万3037人）が死亡した。その内訳としては、結腸がんで3万4521人、直腸がんで1万5578人が死亡している。大腸がんは比較的治療成績がよいがんであるが、早期には自覚症状がないことも多く、定期的な検査での早期発見が重要である。

> **！ 学習 Check Point**
>
> - □ 大腸がんの90％は腺がん
> - □ 免疫学的便潜血反応
> - □ 内視鏡検査、内視鏡的粘膜切除術
> - □ 注腸造影検査
> - □ 大腸がんの病期（ステージ）分類
> - □ 大腸がんの大腸がん取り扱い規約による分類、デュークス分類
> - □ 内視鏡的治療・腹腔鏡下手術
> - □ 直腸がん手術の約80％が肛門括約筋温存術
> - □ 化学療法・分子標的治療薬療法、放射線療法

大腸がんの病態

1 大腸がんとは

大腸がんは大腸に発生する悪性腫瘍で、直腸にできるがんを**直腸がん**、S状結腸より口側に発生するものを**結腸がん**といい、合わせて大腸がんとよぶ。

大腸がん粘膜は円柱上皮であるため、組織学的には**90％が腺がん**を占める。大腸がんは**大腸ポリープ**（良性腺腫）から発生する場合と、粘膜から直接発生する場合があるが、多くは**ポリープ＊**に由来する。

大腸がんは加齢とともに発症が増加し、**60歳代**で最も多く、次いで70歳代、50歳代の順にみられる。高齢化と食生活の欧米化によって大腸がんは**増加傾向**にある。

大腸がんの好発部位は、S状結腸（31.5％）が最も多く、次いで直腸（21.1％）である。S状結腸以下の大腸がんが全体の約62％を占める（**図9-1**）。

＊ポリープ：腸管粘膜にできる局所的に隆起した良性の腫瘍のこと。大腸ポリープの95％はその後、大腸がんになる。

2 原因

大腸がんは発がんを促す遺伝子（がん遺伝子）が現れたり、発がんを抑えている遺伝子（がん抑制遺伝子）が働かなくなることにより発生する。**高動物**

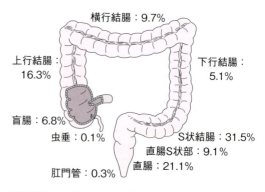

図9-1 大腸がんの好発部位
（平成26年度消化器がん検診全国集計、http://www.jsgcs.or.jp/files/uploads/iinkai_h25.pdfより作成）

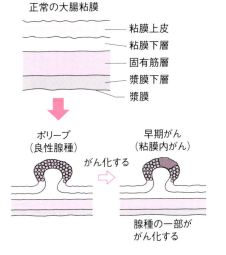

図9-2 大腸がんの発生機序

性脂肪、高タンパク質、低繊維食など、食生活の欧米化も誘因となる。

高脂肪食で多く分泌された胆汁酸が小腸で吸収しきれずに大腸に入り、腸内細菌によって分解される際にがんの原因となる発がん物質がつくられ、大腸粘膜にがんが発生すると考えられている。

また、低繊維食では便の量が減少して大腸内に長時間とどまり、粘膜が発がん物質に長くさらされることになる。

大腸がんは**ポリープ**ががん化することが多い（図9-2）。組織学的には腺がんが90%で、大部分は**高分化、中分化型**である。

なかでも大腸にポリープが多数に形成される**家族性大腸ポリポーシス**では、腺腫の一部が40歳までにがん化する。また、**潰瘍性大腸炎**では大腸粘膜にびらんや潰瘍が形成される。炎症が長期に続くと、大腸がんが発生することがある。

3 症状

発生初期は自覚症状がないことが多い。**血便、排便異常、腹痛**などの自覚症状や、**貧血、腹部腫瘤触知**で発見されることもある。上行結腸では軽度の**腹痛**や**下痢**が起こるが、腸管内腔が広いため、症状は現れにくい。大腸下部のS状結腸や直腸発生のがんでは症状が現れやすく、**下血**で気づくことが多い。また、**狭窄症状**（便秘、下痢と便秘の交互の出現）がみられることもある。

大腸がんの検査と診断

1 検査

● **便潜血検査**

大腸がんのスクリーニング検査として、便に血液が混じっていないかを調べる。ヒトヘモグロビンに特異的な抗体を用いた**免疫学的便潜血反応**が行われる。

● **大腸内視鏡検査**

粘膜の発赤や退色による微妙な変化で、早期がんや小さなポリープを発見できる。色素を散布して病変を浮かび上がらせることもある。大腸内視鏡下の生検、または**ポリペクトミー**からの組織診によって診断する。

● **注腸造影**

隆起したがんはバリウムの欠損像として、陥没したがんはバリウムの溜まりとして写る。進行大腸がんは腸管に沿ってぐるりと全周的に発育する。X線写真上には、がんの発育によって狭窄した腸管が、細くリンゴの芯のように写し出される。これを**リンゴの芯様像**という（図9-3）。また、腸管壁は不整に写される。

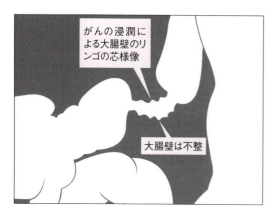

図9-3 大腸がんの注腸造影

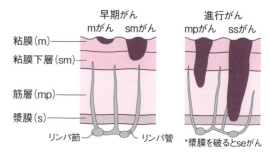

0期：がんが粘膜内にとどまっているもの
Ⅰ期：がんが大腸壁内にとどまっているもの
Ⅱ期：がんが大腸壁を超えているが、大腸の周りの臓器には及んでいないもの
Ⅲ期：がんが大腸の周りの臓器に広がっている、あるいはリンパ節転移があるもの
Ⅳ期：がんが遠くに腹膜や、肝臓、肺などの大腸から離れた臓器に移転しているもの

図9-4 大腸がんの進行度分類

● 直腸指診

肛門から指を入れ、直腸を指の届く範囲で調べる。直腸がんが肛門に近い場合は、指診によって腫瘤を触知できる。

● 腫瘍マーカー

がん胎児性抗原（**CEA**）は大腸がんがあると上昇する。血清CEAの測定により、進行がんの存在や、その進行度を知ることができる。

2 大腸がんの病期（ステージ）分類

大腸がんには早期がんと進行がんがあり、進達度、転移などの要因によって病期（ステージ）が分類されている（図9-4）。

進行大腸がんの肉眼的分類には**デュークス分類**がある（図9-5）。このほか、肉眼的分類には胃がんと同じ**ボールマン分類**も利用されている（図9-6）。0型（**表在型**）、1〜4型、5型（**壁外性進展の特殊型**）の6類型に分けられる。分類は胃がんに準じるが、0型（表在型）は、さらに**隆起型（Ⅰ型）**、

・デュークスA型：大腸壁内にとどまり、漿膜に浸潤していないもの

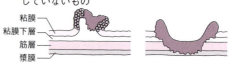

・デュークスB型：大腸壁を貫き漿膜に浸潤しているが、所属リンパ節への転移はないもの

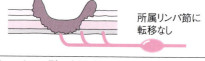

・デュークスC型：大腸壁を貫き漿膜に浸潤し、所属リンパ節にも転移しているもの

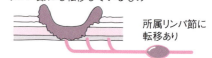

・デュークスD型：腹膜、肝臓、肺などへ遠隔転移のあるもの

図9-5 進行大腸がんのデュークス分類

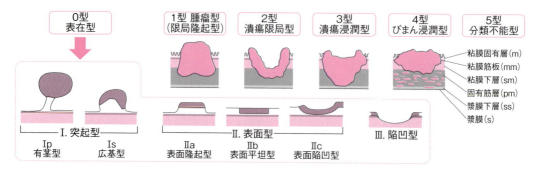

図9-6 大腸癌取り扱い規約による分類

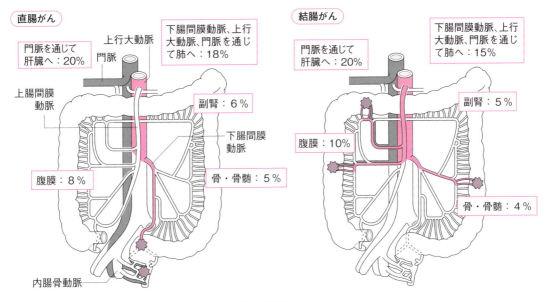

図9-7 大腸がん（直腸がん、結腸がん）の転移

有茎型（Ⅰp型）、広基型（Ⅰs型）に分けられる。

大腸がんの転移はリンパ行性転移、血行性転移、腹膜播種性転移に起こるが、**血行性による肝転移**が多い（図9-7）。

大腸がんの治療

大腸がんの治療法は、ステージ（病期）によって決定される（図9-8）。大腸がんの治療は**外科的切除**が基本である。肝転移に対しても積極的に切除が行われる。早期がんでは内視鏡的治療や腹腔鏡手術も行われている。

● **内視鏡的治療**

隆起型の早期がんである腺腫内がんのうち、粘膜（m）がんはポリープ切除（ポリペクトミー）を行う。肛門から挿入した内視鏡でがんを含むポリープを切除する。有茎性のものはスネアを引っ掛けて高周波電流を流して切除する。平坦なものを周囲の粘膜を浮き上がらせて切除する内視鏡的粘膜切除術（EMR）を行う（図9-9）。最近では高周波電流を流さないで切除するコールドポリペクトミーも行われている。早期がんであっても病理検査でリンパ節転移があると診断された場合は外科手術が必要となる。

● **腹腔鏡下手術**

全身麻酔ののち、腹部に5～10mmの小さな孔を

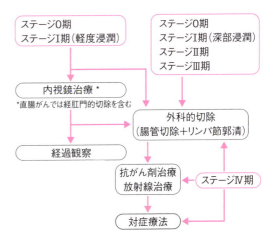

図9-8 大腸がんの病期（ステージ）治療方針

（大腸がん研究会：患者さんのための大腸がん治療ガイドライン 2014年版より改変）

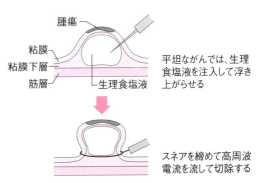

図9-9 内視鏡的粘膜切除術（EMR）

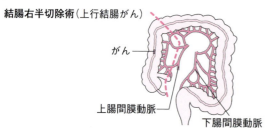
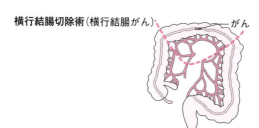
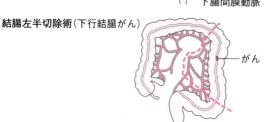
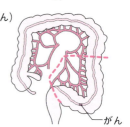

図9-10 結腸がんの手術

4〜5か所切開して、炭酸ガスを腹腔内に送気し、腹部を膨らませた状態する。径が5mmと12mmのトロカー（筒状の外套）を全部で4〜5本腹腔内に挿入して、細長い鉗子と、腹腔鏡（カメラ）を入れ、モニター画面を見ながら手術を行う。

● 外科的切除術

基本的にがんのある部位の大腸の切除と周辺のリンパ節郭清を行う。

《結腸がんの手術》

がんのある部位から両側に約10cm離れた部分の**腸管を切除**し、縫合する。**リンパ節郭清**を行う。長めに切除しても術後の機能障害はほどんど起こらない。手術法には、結腸右半切除術、横行結腸切除術、結腸左半切除術、S状結腸切除術などがある（図9-10）。

《直腸がんの手術》

直腸の周囲には前立腺、膀胱、子宮、卵巣などがあり、排便や排尿、性機能などは骨盤内の自律神経によって支配されている。そのため、直腸がんの手術では、各機能の保存とがんの切除の兼ね合いが重要となる（図9-11）。

・**直腸局所切断術**：早期がんやリンパ節転移の可能性がない場合は、肛門からの操作のみでがんを切除したり（**経肛門的局所切除術**）、複臥位で仙骨から肛門にかけて5cmほど切開してがんを切除する（**経仙骨的局所切除術**）。

・**前方切除術**：肛門から2〜3cm離れた部位で直腸を切除し、結腸と直腸を**自動吻合器**を用いて吻合する（可能なかぎり自律神経は温存する）。直腸だけを切除するため肛門機能を保つことができ、QOLも優れているため、直腸がんの80％で実施されている。

・**括約筋間直腸切除術**：肛門括約筋の一部を切除して根治性を保ちながら、肛門を温存する手術である。

・**直腸切断術（マイルズ手術）**：肛門に近い直腸がんに対して、直腸と肛門括約筋を切除する術式である。**人工肛門**（腸内容物の排泄孔：**ストーマ**）を設置する必要がある。患者に対して、必要性の理解、設置部位の決定、日常のストーマ管理などへのケアが大切となる。

・**自律神経温存手術**：骨盤内の自律神経束を残しながら周辺組織のがんを切除する方法で、排尿や射精、勃起などの機能を保つようにする。

● 化学療法・分子標的治療薬療法

化学療法には、術後の再発抑制を目的とした補助化学療法と、切除不能な進行再発大腸がんを対象とした化学療法がある。術後補助化学療法として標準的な治療は、「フルオロウラシル（5-FU）＋レボホリナート＋オキサリプラチン（エルプラット®）」の3剤を使用する**多剤併用療法（FOLFOX療法）**である。患者の状態に合わせて**分子標的治療薬**を併用することがある。

分子標的治療薬としては、ベバシズマブ（アバス

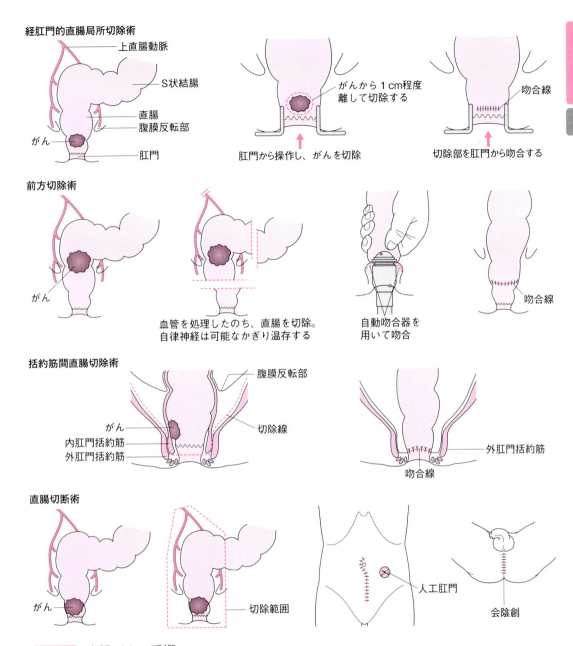

図9-11 直腸がんの手術
(大腸がん研究会:患者さんのための大腸がん治療ガイドライン2014年版より改変)

チン®)、セツキシマブ(アービタックス®)、パニツムマブ(ベクティビックス®sw)などが用いられる。

● **放射線療法**

　直腸がんの術前の腫瘍量減量や術後の再発抑制、肛門温存を目的とした補助放射線療法があり、目的に応じて術前、術中、術後照射が行われる。また、切除不能な大腸がんによる疼痛や出血、便通障害などの症状緩和や延命のために緩和的放射線療法が行われる。

引用・参考文献
1) 山田幸宏:看護のための病態ハンドブック、第2版、医学芸術社、2007
2) 日本消化器がん検診学会全国集計委員会:委員会報告、平成26年度消化器がん検診全国集計、日本消化器がん検診学会雑誌、Vol.54(1)、Jan. 2016、http://www.jsgcs.or.jp/files/uploads/iinkai_h25.pdf
3) 大腸がん研究会:大腸がん治療ガイドライン医師用2016年版、http://www.jsccr.jp/guideline/2016/index_guide.html
4) 大腸がん研究会:患者さんのための大腸がん治療ガイドライン2014年版、http://www.jsccr.jp/forcitizen/comment03.html#cp06

大腸がん患者のナーシング・ケアマップ

	手術前々日	手術前日	手術当日 術前	手術当日 術後	術後1日	術後2日
看護目標	・心身ともに最良の状態で手術を迎えることができる			・循環・呼吸動態に変動が起こらない ・創部痛が緩和される ・術後出血が起こらない ・同一体位による苦痛が軽減される	・循環動態が安定している ・呼吸器合併症の徴候がみられない ・離床できる	・腸蠕動運動が回復する
活動	□制限なし			□ベッド上安静 □体位変換可	□歩行可（状況をみながら離床を勧める）	
食事	□常食	□昼食から食止め（水分のみ可）	□朝から絶飲絶食（内服薬服用時少量の水分可）輸液開始	□絶飲絶食 □輸液管理	□飲水可	□流動食
清潔	□入浴可	□体毛除去、臍処置			□清拭	状況に応じて
排泄				□膀胱留置カテーテル → 抜去 □トイレでの排泄		
検査・治療		□午後：経口腸管洗浄剤の内服（2時間かけて内服）	□更衣、弾性ストッキングの着用 □抗生剤（点滴静脈注射） □麻酔前投薬	□酸素吸入（酸素マスク） □持続硬膜外麻酔 □抗生剤（点滴静脈注射） □ネブライザー	→ 止（必要に応じて外す） □胸・腹部X線	→ 止 □常用薬の内服再開、整腸剤の内服開始 → 止 腹腔ドレーン
観察	□常用薬（内服）の確認：前日まで内服可	□排便の状況を確認（透明な液体が排泄されるまで） □頻回な便意と排便による腹痛や疲労感、ふらつき		□体温、脈拍、呼吸、非観血的動脈血酸素飽和度、心電図、尿量（膀胱留置カテーテル）、胃管からの排液、腹腔ドレーン挿入部、創部（2～4時間ごと）	□心電図中止 □膀胱留置カテーテル抜去（蓄尿開始） □胃管抜去 □体温、脈拍、呼吸、非観血的動脈血酸素飽和度、腹腔ドレーン挿入部、創部の観察（4回/日）	□体温、脈拍、呼吸、非観血的動脈血酸素飽和度、腹腔ドレーン挿入部、創部の観察（2回/日） □経口摂取開始による腹部症状の有無
説明	□入院生活一般について（看護師） □手術方法、経過や予後、輸血について（主治医） □麻酔について（麻酔担当医） □呼吸訓練、術前術後の処置や経過について（看護師）					

術後3日	術後4日	術後5日	術後6日	術後7日	術後8日	術後9日
・創部感染の徴候がみられない ・イレウスの徴候がみられない					・退院後の生活に対する不安が表出できる ・社会復帰を目指した適応の方法が分かる	
					□退院可	
		□三分粥	□全粥			
		止				
					□入浴可	
足浴、洗髪、下半身シャワー浴						
				□全抜糸		
抜去						
抜去（排液量・性状、感染の有無に応じて）						
□体温、脈拍、呼吸、創部の観察（1回/日） □排便の有無と回数、性状（特に下痢に注意）						
					□退院指導（退院後の生活について、受診について） □次回受診日の予約	

9 大腸がん

看護プロセス

事例紹介

- **氏名** Tさん
- **性別、年齢** 男性、71歳
- **職業** 無職（元公務員）
- **診断名** S状結腸がん（cT2N1M0）
- **既往歴** 高血圧（現在も内服中）
- **家族歴**
  父親は脳梗塞で、母親は膵臓がんでそれぞれ死亡。三人兄弟の長男で弟と妹は健在。長男（42歳、会社員）と長女（40歳、教員）はそれぞれ独立し別居中。妻（68歳）と二人暮らし。
- **キーパーソン** 妻
- **趣味** 釣り、家庭菜園
- **嗜好**
  喫煙は20本/日、飲酒は日本酒1合/日をいずれも40年間継続していた。現在は禁酒・禁煙中。
- **発症から入院までの経過**
  2か月前から排便時に血液が付着することがあり、かかりつけの開業医を受診。診察の結果、精密検査を勧められ当院消化器内科を受診。注腸X線検査と大腸内視鏡検査の結果、S状結腸がんとの診断を受け、手術の目的で入院となる。
- **入院時の状態**
  身長164cm、体重67kg、血圧142/84mmHg、体温36.0℃、脈拍63回/分、呼吸23回/分。
  「便に時々血が混じる。以前に比べて便が細くなってきたようだ」とTさんは話す。
- **検査所見**
  ・大腸内視鏡検査：肛門から35cmの部位に2型（潰瘍限局型）の腫瘍を認める。生検の結果はGroup5。
  ・胸・腹部CT検査：ほかの臓器に転移は認められず。
  ・MRI：ほかの臓器に転移は認められない。
- **医師からの説明**
  Tさんと妻に対して、「大腸の下部にあるS状結腸にがんがみつかりました。詳しいことは手術をしてみないとわかりませんが、がんが進行している可能性も否定できません。このままだと大腸が狭くなり詰まってしまいます。出血もあるため、手術をしたほうがよいでしょう」との説明があった。さらに「手術後は体力の回復を待って抗がん薬の治療が必要です。手術の結果を見たうえで説明します」と伝えられた。
  Tさん自身は、「便に血が混じったときにはもしかして、と思ったが、まさか自分ががんになるなんて……、どうしてこんなことになってしまったのだろう」と動揺を隠せない。「こうなってしまっては手術するしかない、お任せします」と、手術については納得している。
- **治療**
  手術に必要な検査は外来で行われた。今回は明後日に予定されているS状結腸切除術の目的で入院となる。術後補助化学療法が術後の病理診断と病期分類の結果をもとに検討される予定である。

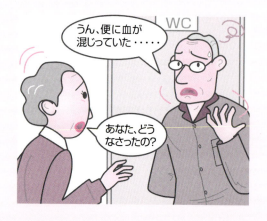

アセスメントのポイント

視点

❶ 大腸の機能とがんの発生部位による症状

回腸から結腸に流入する内容物の90%は水分であり、移送される過程で水分が吸収され、S状結腸で有形便となり直腸へ移動することで排便の準備が行われる（図9-12）。

盲腸から上行結腸と横行結腸の右側までは左側と比較して結腸の内径が太く、内容物も液状や半流動状であることから、がんの病変部位を通過する際の障害は起こりにくい。また、出血があっても水分が吸収されるため、肉眼的に認められないことが多く、初期では自覚症状もほとんどみられない。

一方、横行結腸の左側から下行結腸、S状結腸、直腸については内径が狭くなり内容物も固形化している。そのため、便が通過する際にがん組織を傷つけて出血した場合、便に血液が付着し、それが長期間にわたり放置されると貧血になる。また、大きくなった細胞は大腸内腔を狭くし腹痛や便通異常をひき起こす（図9-13、p.177参照）。

とくに、出血や腹部症状による食欲の低下は栄養状態に大きく影響することから、手術を控えている患者の全身状態をアセスメントするにあたり、重要な観察のポイントである。

❷ がん病変に対する治療の選択

術後の病理診断と病期分類から、エビデンスに基づいたガイドラインに沿って治療が選択される。大腸がんは、病期が早期で原発臓器・組織に「限局」している場合は根治手術が可能であり、予後は比較的良好である。治療法の選択には、個々の患者状態、主治医をはじめとする医療者の考えや方針、患者・家族の意向や要望、セカンドオピニオンといった情報を照らし合わせて、キャンサーボード（総合的多職種カンファレンス、p.179、NOTE参照）で検討される。主治医はここで得られた治療方針を患者・家族に説明し同意を得て、最終的な治療方針を決定する。

このように、治療方針は主治医の一存で決まるのではなく、多くの医療者の意見や患者・家族の意向もふまえ最終決定される。

間違えやすい部分

❶ 手術前の身体面のアセスメント

患者が手術や麻酔の侵襲に耐えられるか、術中・術後の合併症の危険性はないかということを査定する目的で、術前検査が行われる。それと並行して、手術中の生命の危険性を回避して術後合併症を予防する目的で、身体侵襲の大きい処置が行われることがある。Tさんの場合は腸管洗浄がそれに当たる。これらの検査や処置は、苦痛を伴うことが多く、ただでさえ手術を目前に控えて精神的に不安定な患者には、さらに大きな負担になる。

このような検査や処置が安全かつ最小限の苦痛で実施されるには、細やかな観察と、患者自身が必要性を理解し納得したうえで臨むことが必要である。

手術前は、手術や疾患に対する「不安」といった心理面の情報については比較的着目されやすいが、身体面の情報にも十分着目し、苦痛を最小限にすることを目標にアセスメントすることが必要である。

❷ 「告知」と患者の理解

患者はがんの告知を受けた後は、動揺のあまり説明の内容を記憶していないことがある。医師が患者や家族に説明する際には、看護師も必ず同席し、患者や家族がどのようにとらえているのかを把握する。必要な場合は、再度主治医から説明が得られるように機会を設ける。

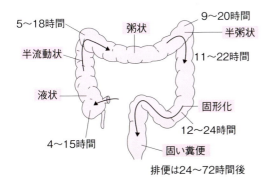

図9-12　大腸における内容物の形状

状況が変わる場合

●発達段階や役割

　Tさんは71歳と老年期にあり、職場もすでに定年退職していることから、社会的には一線を退いている。しかし成人期であれば、職場では働き盛りとして、家庭では育児や家事、介護とそれぞれに重要な役割を担っている。がんに侵されて治療のために入院生活を送ることで、このような社会的な役割の遂行に変調をきたす。

　患者の発達段階や役割を理解し、闘病生活を送ることが対象にとってどのような影響をもたらすのかについて、社会的な側面からのアセスメントが重要である。

情報収集とアセスメント

項目	情報	アセスメント
呼吸	●喫煙歴：20本/日を40年間継続、現在は禁煙中 ●呼吸：23回/分 ●肺機能：%肺活量 80.3%、$FEV_{1.0}$% 70.6%	●術前に呼吸機能を査定することは術後の呼吸器合併症を予防するうえで重要である。%肺活量と$FEV_{1.0}$%の値から換気障害は認められない。また、長年の喫煙歴は術後の気管内分泌物が増加する原因になるため、禁煙を勧める。
循環・体温	●心電図：異常所見なし ●胸部X線：異常所見なし ●血圧：142/84mmHg ●体温：36.0℃	●Tさんは高血圧で内服中であり、現在のところ血圧は高めでコントロールされている。しかし、術中から術後にかけては循環動態が変動しやすく、特に術直後の高血圧によって出血が起こる可能性がある。
栄養	●身長：164cm、体重：67kg ●総蛋白（TP）：6.8g/dL、アルブミン（Alb）：4.1g/dL ●赤血球（RBC）：463×10⁴/μL、血色素量（Hb）：13.8g/L、ヘマトクリット（Ht）：42.0% ●入院前の食欲低下はみられない。入院してからは、低残渣食を1/2～2/3摂取 ●手術前日は腸管内洗浄*の目的で絶食（飲水可） *腸管内洗浄：腸内容物が残ったまま手術が行われると、術野の汚染や術後の創感染、縫合不全、腸管麻痺の原因になるため、術前は腸内容物の除去を十分に行う必要がある	●BMI 24.9、栄養状態は問題なし。 ●貧血の状態ではない。しかし、Tさんの主訴は血便であり、経口摂取中は便の通過による病変部位から出血が持続することから、貧血になる可能性がある。 ●手術前の準備として前日は絶食になることや、腸管内洗浄の際には便とともに大量の水分が排泄されることから、脱水や電解質異常を起こしやすい。
排泄	●排尿・排便ともに自立 ●排便は1～2回/日 ●「便に時々血が混じる。以前に比べて便が細くなってきたようだ」 ●手術前日は経口腸管洗浄を内服予定	●Tさんの「便が細くなってきたようだ」という情報から、がん細胞が大腸の内腔を狭小化している可能性がある。 ●経口腸管洗浄剤（ニフレック®）の内服は、手術前の腸管内容物を排除する目的で行われるが、腹痛、度々トイレに通うことによるふらつきなどの苦痛を伴う。患者の安全や安楽にも配慮することが必要である。
休息・睡眠	●日頃の睡眠時間は7時間/日でよく眠れていた。 ●入院してからは寝つきが悪く、明け方に目が覚めて眠れないことがある。	●入院による環境の変化や、手術に対する不安、疾患や予後に対する不安が入眠を困難にし、明け方目が覚めるといった熟睡感が得られない状況をもたらしている。

項　目	情　報	アセスメント
活動・ 学習・余暇	●趣味は釣りと家庭菜園 ●現在は無職（元公務員）	●約10年前に定年退職し、現在は趣味の釣りと家庭菜園を楽しみながら生活している。
発達課題・ 役割	●71歳、男性 ●現在は無職（元公務員） ●妻と二人暮らし（長男と長女は独立し別居中） ●キーパーソンは妻であり、毎日面会に訪れている。	●子どもはすでに独立して生計を営んでいる。 ●妻にとってもTさんはキーパーソンであり、がんに侵されているという事実は妻にとっても衝撃が大きい。 ●Tさんの入院は、家庭での夫としての役割にも変調をきたす。家族との面会の時間を尊重し、話し合える環境を整えることが必要である。
疾患に対する 認識	●医師からTさんに対して、「S状結腸にがんが見つかりました。がんが進行している可能性も否定できません。このままだと大腸が狭くなり詰まってしまいます。出血もあるため、手術をしたほうがよいでしょう」と説明された。 ●「便に血が混じったときにはもしかして、と思ったが、まさか自分ががんになるなんて……、どうしてこんなことになってしまったのだろう」 ●「こうなってしまっては手術するしかない、お任せします」 ●医師から妻に対して、「肝臓にも転移していることから、手術後はそちらのほうも抗がん薬で治療していくことになります」と説明された。	●Tさんは体調不良（血便）を自覚し自ら受診しているが、自覚した時点で「がんかもしれない」という思いと「まさか自分が」という、相反する気持ちの間で揺れ動いていた。主治医からS状結腸がんであり、がんが進行している可能性も含めて告知されている。Tさんの「こうなってしまっては手術するしかない……」という言葉から、Tさんが動揺していることがわかる。また「……お任せします」という発言から、手術を受けることを納得して受け入れていることが分かる。 ●Tさんには、肝臓に転移があることと、術後抗がん薬による治療を行うことは説明されてない。術後全身状態が落ち着いてから説明されることもあるため、現状を受け入れ、前向きに治療に取り組めるよう、家族を含めた援助が必要になる。
治療	●入院から3日後にS状結腸切除術が行われる予定である。 腫瘍	●結腸がんの手術のスタンダードは、がん病変から口側・肛門側ともに10cm以上の長さを確保してリンパ節の郭清とともに腸管を切除する方法（左図）である。腹部大動脈周囲のリンパ節郭清や周囲にある動・静脈の結紮は術後の出血に結びつくこともあるため、術直後からとくに循環動態を注意深く観察する必要がある。
手術前一般検査	●WBC：5430/μL、RBC：463×10⁴/μL、血色素量（Hb）：13.8g/dL、Ht：40.3%、血小板数（PLT）：22.4×10⁴/μL、TP：6.8g/L、Alb：4.1g/dL、GOT：17IU/L、GPT：19 IU/L、乳酸脱水素酵素（LDH）：164 IU/L、γ-GTP：68 IU/L、%肺活量：80.3%、FEV$_{1.0}$%：70.6%、血清尿素窒素（BUN）：13.8mg/dL、血清クレアチニン（Cr）：0.9mg/dL、心電図：異常なし、胸部X線：異常なし、Na：141mEq/L、K：4.2 mEq/L、Cl：102 mEq/L、がん胎児性抗原（CEA）：6.4ng/mL	●貧血は今のところみられない。栄養状態、肝機能、肺機能、腎機能、心機能も問題なし。電解質バランスも保たれている。

Tさんの情報から作成した全体関連図

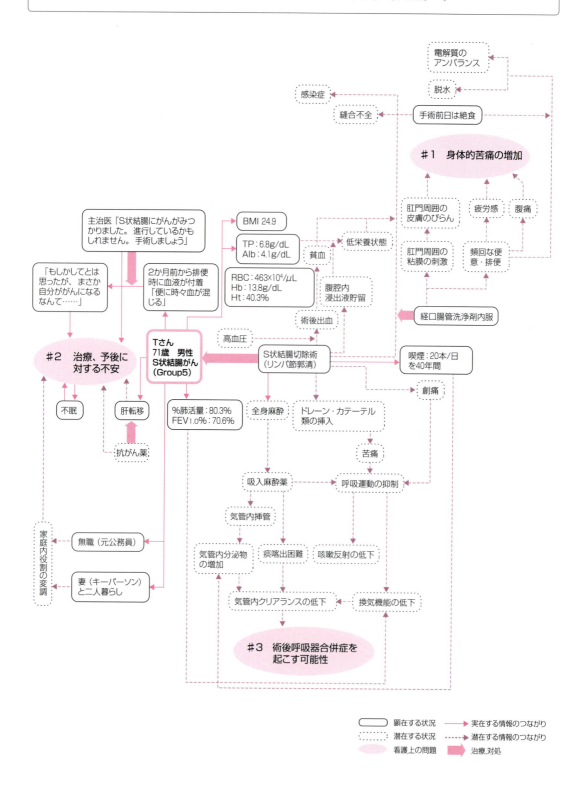

関連図の解説

大腸内に便が残った状態で手術が行われると術野の汚染や術後の創感染、腸蠕動の回復の遅延、縫合不全などの原因になることから、腸内洗浄を行う。しかし、それに伴い、頻回な排便による腹痛や疲労感、肛門周囲粘膜が刺激されることによる皮膚のびらんなどの苦痛が生じる。また、絶食の状態で行われることから、脱水や電解質のアンバランスを起こしやすく、体力が消耗する可能性がある。従って、手術を目前に控えたこの時期は、心身ともに最良の状態で手術に臨むことが重要であり、このような苦痛に対する援助が必要である（♯1）。

主治医はTさんに対して、S状結腸がんで放置すると結腸内の狭窄が起こることや、出血があることなどを理由に手術を勧めた。Tさんは、がん告知を受けたときの衝撃を「まさか自分ががんになるなんて」と語っている。また、がんが進行している可能性も説明されており、Tさんは入院してから不眠傾向にあることなどから、がんに罹ったことで今後の治療や、再発・転移について不安を抱いている可能性がある（♯2）。

術後の合併症のリスクを査定する目的で、術前の一般検査が行われた。Tさんの場合、異常所見は認められなかった。しかし40年という長期間にわたり、毎日20本の喫煙を継続していたことから、術後は気管内の分泌物が増加する可能性があり、術前から呼吸器合併症の予防に向けた援助が必要である（♯3）。

Tさんの看護上の問題

- ♯1 腸内洗浄による頻回な排便に関連する身体的苦痛の増加
- ♯2 疾患や今後の治療、予後に対する不安
- ♯3 全身麻酔、喫煙歴などによる術後呼吸器合併症を起こす可能性

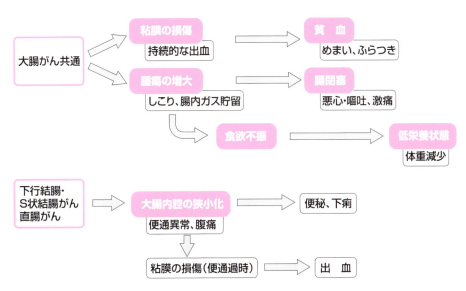

図9-13 がんの進行に伴う症状

♯1　腸内洗浄による頻回な排便に関連する身体的苦痛の増加

　結腸の内容物を除去して清潔な状態で手術を行う目的で、手術の前日に経口腸管洗浄剤（ニフレック®：2L）を内服する。排泄液が透明になるまで内服が続けられることから、頻回な便意と排便により、腹痛や疲労感、ふらつきが生じることが考えられる。

　また、頻回な排便は肛門周囲の粘膜を刺激し、皮膚のびらんを起こす可能性もある。

　手術を目前に控えたこの時期は、心身ともに最良の状態で手術に臨むことが重要であり、このような苦痛が最小限に抑えられるよう、細やかな観察と援助が必要である。

♯1　関連図

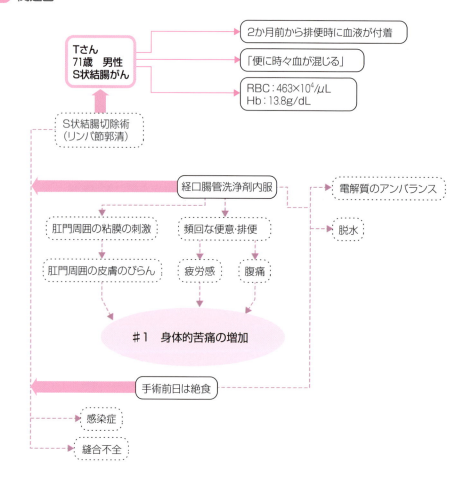

看護目標

❶ 腸内洗浄が確実にできる。
❷ 肛門周囲の不快感が軽減する。

看護計画	看護計画の根拠・理由
OP（観察計画） ① 腹痛・悪心・嘔吐の有無 ② 排泄物を観察し、排液が透明になるのを確認する。 ③ 排便・排ガスの有無 ④ 腸蠕動音の聴取 ⑤ 残便感の有無 ⑥ 肛門周囲の皮膚の状態、出血・疼痛の有無 TP（直接的ケア計画） ① 悪心・嘔吐がある場合は速やかに医師に報告する。 ② 経口腸管洗浄剤は最初の1Lを1時間で内服する。排液が透明になったところで終了する（4L以上は内服させない）。 ③ 排便の状況によっては、追加で浣腸を行う。 ④ 必要時は、排便後に肛門周囲の保清を行う。 EP（指導計画） ① 手術を安全に行うために、腸内容物を完全に除去しなければならないことを説明する。 ② めまいやふらつきがある場合は、看護師を呼ぶように話す。 ③ 排便後は、洗浄便座で肛門を洗浄するように指導する。	❷ 排液が透明になっても経口腸管洗浄剤の内服を継続させることは、患者に不必要な苦痛を与えることになるので観察が必要である。 ❷ 規定量を超える経口腸管洗浄剤の内服は、脱水を起こす危険が高くなる。それでも排液が透明にならない場合は、浣腸を行う。 ❶ 結腸の手術を受ける患者は、内視鏡検査の前処置ですでに経口腸管洗浄剤の内服を経験している。しかし、苦痛を伴う処置であることから、患者の理解度を確認しながら、再度必要性を説明する。

NOTE キャンサーボード

手術、放射線療法および化学療法に携わる専門的な知識ら技能を有する医師や、その他の専門医師および医療スタッフなどが集まり、がん患者の症状、状態および治療方針などを意見交換・共有・検討・確認などするためのカンファレンスのことをいう。

厚生労働省よりがん診療連携拠点病院の指定要件として、キャンサーボードの設置および定期的開催が位置づけられている。

臓器・領域別、各科別などで開催され、対象となるのは、診断が困難な症例や治療方針の難しい症例となる。

主治医をはじめ、外科系・内科系医師、化学療法医、放射線科医、病理医、緩和ケア医などが参加し、確実な診断、最適な治療方針を決めていく。

また、患者の療養生活支援や服薬管理指導、心理社会的支援などのために、看護師、薬剤師、その他のコ・メディカルが参加する場合もある。

これにより適切な治療の提供、療養生活の質の向上が図られ、個々の患者・家族にとって質の高いがん医療の提供をめざす（厚生労働省「参考資料」より）。

♯2 疾患や今後の治療、予後に対する不安

　主治医はTさんに対して、S状結腸がんで放置すると結腸内の狭窄が起こること、出血があることを理由に手術を勧めている。Tさんは、がん告知を受けたときの衝撃を「まさか自分ががんになるなんて……」と語っている。また、がんが進行している可能性も説明されており、手術が終わっても将来や予後に対して楽観できない状態である。入院前のTさんには不眠傾向は認められなかったが、入院してからは寝つきが悪い、早朝に目が覚めるなどの訴えがある。

　Tさんは、がんを告知されたことのほかに、手術の成功、全身麻酔下におかれること、痛み、術後の身体回復などのさまざまな不安を抱えているであろう。

　また、老年期にあるTさんは、長年の公務員生活を定年退職し、長男も独立して、現在は妻と二人暮らしである。社会的には、すでに第一線を退いて妻と穏やかな老後を送っている。とはいえ、家庭では夫という役割があり、妻にとってはキーパーソンである。今回のTさんの体調の変化から検査、入院、手術までの経過は、夫としての家庭内での役割に変調をきたす可能性がある。

　さらに、肝臓に転移している事実は、Tさんには説明されていない。妻に対する説明どおり、術後抗がん薬治療が行われる場合は、さらに大きな衝撃を受けることになり、場合によっては、将来に対して希望をもてずに危機の状況に陥る可能性もある。

　潜在的なものも含めた不安があることで、不眠が増強されることもある。Tさんや妻の不安を的確にとらえ、援助する必要がある。

♯2 関連図

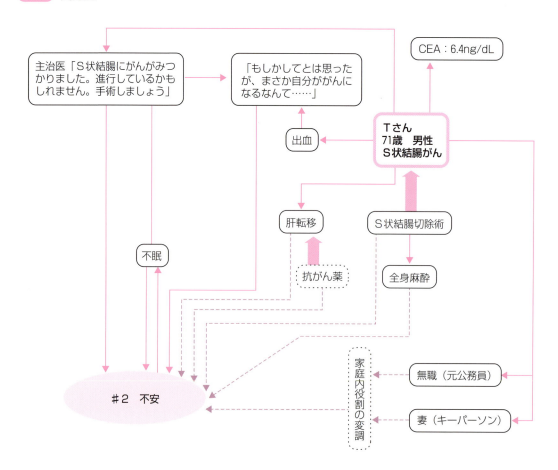

看護目標

❶ 手術の必要性がわかり、それを言うことができる。
❷ 昨夜はよく眠れたという言葉が聞かれる。
❸ 術前訓練を行うことができる。

看護計画	看護計画の根拠・理由
OP（観察計画） ① 患者の表情や言動 ② 食欲の有無と食事摂取量（絶飲食時は除く） ③ 夜間の睡眠状態 ④ バイタルサイン ⑤ 家族との面会時および前後の表情や言動	❶ Tさんは、治療については手術を行うことのみ主治医から説明されている。したがって、この段階においては、手術の必要性を理解し、Tさん自身も納得してその準備を行うことが目標になる。 ❺ 不安を的確にとらえるためには、注意深い観察が必要である。
TP（直接的ケア計画） ① 主治医の説明は患者と一緒に聞く。 ② 主治医の説明が理解できているかどうかを確認する。 ③ ②の結果、再度説明が必要な場合は主治医と調整し、説明の機会を設ける。 ④ 術前訓練を実施する。 　・深呼吸 　・含嗽 　・体位変換 　・床上排泄 ⑤ 術前オリエンテーションを実施する。 ⑥ 患者の訴えを傾聴し、共感する。 ⑦ 患者が求めている情報を提供する。 ⑧ 心配事に対しては対処法を、場合によっては家族とともに考える。 ⑨ 妻や長男の面会中は、周囲に遠慮せずにコミュニケーションがとれるように環境に配慮する。 ⑩ 夜間、良眠できるように環境を整える。 ⑪ 不眠時は、主治医の指示により睡眠薬を投与する。 ⑫ 患者が遠慮せずに訴えを表出できるように、信頼関係をつくる。	❶❷ 患者は、医師の説明を覚えていない場合もある。理解の程度を確認することが重要である。 ❹❺❻❼ 手術当日までの経過はオリエンテーションで説明するが、医師からの説明と同様に、患者の気持ちが動転していたりすると、そのときは理解したつもりでも記憶に残らない場合がある。具体的に理解の程度を確認しながら行う必要がある。 ❽❾⑫ 家族とのかかわりでも、看護師に対して訴えを表出しやすいような関係をつくることが必要である。
EP（指導計画） ① 心配なことや気がかりなことがある場合は、遠慮せずに看護師に話すように説明する。 ② チェックリストなどで理解度や準備の状況を確認しながら、術前オリエンテーションを行う。 ③ 術前訓練の必要性を説明し、チェックリストで進行具合を確認しながら実施する。	

♯3　全身麻酔、喫煙歴などによる術後呼吸器合併症を起こす可能性

　Tさんは71歳であり、40年間の喫煙歴がある。今回の手術は全身麻酔で行われる予定で、気管内挿管の物理的刺激、吸入麻酔薬の肺胞への刺激などにより、気管内分泌物の増加が予測される。

　また、麻酔薬（揮発性）による気道や肺胞の乾燥、線毛運動の低下は、喀痰の喀出を困難にする。

　さらに、麻酔からの覚醒が不十分な場合は、呼吸運動の抑制や咳嗽反射の低下もあって、痰の喀出が困難になる。Tさんの呼吸機能検査の結果（%肺活量80.3%、FEV$_{1.0}$%：70.6%）は、正常範囲内ではあるが下限すれすれの状態であり、術後換気機能の低下が予測される。

　これらの情報から、術後は気道内クリアランスの低下に伴う、無気肺や肺炎などの呼吸器合併症を起こす可能性がある。予防する目的で深呼吸や含嗽などの術前訓練を実施することが有効である。

♯3　関連図

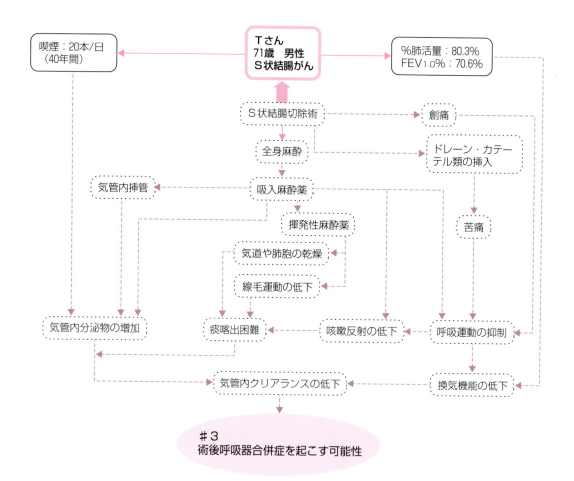

引用・参考文献
1）小松浩子ほか：系統看護学講座、別巻、がん看護学、p.37、医学書院、2013
2）山村雄一ほか監修：最新内科学体系、大腸がん、中山書店、1992
3）千葉勉編：看護のための最新医学講座4　消化器疾患、中山書店、2005
4）大西和子：ナーシングレクチャー　消化器疾患をもつ人への看護、中央法規出版、1998
5）数間恵子ほか編：手術患者のQOLと看護、医学書院、1999

看護目標

❶ 呼吸訓練の必要性を理解し、行うことができる。
❷ 呼吸器合併症を起こさない。

看護計画	看護計画の根拠・理由
OP（観察計画） ① 呼吸状態 　・呼吸数、胸郭の動き 　・呼吸音の減弱や消失の有無、左右差 　・喘鳴、呼吸困難、チアノーゼの有無 　・咳嗽や喀痰の有無と性状 　・SpO_2 　・動脈血ガス分析 ② 排痰の状況 　・排痰の量と性状 　・自力で排痰を試みているか、咳嗽の状況 ③ 感染徴候 　・胸部X線写真、白血球数（WBC）、C反応性タンパク（CRP）、熱型	❶ 術前の呼吸状態を把握しておくことは、術後の変化をとらえるうえで重要である。 ❶❷❸ これらの観察項目は無気肺や肺炎などの早期発見に有効である。そのため、とくに手術の直後から離床が達成されるまでの期間は、頻回に観察する。 ❸ 胸部X線写真上、とくに陰影に注意する。
TP（直接的ケア計画） ① 呼吸訓練の実施 　・トリフロー（呼吸訓練用の器具）を用いた訓練が実施できているか、確認をする（1日4回：6時、10時、14時、20時）。 　・仰臥位またはセミファーラー位の状態で含嗽が行えるように援助する。 ② 酸素吸入 　・指示された流量を確実に投与する。 　・酸素マスクを確実に使用する。 ③ 喀痰の喀出を促す。 　・超音波ネブライザーの施行（1日3回：6時、14時、20時を、1回につき10分間） 　・安楽な体位を保つため2時間ごとに体位変換 　・痰の貯留部位をねらい、体位ドレナージや呼吸理学療法を実施 　・口腔ケアや含嗽の実施 ④ 痰喀出時の苦痛の軽減 　・咳嗽時は、腹部に枕を当てて創痛の増強を予防 　・体動時は、予防的に鎮痛薬を投与 　・痰喀出後は含嗽を行い、不快感を除去	❶ トリフローなど呼吸訓練用の器具は、高齢者や呼吸機能が低下している患者に用いられる。 ❶ 呼吸や含嗽などの訓練は、術前から取り入れることで、術後の呼吸をスムーズに行うことができる。 ❸ ネブライザーや口腔ケア、含嗽は上気道の乾燥と感染予防に有効である。 ❸❹ 痰の貯留が確認された場合は積極的に排痰を援助するが、創痛が増強しないように注意する。
EP（指導計画） ① 呼吸訓練の必要性を説明する（術前）。 ② TPの①と③を行う際には、必要性を説明する。 ③ 術後、痰を喀出する際には、術前の呼吸訓練が思い出せるように効果的に声をかける。 ④ 痰喀出ができたときは、努力を認めて評価する。 ⑤ 早期離床の必要性と方法を説明する。	❶ 術前の患者には、術後の状態がイメージしにくいことがある。わかりやすく説明する。 ❹ 評価することが次回の意欲につながる。 ❺ 呼吸器合併症は、離床が達成された時点で解決にすることが多い。

10 肝硬変

liver cirrhosis

病態生理

肝硬変は肝細胞に壊死が起こり、その結果増生した線維が、結節性に再生した肝実質を取り囲むもので、その病態は肝細胞障害と門脈圧亢進症による。2016年の「人口動態統計年報」(厚生労働省) によると、肝疾患による死亡数 (1万5773人) の全死亡総数 (130万7748人) に対する割合は1.2%であった。そのうちの49% (7702人) はアルコール性を除く肝硬変が死因であった。

> **!** 学習 Check Point
> - □ 肝硬変は肝臓の線維化した状態
> - □ 肝硬変の主な原因はウイルス性肝炎 (B型、C型)
> - □ 三大合併症〔腹水、食道静脈瘤、昏睡 (肝性脳症)〕の理解
> - □ 腹壁静脈の怒張
> - □ 画像診断 (超音波、CT、MRI)
> - □ 血液検査 (アミノ酸代謝酵素、ウイルスマーカー、腫瘍マーカー)
> - □ 治療 (インターフェロン、肝庇護療法)
> - □ 生活指導 (安静、食事、薬剤)

肝硬変の病態

1 肝硬変とは

肝硬変とは、**線維増生**と**再生結節**がみられる肝臓のびまん性疾患である。慢性肝炎などによって肝組織の傷害に基づく変化で、肝細胞に**壊死**が起こり、その結果増生した線維が、結節性に再生した肝実質を取り囲んでいる。肝細胞が壊死する原因はさまざまあるが、終末像は同じであり、いずれも線維化と結節形成が起こる (図10-1)。

すなわち、慢性肝炎では小葉間動脈や胆管などが通る門脈域で線維が増え、次第に周囲に伸びて門脈域同士、門脈域と中心静脈を結合する。その後、肝臓の小葉構造は破壊されるが、球状の結節として再生する。さまざまな大きさの結節が不規則に出現し、肝臓の重量は正常時 (1,300g) よりも軽くなる (850g)。この結節が肝臓内の血液の循環障害を起こし、肝機能を低下させる。

2 原因

肝硬変へ至る慢性肝炎の原因は、**C型肝炎ウイルス (HCV)** や**B型肝炎ウイルス (HBV)** による肝炎ウイルスの感染がほとんどである。わが国の慢性肝炎では、70%がHCV感染、15〜20%がHBV感染が原因である。

また、ウイルス感染がないにもかかわらず、自身の肝細胞を攻撃してしまう**自己免疫性**の肝炎もある。その他、**アルコール**の**過剰摂取**、肥満、インスリン抵抗性、薬物性、中毒性、梅毒や住血吸虫症などの感染症、サルコイドーシス、移植片対宿主病 (GVHD) などが原因となる。

3 代償性肝硬変と非代償性肝硬変

肝臓は予備能力や再生能力が高いため、肝細胞がある程度の障害を受けても、残った肝細胞でその機能を代償することができる。初期の肝硬変では、残った肝細胞によって肝機能が代償されるため、慢性肝炎と同様にほとんど症状がみられない。この時

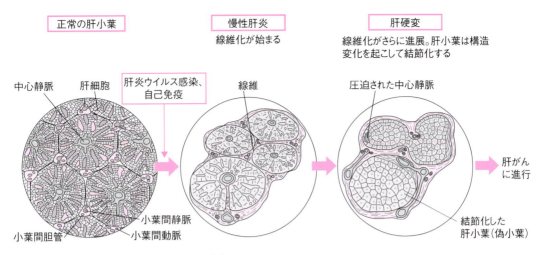

図10-1 慢性肝炎から肝硬変への進行

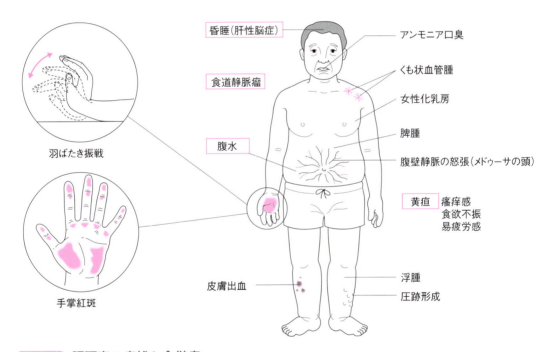

図10-2 肝硬変の症状と合併症

期を**代償性肝硬変**とよぶ。

しかし、肝硬変が進行し、予備能力が失われて肝機能を代償できなくなると、さまざまな症状が現れる。この時期を**非代償性肝硬変**という。

4 症状と合併症

肝機能が低下すると、以下のような症状や合併症が現れる（図10-2）。腹水、食道静脈瘤、肝性脳症を三大合併症という。

- **黄疸**：胆汁の排出が障害された結果、血液中に増えたビリルビンが原因となって眼球結膜や顔などの皮膚が黄色くなる。
- **腹水**：肝臓で合成されるアルブミンは、血液の浸透圧を維持して、血液中の水分が血管外に漏れるのを防いでいる。肝機能が低下して、アルブミンの合成量が減ると低アルブミン血症になり、血管から水分が漏れ出して腹腔内に溜まる。
- **門脈圧亢進症**：肝臓内の結節によって血流が障害

表10-1 肝硬変の重症度分類（チャイルド・ピュー分類）

項目 ＼ ポイント	1点	2点	3点
昏睡（肝性脳症）	なし	軽度	重症（昏睡）
腹水	なし	少量	中等度
血清ビリルビン値（mg/dL）	2.0未満	2.0～3.0	3.0超
血清アルブミン値（g/dL）	3.5超	2.8～3.5	2.8未満
プロトロンビン活性値（％）	70超	40～70	40未満

各項目のポイントを加算し、その合計点で分類する
グレードA（軽症）：5～6点
グレードB（中等症）：7～9点
グレードC（重症）：10～15点

されるため、門脈内の血圧が異常に高まる。この門脈圧の亢進によって、血液が肝臓を流れずにバイパス〔**門脈大循環短絡路（門脈側副血行路）**〕を形成する。このバイパスには、胃から食道の静脈へのルート、臍付近の静脈へのルート、肛門の静脈ルートがあるが、いずれも細い静脈のため血流量の増大に耐えることができずに、**食道静脈瘤、腹壁静脈の怒張**（**メドゥーサの頭**）、**痔核**などが生じる。

また、門脈血の主要な部分を占める脾静脈のうっ血により、**脾腫**が起こる。脾腫によって貧血、血小板減少が生じる。

・**肝性脳症**：タンパク質の代謝過程で産生されたアンモニアは、肝機能が正常な場合、肝臓で代謝・解毒される。しかし、肝臓の代謝機能の低下により代謝・解毒ができなくなると、血液中のアンモニア濃度が上昇する。さらに門脈圧亢進によってバイパスが形成されると、アンモニア濃度の高い血液が脳に達し、**肝性脳症**（昏睡）を発症する。主な症状として、**異常行動や性格変化、知能低下**などの意識障害、**傾眠、昏睡、羽ばたき振戦**などが出現する。

・**原発性肝がん**：肝細胞ががん化した**肝細胞がん**と胆管細胞ががん化した**胆管細胞がん**がある。原発性肝がんの96％は肝細胞がんである。

・**その他の症状**：肝機能の低下によりエストロゲン（女性ホルモン）を処理できなくなるため、男性の場合、乳房が膨らみ（**女性化乳房**）、**精巣萎縮**が起こる。エストロゲンには末梢血管を拡張させる作用もあるため、手のひらや指先が赤く染まったり（**手掌紅斑**）、首や胸などの皮膚に小さな、くものような形の赤い斑点（**くも状血管腫**）が現れる。

5 重症度分類と予後

肝硬変の重症度は軽症、中等症、重症の3つに分類されている（表10-1）。昏睡（肝性脳症）、腹水、血清ビリルビン値、血清アルブミン値、プロトロンビン活性値の5項目から肝硬変の重症度を判定する。各項目のポイントを加算し、合計点が多いほど重症である。3年生存率は、グレードAで90％、グレードBで70％、グレードCで40％である。

予後は成因によって異なり、死因は**肝性脳症、静脈瘤破綻、肝がん合併**であるが、肝性脳症、静脈瘤破綻の治療法の発達で生存率が高まったため、肝がんで死亡する割合が増加している。

肝硬変の検査と診断

1 血液検査

肝細胞内には多くの酵素があり、代謝の働きを担っている。肝細胞が障害を受けると、その血液が血液中に漏れ出すため、その程度を検査する（表10-2）。

2 画像検査

・**超音波（エコー）検査**：肝臓の形や大きさ、表面の形状、肝臓の硬さなどを測定する。

・**腹部CT検査**：造影剤を静注し、肝内の血流を染めて撮影する。肝硬変で発達することの多い異常血管の存在がわかる。

表10-2 肝硬変の血液検査

	項目	説明
肝細胞の変性・壊死・線維化	AST（GOT）　γ-GT（γ-GTP） ALT（GPT）	アミノ酸代謝酵素で、肝細胞が壊れると血液中に漏れ出す。肝硬変ではAST＞ALTとなる
	LDH（乳酸脱水素酵素）	糖質をエネルギーに変えるときに働く酵素で、肝硬変ではあまり値が動かない
	血小板	C型肝炎ウイルスによる肝線維化の推定に利用される。線維化の進行に伴い減少し、10万/μL以下では肝硬変であることが強く示唆される
肝細胞の機能障害	アルブミン（Alb）	血清に含まれるタンパク質で、低下する
	コリンエステラーゼ（ChE）	アセチルコリンなどの分解酵素で、低下する
	プロトロンビン時間（PT） ヘパプラスチンテスト（HPT）	肝臓でつくられる血液凝固因子が減少して、凝固能が低下する
	総コレステロール（TC）	脂質代謝障害によって、コレステロールが低下する
膠質反応	クンケル硫酸亜鉛混濁試験（ZTT） チモール混濁試験（TTT） γ-グロブリン	肝硬変では、血清タンパクの比率が変化するので、その程度を検査して肝障害を推測する
胆汁うっ滞	総ビリルビン（T-Bil） 胆汁酸	ビリルビン抱合能低下と胆汁分泌機能低下によって、血液中に増加する
解毒障害	ICG試験	色素を静注して、肝細胞の解毒機能を調べる
線維化マーカー	P-Ⅲ-P（プロコラーゲンⅢペプチド） Ⅳ型コラーゲン	肝臓の線維化が進むと、線維の主成分のコラーゲンが増加する
ウイルスマーカー	HBs、HCV	B型肝炎ウイルス抗原、C型肝炎ウイルス抗体を調べる
腫瘍マーカー	PIVKA-Ⅱ、AFP（α-フェトプロテイン）	肝がんに反応する特殊なタンパク質を検査する

- 肝硬度測定：弱い振動波を肝臓に与え、肝臓を伝わる速度を超音波を使って測定する。
- 腹部MRI検査：EOB・プリモビストという造影剤を静注し、肝臓での排泄過程をみて早期の肝がんの診断を行う。

3 内視鏡検査

慢性肝炎の後期や肝硬変では、食道や胃に静脈瘤ができ、破裂による出血を起こすことがあるので、早期発見のために行う。

肝硬変の治療

安静と**食事療法**が基本になる。食事療法では、1日摂取カロリーを標準体重当たり30～35kcalとし、タンパク質は1.0～1.5g/標準体重kg、脂質は摂取カロリーの20～25％とする。肝性脳症を伴う場合は、タンパク質を1g/kg以下に制限する。肝性脳症の予防には食物繊維・ビタミンの多い食品を摂取し、便通の改善を行う。必要に応じて緩下剤や下剤を与える。

肝細胞障害による**肝機能低下**、**門脈圧亢進症**、および門脈と**大循環系の短絡（シャント）**によるさまざまな症状に対して対症療法が必要である。

浮腫や腹水には、利尿薬を与薬する。また、肝硬変そのものに対する治療薬はないため、**肝庇護療法**を行う。なお、非代償性肝硬変では肝移植（生体肝移植）が行われることがある。

引用・参考文献
1）山田幸宏：看護のための病態ハンドブック、第2版、医学芸術社、2007
2）日本消化器病学会：肝硬変診療ガイドライン2015、改訂第2版、https://www.jsge.or.jp/files/uploads/kankohen2_re.pdf
3）日本肝臓学会：肝臓病の理解のために―肝がんにならないためになにをすべきか、1 慢性肝炎、肝硬変、https://www.jsh.or.jp/files/uploads/1-Liver_cirrfosis.pdf

肝硬変患者のナーシング・ケアマップ

	代償期
看護目標	・肝機能の障害の程度に応じて適切に生活調整が行なえる ・病気と治療の必要性について理解し治療を継続することができる ・治療の継続、生活調整を行なうことにより非代償期への移行を予防・遅延させることができる
検査・治療	・検査 　血液検査、腹部超音波検査、レントゲン検査、CT・MRI検査、肝生検 ・治療 　肝硬変の原因に対する治療 　　ウイルス性肝硬変：抗ウイルス療法 　　アルコール性肝硬変：断酒 　　自己免疫性肝硬変：免疫抑制療法
観察	・全身倦怠感、易疲労感、食欲、腹部膨満感の有無など ・排泄の状態 　　排尿回数、量 　　排便回数、性状 ・体重、腹囲 ・皮膚の状態
教育・指導	・肝庇護を目的とした生活調整、日常生活の過ごし方 　　食事指導 　　活動と休息 　　感染予防 ・起こりやすい合併症・症状の早期発見と予防
食事	・バランスのとれた食事 　目安[1]：カロリー20～30kcal/kg（標準体重）/日 　　　　　タンパク質1.2～1.3g/kg（標準体重）/日 　　　　　食塩6g/日以下 ・断酒
活動	・日常生活行動の制限なし ・歩行などの軽い運動の継続は筋萎縮を予防する
排泄	・排便コントロール
清潔	・入浴

非代償期
・合併症およびその徴候を理解し異常の早期発見・予防ができる（症状マネジメント） ・ボディイメージの障害やQOLの低下、生命の危機に対する不安や恐怖などを表出することができる
・合併症に対する治療 　　腹水：安静、食事療法（塩分・水分制限）、薬物療法（利尿薬、アルブミン製剤）、腹腔穿刺 　　肝性脳症：安静、食事療法（低タンパク食）、薬物療法（分鎖アミノ酸製剤、合成二糖類、非吸収性抗菌薬） 　　食道・胃静脈瘤：内視鏡的治療（EIS、EVLなど） ・肝移植
・黄疸、手掌紅斑、くも状血管腫など ・浮腫、腹水・腹水に伴う呼吸困難、吐気など ・出血傾向 ・合併症症状の有無 　　食道・胃静脈瘤（消化管出血：吐血、下血） 　　肝性脳症（意識障害、羽ばたき振戦、異常行動、肝性口臭など） 　　特発性細菌性腹膜炎（発熱、腹痛、腹膜刺激症状など）
・重症度、合併症に応じた生活調整、日常生活の過ごし方 　　食事・水分制限 　　活動と休息 ・症状マネジメント
目安[1]：カロリー35〜40kcal/kg（標準体重）/日 　　　　タンパク質1.5g/kg（標準体重）/日 　　　　食塩5g/日以下 　＊合併症の種類、状態によりカロリー、タンパク質、食塩量は検討する 　　　　→（食道・胃静脈瘤の合併症をもつ場合は厳守）→ ・就寝前重点投与（LES） ・生食の摂取禁止
・重症度に応じた医師の指示による ・過度な運動は避ける
→（適宜下剤などの使用）→ ・腹水、浮腫などある場合は利尿薬の使用
・身体の状況に応じた清潔方法 　　自立：入浴、シャワー浴 　　介助：シャワー浴、全身清拭、陰部洗浄、足浴など

ケアマップ

10 肝硬変

看護プロセス

事例紹介

- **氏名** Bさん
- **性別、年齢** 女性、76歳
- **職業** 主婦
- **家族構成** 夫とは死別、50歳代の長女夫婦と同居三人暮らし。長男夫婦は隣県在住
- **既往歴**
  55歳〜高血圧内服治療中
  64歳 健康診断で肝機能低下を指摘され、検査したところ非アルコール性脂肪肝炎と診断される。食事指導を受けたが実施していなかった。
- **性格** 温厚、きれい好き
- **嗜好** 飲酒・喫煙習慣はない。
- **経過**
  3週間前より倦怠感を自覚し食欲も低下していた。次第に倦怠感が増強し、下肢浮腫、腹部膨満感が出現したが、1週間後が受診予定であったためそのまま様子をみて受診予定日に受診した。
  検査の結果、肝機能の低下と浮腫・腹水、食道静脈瘤を認めたため、肝硬変に対する治療と今後の生活に関する指導を目的にC病院へ入院となる。

- **入院後の検査予定**
  - 血液検査
  - 腹部
  - 胸部レントゲン検査
  - 心電図
  - 腹部超音波検査
  - 腹部CT

- **入院後の治療**
  - 食事療法：塩分制限食（1600Kcal/日、塩分6g/日）
  - 薬物療法：内服 ラシックス20mg/日、アルダクトンA25mg/日、ラクツロース50mL/日、便秘時プルゼニド
  - 内視鏡的食道静脈瘤硬化療法（EIS）、内視鏡的静脈瘤結紮術（EVL）施行予定。

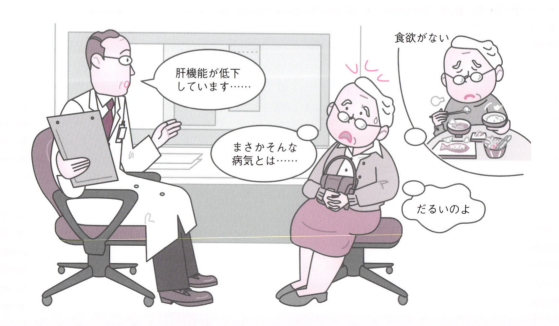

アセスメントのポイント

視点

❶ 肝硬変を生じた原因疾患は何か

肝硬変に至る原因にはさまざまな疾患があり、その疾患によって少しずつ経過が異なる。近年、ウイルス性肝硬変は減少し、アルコール性や非アルコール性脂肪性肝疾患など代謝性障害による肝硬変が増加している。C型肝炎ウイルスによる肝硬変の場合は肝細胞がんを合併しやすいなど原疾患により経過や治療内容がことなるため把握する。

❷ 肝硬変の病期と肝予備能はどの程度か

代償期と非代償期では治療と看護方針が異なる。代償期の看護方針は肝庇護と合併症の予防と早期発見。非代償期の看護方針は合併症と症状コントロールが中心となる。肝硬変は進行性の慢性疾患であるため病期の進行状況の把握は重要である。

❸ 肝硬変の症状による日常生活への影響

代償期は肝機能が保たれているため症状を認めない場合が多い。非代償期はさまざまな症状が出現し、病期が進行し肝予備能が低下すると身体的な苦痛や制限が生じる。

また、ボディイメージの変化や肝臓がんへの進行など不安や恐怖も抱きやすく心理的な苦痛も生じる。その結果、日常生活に影響を及ぼすことがあるため、日常生活について把握する。

❹ セルフケア行動をどの程度行なっているのか、継続するうえで問題となるものはないか

病気の進行を遅らせるためには、日常生活のなかでの肝庇護が重要となる。代償期は自覚症状がほとんどないため治療の必要性を認識せず、治療を継続できない場合もある。

また、必要性を理解し本人のやる気があったとしても、仕事の付き合いやストレスにより肝庇護が日々の生活に組み込めない場合もある。非代償期は症状をもち、その症状を自分でマネジメントしながら日常生活を送らなければならない。

病期により求められるセルフケア行動は異なる。そのため、適切なセルフケア行動を行なっているか、行なえない場合は何が問題なのか把握する。

❺ 周囲の理解と支援体制

肝硬変は長期にわたりセルフケア行動を必要とする疾患である。そのセルフケア行動が実践・継続されるためには家族をはじめとした周囲の人々の理解や支援体制が重要である。

また、病期が進行すると患者自身で肝庇護行動や症状マネジメントのすべてを行なうことが難しくなる。その場合、家族にその支援を求めることが多いため、家族関係や病気に対する理解、介護体制など支援体制について把握する。

病期により間違えやすい部分

代償期と非代償期では肝機能低下に伴う食事や運動についての注意点が異なる。

❶ 食事療法

以前、肝硬変の患者さんに対する食事療法は高タンパク高エネルギー食が勧められていた。これはアルコール性肝硬変の場合には有効だが、日本人に多い肝硬変のタイプはウイルス性肝硬変である。現代の平均的な日本人の食事はすでに高タンパク高エネルギー食であるため、これらを過剰にとることよりもバランスよく適量をとることのほうが大切である。

代償期は、とくに食事の制限はなく、バランスのよい食事を適量とる。非代償期は患者さんの状態と有する合併症によってカロリーやタンパク質・塩分摂取量などが制限される。

❷ 運動（安静と活動）

代償期は過度の安静は必要なく、疲労感を感じない程度の軽い運動は筋萎縮予防のためにも必要である。非代償期は重症度に応じた活動を行なう。サウナや長時間の入浴は避け、入浴後は安静にする時間をもつ。

肝硬変の患者は、病期の進行とともにセルフケア行動の変更点を理解し、生活を調整しなければならない。また、治療法の進歩や生活の変化により以前はよいとされていた行動が現在は勧められていない場合もある。そのことも踏まえ変更点を理解しているか、生活調整は可能かどうか把握することが重要となる。

情報収集とアセスメント

項目	情報	アセスメント
健康知覚－健康管理	●「身体がだるい、お腹は少し張っている」 ●医師にどのように説明されたか聞くと、「治療に関しては先生に任せています。EIS？わからない。今までとくに何も気をつけていなかった。だるいのは歳のせいだと思っていた。痛くもないから治療しなくてもいいかなと思っていた」 ●長女「本人が大丈夫というから任せていた。先生から病名を聞いて死ぬこともあると聞いて驚いた。母は状態をよくわかっていなかったのではないかと思う」 ●アレルギー（－）、感染症（－） ●嗜好品；喫煙習慣（－）、飲酒（－） ●持参薬；降圧薬（アンジオテンシンⅡ受容体拮抗薬）	●肝炎から肝硬変への進行予防には日常の生活管理が重要であるが、これらが適切にできていなかったため肝炎から肝硬変へ進行したと考える。また、肝硬変の療養行動に対する正しい知識をもっていないこと今後行なわれる治療に対しても十分に理解をしていないため、必要な療養行動を適切に行なえない可能性がある。 ●肝硬変の非代償期であり、検査データ上出血しやすい状態にある。 ●下肢浮腫、倦怠感があることより身体のバランスがとりにくく転倒のリスクがある。
栄養－代謝	●入院前の食事；1日3回「食欲がないときは、漬物なんかで食べるようにしていた。脂肪は少なくと言われていたけど気にしていなかった。」 ●入院中の食事：塩分制限食 「病院の食事は味が薄いね」 ●3週間前から食欲が低下している ●両下肢浮腫あり、下肢皮膚は乾燥している。 ●身長151cm、体重66kg、BMI28.95 体重は1か月前より2.0kg増加 ●入院時体温36.8℃ ●検査データ TP：5.6g/dL、Alb：2.8 g/dL、赤血球：310×10^4/μL、Hb：12.0mg/dL、Hct：35%、PLT：6.5×10^4/μL、白血球：4,000/μL、AST：45IU/L、ALT：20IU/L、γ-GTP：43IU/L、LDH：172IU/L、PT-INR：1.7	●肝細胞障害による肝機能低下により、タンパク代謝の低下による低アルブミン血症をきたし、その結果浮腫が生じている。 ●食道静脈瘤があるが、肝機能低下に伴うビタミン代謝低下により容易に出血しやすい状態である。 ●血中アンモニア値の上昇より肝機能低下とともに肝細胞の繊維化による血行障害も進行している可能性がある。 ●食欲低下があり、病院食に対し不満も抱いているため十分に摂取できず栄養状態が低下する可能性がある。 ●下肢は浮腫を生じており皮膚も乾燥している、低アルブミン血症であることから皮膚が脆弱化し損傷しやすい状態である。
排泄	●排便；1回/日（軟便） ●排尿；7回/日（夜間1回） ●腹部膨満、緊満（＋）、腸蠕動音聴取可、腹痛なし、腹部膨満感あり ●検査データ BUN：38.2mg/dL、Cr1.92：mg/dL、Na：142mEq/L、K：4.3 mEq/L、NH3：85μg/dL、Tbil：1.83mg/dL	●ラクツロースの内服により排便コントロールは出来ている。血中アンモニア値が上昇しているため、排便コントロールが適切に行われないと高アンモニア血症を生じる可能性がある。 ●利尿剤の内服により尿量は確保されている。また、ループ利尿薬とカリウム保持性利尿薬を用いているためK値は正常範囲内である。

項　目	情　報	アセスメント
活動－運動	●呼吸数18回/日、SpO2：98%、息切れなし ●脈拍数78回/分（整）、血圧140/68mmHg ●入院時検査データ； 　胸部レントゲン：胸水（－） 　腹部エコー：腹水軽度（＋） ●ADL 「動くと疲れてしまう」 移乗・移動：歩行時に軽度ふらつきがあり、動作も緩慢なときは見守りをしている。 清潔：一部介助で清拭を行なっている。 その他のADLは自立している。	●腹水が軽度あるが、呼吸の異常はみられていない。 ●下肢浮腫、腹部膨満、倦怠感により動作が緩慢であるため、日常生活動作の一部に介助が必要である。また、転倒転落を生じる可能性がある。
睡眠－休息	●睡眠時間：6～7時間 ●「動きたいけど、だるくてベッドで寝ていることが多い」	●睡眠の妨げはないが、倦怠感により日中も休息が必要な状態である。
認知－知覚	●意識清明 ●知覚障害（－） ●腹痛なし、腹部膨満感・緊満感あり ●腹水による腹部膨満、下肢浮腫によるだるさがあり臥床して過ごしている 「体も足もだるい、お腹も張っている。そのせいで動きにくい」	●血中アンモニア値は基準値上限に近いが、意識障害は生じていない。 ●腹部膨満、下肢浮腫による苦痛が生じている。
自己知覚－自己概念	●「今まで何ともなかったのに足はむくむし、お腹は張るし体重も増えて。このままだったら嫌よね」	●肝硬変であることを十分に理解していないため現状と今後の予測ができていない。また、ボディイメージの変化に脅威を抱いている。
役割－関係	●夫とは4年前死別。長女夫婦と同居の三人暮らし。長男夫婦は隣県在住。親子関係は良好 ●入院中は娘が面会に来ている。	●入院中は家族協力が得られており問題はない。退院後の管理については娘の協力が必要である。
セクシュアリティ－生殖	●なし	●なし
コーピング－ストレス耐性	●相談できる人：娘 ●入院前はテレビを見たり、買い物をしていた。	●治療を妨げるものはない。
価値－信念	●「歳もとったからつらいことはしたくない。でも20歳の孫の結婚までは頑張りたいとも思う」	●家族に対する思いは自己管理行動を退院後も継続するうえで強みとなる。

Bさんの情報から作成した全体関連図

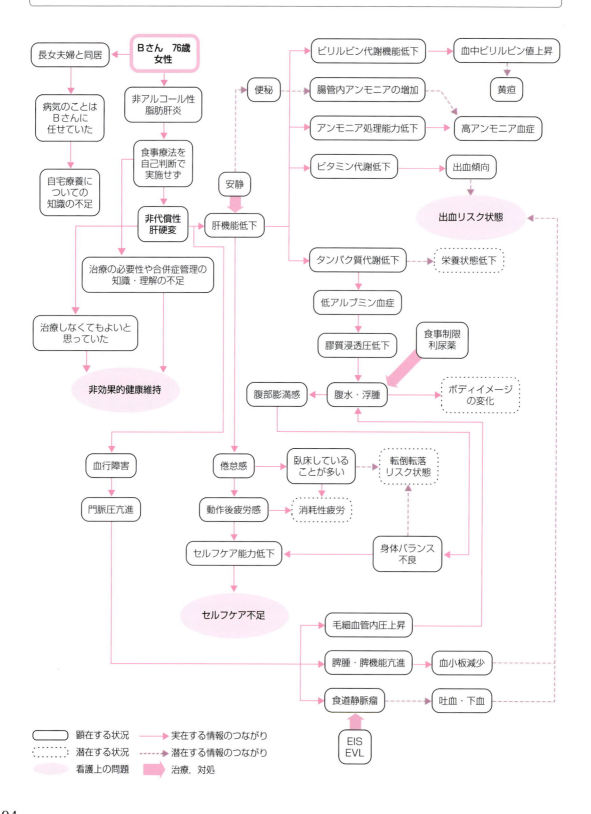

関連図の解説

Bさんは、12年前に健康診断で肝機能低下を指摘され非アルコール性脂肪肝炎と診断される。食事についての説明はあったが、自覚症状もないため自己判断で行なっていなかった。

今回は倦怠感、下肢浮腫、腹水が出現し受診した。非代償性肝硬変（Child-Pughスコア7点で中等度の肝機能障害、p.186参照）と食道静脈瘤と診断され入院となる。

Bさんは肝機能が低下した結果、タンパク質代謝低下による低アルブミン血症と肝細胞の繊維化に伴う血行障害による毛細血管内圧上昇により下肢の浮腫と軽度腹水が生じている状態である。また食道静脈瘤があり、脾機能の亢進、ビタミン代謝低下により出血しやすい状態である（#2）。

さらに、倦怠感や労作後の疲労感があること、浮腫・腹水があるため歩行時に軽度のふらつきがあることによりセルフケア能力が低下しADLは一部介助の状態である（#1）。

Bさんは肝臓が悪いことは知っているが、非代償期肝硬変・合併症の治療や療養についての知識が不足している。さらに今まで治療・生活調整の必要性を感じていないため、肝庇護、合併症予防のための療養を生活のなかに組み込むことが難しい状態である（#3）。

Bさんの看護上の問題

- **#1** 下肢浮腫・腹水と倦怠感と疲労感に関連したセルフケア不足
- **#2** 出血リスク
- **#3** 非効果的健康維持

#1 下肢浮腫・腹水と倦怠感、疲労感に関連したセルフケア不足

　肝硬変代償期はほとんど症状を自覚することなく経過するが、非代償期では高度の肝機能障害によりさまざまな症状や合併症を生じる。その結果、今までと同じように日常生活を送ることは困難となる。

　Bさんは肝機能低下による倦怠感と動作時の疲労感がある。そのためベッドで臥床して過ごしていることが多い。また、下肢浮腫、腹部膨満感により動作が緩慢で、歩行時にバランスを崩すことがある。その結果、移乗・移動動作と清潔動作のセルフケア能力が不足し援助が必要な状態である。

　Bさんの病態と「だるい」、「動くと疲れる」という訴えから【消耗性疲労】の状態であるとも考えられる。しかし、肝硬変の治療中であり症状が今後軽減する可能性があること、現在はセルフケアに障害をきたしていることからセルフケア不足を問題としてとりあげる。

#1 関連図

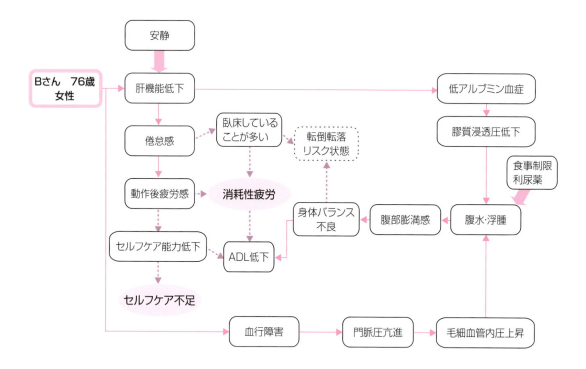

看護目標

倦怠感、疲労感が増強せずにセルフケア動作を行なうことができる

看護計画	看護計画の根拠・理由
OP（観察計画） ① 倦怠感、疲労感の有無と程度 ② 浮腫の有無と程度 ③ 腹水の有無と程度 ④ 腹部膨満感、緊満感の有無と程度 ⑤ セルフケアの状況 ⑥ 睡眠状態 ⑦ セルフケアに対する意欲、不安、ストレスの有無 ⑧ 体重 ⑨ 水分出納 ⑩ 検査データ（肝機能に関する）	❶ 安静時と労作時でそれぞれどのような症状があるのか観察し、苦痛が最小限となるようにする。 ❷〜❹ 症状の変化により患者の苦痛や必要なセルフケア行動の内容を判断する。 ❺ 実際に行なっているセルフケア行動に危険はないのか、自立して行なえるか判断する ❼ セルフケアの内容によっては他者からの援助を受けることに抵抗を覚える場合がある。また今まで自覚症状がなく自立していた場合、症状出現に対する不安や介助を受けることに対して自尊感情が低下する可能性がある。
TP（直接的ケア計画） ① 倦怠感、疲労感の程度により一部介助または全介助 　1）清潔への援助 　2）移乗・移動への援助 　3）その他症状に合わせ1）、2）以外のADLについても必要時介助する ② 適度な休息、安静 ③ 安楽な体位の工夫 　1）下肢の挙上 　2）セミファーラー位またはファーラー位	❶ セルフケア能力が低下しないよう、自分で出来る部分は出来るだけ行なってもらう。過労につながる動作や危険を伴う動作は介助する。 ❷ 疲労感や倦怠感が増強しないように適度な休息が必要である。 ❸ 浮腫や腹水による苦痛を軽減するため体位を工夫する。ファーラー位は腹部の緊張を和らげ腹水による呼吸困難を軽減させる。
EP（指導計画） ① 疾患の特徴と体調、症状に応じた活動をするように説明する ② 患者とともに援助方法を検討する	❶ 疾患の特徴と過労につながるような動作を理解し自らコントロールできるよう援助する。 ❷ 羞恥心を伴う介助も含まれるため患者の意向に沿った援助ができるよう援助する。

＃2　出血リスク

　Bさんは肝機能が低下した結果、ビタミン代謝が低下している。また血行障害により脾臓の機能が亢進し血小板が減少しているため出血しやすい状態である。

　Bさんは食道静脈瘤を生じており、食道静脈瘤から出血しやすい状態である。そのため内視鏡的食道静脈瘤硬化療法療法（EIS）と内視鏡的静脈瘤結紮術（EVL）の治療を予定している。

　さらに、Bさんは腹水・浮腫の治療のため利尿剤を使用しているため夜間もトイレ歩行をしている。歩行時にふらつきを生じておりセルフケア能力が低下している状態であるため転倒転落を生じる可能性がある。転倒することは、さらに出血を生じやすい状態を高めるため出血リスクを看護上の問題としてとりあげる。

＃2　関連図

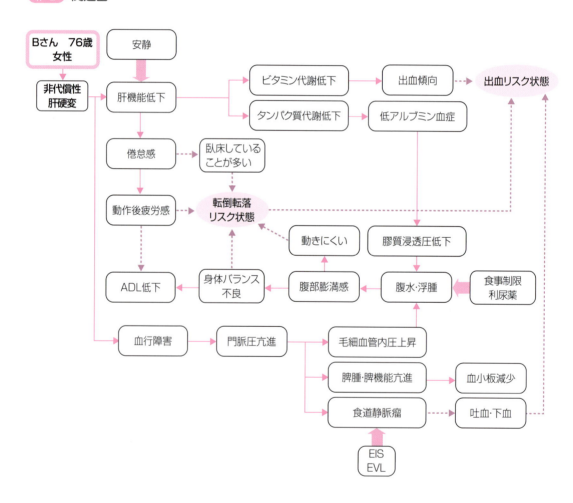

看護目標

食道静脈瘤破裂を予防するための行動がとれる。

看護計画	看護計画の根拠・理由
OP（観察計画） ① バイタルサイン ② 吐血・下血の有無 ③ 吐血・下血の前駆症状や随伴症状能有無 ④ 貧血症状の有無 ⑤ 排便状況 ⑥ 検査データ ⑦ 病気や治療、セルフケア行動についての理解度と実際の行動 **TP（直接的ケア計画）** ① 安静、安楽な体位の保持 ② 排便コントロール ③ 清潔の保持 　口腔内の清潔 ④ 環境整備 ⑤ 吐血・下血時は医師指示による初期治療の管理 **EP（指導計画）** ① 食道静脈瘤と必要な療養行動についての説明 　1）食事 　2）入浴 　3）排便コントロール ② 治療（EIS、EVL）についての説明 ③ 症状が出現した場合すぐに報告するよう説明	❶ 食道静脈瘤破裂により大量出血が生じた場合ショック状態となる。そのため、バイタルサインの変化を把握する。 ❸ 前駆症状がみられた場合、急激な出血が予測される。 ❹ 出血により貧血状態となるため貧血症状が出現する場合がある。 ❶ 出血傾向がある場合、止血しても再出血する可能性があるため安静が必要である。 ❷ 排便時に腹圧がかかることにより出血する可能性がある。 ❹ 安静による苦痛を最小限にするため支援する。 ❶、❷ 自分の病状・治療を理解することで不安やストレスの増大を最小限にする。また、食道静脈瘤は今後も生じる可能性があるため予防法や治療法について理解し退院後も自己管理する必要がある。 ❸ 大量出血した場合、対応が遅れると重篤化する可能性がある。

＃3　非効果的健康維持

　肝硬変は慢性疾患のなかでも、徐々に進行し、重度の生活障害と食道・胃食道静脈瘤の破裂などにより時に生命の危機的状態に陥る疾患である。病状をコントロールするためには病気の進行に合わせた生活調整やセルフケアの内容を変更することが患者には求められる。

　Bさんの場合、肝硬変の前段階である非アルコール性脂肪肝炎時の食事療法を自己判断で中止し、その後も特に気にせず食事を摂っていた。また、肝硬変の症状も加齢によるものと思っていた。このように適切な生活調整、セルフケアができていなかったため非アルコール性脂肪肝炎から非代償性肝硬変へ進行したと考えられる。

　今後は非代償性肝硬変に対するセルフケアを行なう必要があるが、Bさんは疾患および治療法に対する知識が乏しく理解ができていない。そして、「治療をしなくてもよい」というように病気を管理したいという意欲や関心があまりない状態である。このような状態で知識を提供しても退院後のセルフケアには結びつかないことが予測される。そのため今回は知識不足ではなく非効果的健康維持を問題としてとりあげる。

＃3　関連図

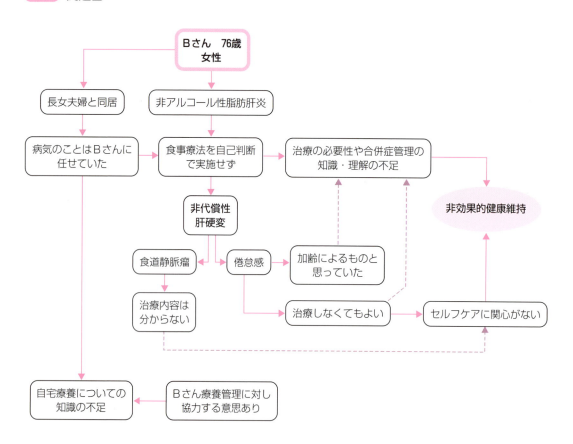

看護目標

必要な療養行動を理解する。今後起こりうる症状や合併症に対する予防行動がとれる。

看護計画	看護計画の根拠・理由
OP（観察計画） ① 病気に対する認識、理解度 ② 表情、言動 ③ セルフケア能力 ④ 実施しているセルフケア内容とその程度 ⑤ 病状、進行度、治療経過 ⑥ 治療内容 ⑦ 社会的役割 ⑧ 家族構成 ⑨ 家族の病気に対する理解度 ⑩ 家族の支援の有無とその体制	❶～❼ 退院後、社会生活を送りながら予防行動をとる必要がある。そのため、病状だけでなく、精神的、社会的背景も含め把握する必要がある。 ❽.❾ 予防行動をとるにあたり、進行性の疾患であるため病状により家族や周囲の人による理解と協力が必要である。
TP（直接的ケア計画） ① 患者、家族の質問・疑問に対し話し合う時間をつくる ② 指示された治療・療養行動が行なえるよう援助する 　1）患者の努力を認める、ほめる 　2）行動できない場合はなぜ出来ないのか患者自身が気づけるように援助する ③ 心理的支援	❶ 身体的苦痛があるときや気持の整理がつかないときは十分な話し合いができないため、状況に合わせながら話し合う機会をつくる ❷ 患者が入院中から予防行動が取れるよう支援し、退院後も継続できるよう患者とともに評価修正する
EP（指導計画） ① 現在の状況と今後必要な療養行動について説明 　1）生活 　2）服薬 　3）食事 　4）症状マネジメント ② 家族に現在の状況と今後必要な療養行動について説明	❶ 肝硬変は長期にわたるコントロールが必要である。療養行動を日常生活のなかに組み込めるよう患者が主体的に考えられるように支援する。 ❷ 合併症によっては意識障害をきたす場合があり、家族が患者に代わり療養行動をとらなければあるため家族・支援者にも説明する。

引用・参考文献
1) 医療情報科学研究所編：病気がみえるvol.1消化器、第5版、p.301、メディクメディア、2016
2) 国立研究開発法人国立国際医療権研究センター肝炎情報センターhttp://www.kanen.ncgm.go.jp/cont/010/kankouhen.html
3) 江川隆子編：これなら使える看護診断厳選NANDA-I看護診断83、医学書院、2013
4) 石川ふみよ編：アセスメント力がつく！臨床実践に役立つ看護過程、学研メディカル秀潤社、2014
5) 山口瑞穂子、関口恵子編：疾患別看護過程の展開、第5版、学研メディカル秀潤社、2016

脳血管

- ⑪ くも膜下出血
- ⑫ 脳梗塞

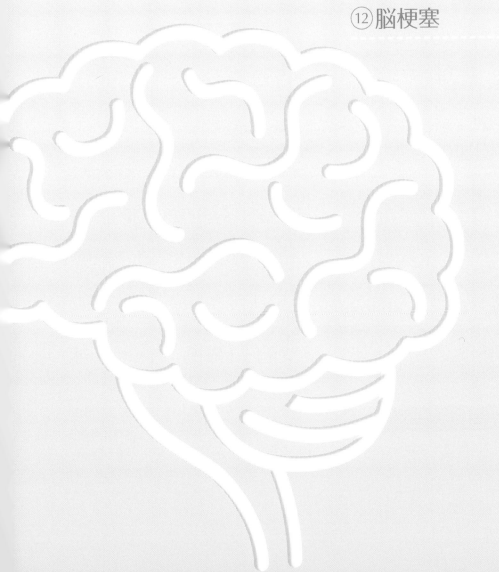

subarachnoid hemorrhage (SAH)

11 くも膜下出血

病態生理

くも膜下出血は、脳梗塞、脳出血などと同様の脳血管障害（脳卒中）の1つである。発症率は脳血管障害の5～10%を占める。くも膜下出血では突然強い頭痛が起こり、それが持続するのが特徴である。くも膜下出血後の再出血は予後不良であるため、防止が最も重要である。

2015年の人口動態統計（厚生労働省）では、くも膜下出血による死亡数は1万2476人であった。

❗ 学習 Check Point

- ☐ 脳卒中の分類とくも膜下出血
- ☐ 原因は脳動脈瘤の破裂と脳動静脈奇形の破裂
- ☐ 直後の症状は強い頭痛が特徴的
- ☐ 髄膜刺激症状（項部硬直、ブルジンスキー徴候、ケルニッヒ徴候）
- ☐ くも膜下出血の重症度分類（Hunt&Kosnik分類、WFNS分類）
- ☐ くも膜下出血の機能評価（FIM、SIAS）
- ☐ くも膜下出血の手術（クリッピング、コーティング）

くも膜下出血の病態

1 くも膜下出血とは

くも膜下出血は、くも膜下腔にある脳表面の血管（動脈瘤）が破れて出血するものである。出血した血液がくも膜下腔の髄液に混入して、さまざまな障害を起こす。

脳は外側より硬膜、くも膜、軟膜におおわれているが、くも膜下出血とはくも膜と軟膜の間（**くも膜下腔**）で起こる出血である（図11-1）。出血した血液がくも膜下腔の髄液に混入して、さまざまな障害を起こす。

2 原因

くも膜下出血は、くも膜下腔に出血した状態である。**脳動脈瘤破裂**によるものが最も多く（60～80%）、ほかに**ウイリス動脈輪閉塞症**（**もやもや病**）、脳動静脈奇形破裂、頭部外傷によるものなどがある（図11-2）。

● 脳動脈瘤

脳動脈瘤は高血圧に伴って生じ、脳動脈瘤破裂の好発年齢は40～60歳台である。**脳動静脈奇形（AVM）**によるくも膜下出血の好発年齢は比較的低く、20～40歳台である。

くも膜下出血は**高血圧性脳内出血、出血性素因**によっても起こることがある。高血圧性脳内出血は、出血が脳室内に穿破し、これがくも膜下腔に流出したものである。

くも膜下出血に引き続いて起こる合併症には、**血管の攣縮***による**再出血**と、**水頭症***がある。血管の攣縮による再出血は、発症後24時間以内に起こることが多い（図11-3）。

また、患者の10%程度には、くも膜下腔閉塞による慢性的な髄液循環障害が生じ、**正常圧水頭症***を引き起こす。その症状としては歩行障害、尿失禁、知能障害などがある。正常圧水頭症は、**髄液シャント術**によって治療することで、症状が回復する。

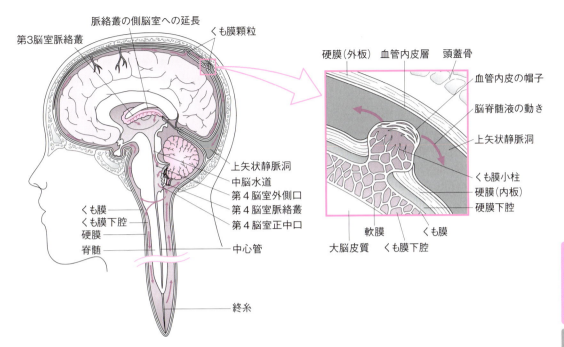

図11-1 くも膜下腔

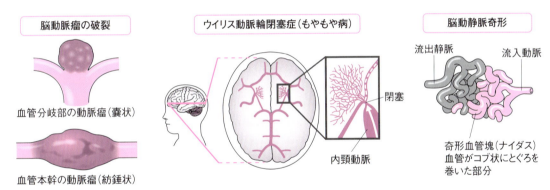

図11-2 くも膜下出血の主な原因

*血管の攣縮：一過性に血管筋が収縮、弛緩する状態。血管は糸のように細くなり、血流低下による虚血状態を引き起こす。脳血管攣縮は急激な意識低下をきたす。
*水頭症：脳内に髄液が貯留して脳室が拡大している状態。拡大した脳室が脳実質を圧迫し、頭痛、嘔気・嘔吐、意識障害などの頭蓋内圧亢進症状を表す。
*正常圧水頭症：水頭症がゆっくりと進行したために慢性的な髄液の循環異常をきたした状態。手術後しばらくしてから、覚醒していた意識レベルが下がったり、歩き方がぎこちなくなるなどの症状として現れる。

● 脳動静脈奇形

　脳動静脈の吻合を伴う、さまざまな大きさの異常な血管が多数、叢状*に集合しているものを奇形血管塊（ナイダス）という。脳動静脈奇形は、流入動

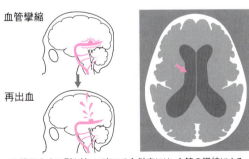

くも膜下出血に引き続いて起こる合併症には、血管の攣縮による再出血と、水頭症〔➡ 脳室の拡大（CT像）〕がある

図11-3 くも膜下出血の主な合併症

脈、奇形血管塊、流出静脈の3部分より構成される。

流入動脈の末梢血管抵抗は減少し、動脈血液量が増大する。流出静脈は大量の血流の流入により、拡張・蛇行し、静脈壁は肥厚して動脈化してくる。脳動静脈奇形*は大脳、とくに**中大脳動脈領域**に好発する。奇形血管壁は動脈、静脈およびその中間型となり、その間に軟脳膜やグリア（神経膠）などが介在している。

発生部位は**一側大脳半球**が80〜85％、大脳深部や正中が15％、小脳、脳幹が10％である。10〜20歳台の若年者にみられ、男性に多い。脳動静脈奇形が破綻すると、脳表面では**くも膜下出血**を、脳内では**脳出血**（高血圧性脳内出血）を起こす。

*叢状：「叢」はくさむら、集まる、むらがるなどの意味がある。叢状は1つのところに群がり、集まった状態を指す。
*脳動静脈奇形：原始血管の発育障害による脳内の血管奇形を脳動静脈奇形という。脳動静脈が異常吻合し、動脈は毛細血管ではなくナイダスを介して静脈につながる。

● ウイリス動脈輪閉塞症

ウイリス動脈輪閉塞症（もやもや病）は、**脳底部異常血管網症**ともいう。頸動脈終末部（脳底部）に**狭窄**あるいは**閉塞像**を示す。側副路として発達した、細い異常血管網がみられる。

発症は若年女性に多く、10歳以下と30〜40歳台の2つのピークがある。成人では頭蓋内出血症状、小児では反復性の痙攣、片麻痺、知覚障害、不随意運動などの脳虚血症状発作が起こる。

3 症状

くも膜下出血では、頭全体、とくに**前頭部**、**後頭部**などに極めて強い頭痛が突然起こり、それが持続するのが特徴である。くも膜下腔に広がった血液により、**髄膜刺激症状**および**脳圧亢進症状**が起こる。

髄膜刺激症状では、**ケールニッヒ徴候**として**項部硬直***や**ブルジンスキー徴候**などが出現する（図11-4）。脳圧亢進症状では、**頭痛**、**嘔気**、**嘔吐**、さらには**眼底出血**などが出現する。

破裂脳動脈瘤による出血では、**意識障害**が出現することが多い。また、これまで経験したことのない強烈な頭痛が生じる。

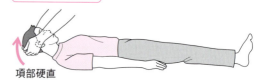

ケールニッヒ徴候

項部硬直

頭部を前屈させようとすると抵抗を感じる。硬直が激しい場合は項部が板のようになり、頭部と同時に肩も浮く

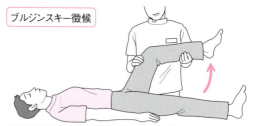

ブルジンスキー徴候

下肢を股関節で90度屈曲させ、さらに膝を130度以上伸展させようとすると、抵抗があり、疼痛を感じる

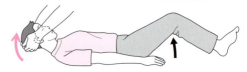

頭部を前屈させようとすると股関節と膝関節が屈曲する

図11-4 髄膜刺激症状

*項部硬直：項部は「うなじ」を指す。頭部の背側の部分。硬直は筋トーヌスが高まること。

● 腰椎穿刺

くも膜下出血で腰椎穿刺（ルンバール）を行うと、**血性髄液**あるいはキサントクロミーとよばれる透明の**黄色髄液**（発症から時間が経過している場合にみられる）がみられる。くも膜下出血の発症後は頭蓋内圧が上昇していることが多いので、脳ヘルニアを防ぐために髄液採取量は最少にする必要がある。

くも膜下出血急性期には、血液は頭部CTスキャンで**高吸収域**として現れる（図11-5）。**脳底槽**、**大脳間裂**、**シルヴィウス裂**に高吸収域が現れるので腰椎穿刺を行わなくても診断できる。

4 重症度分類

発症時の患者の意識障害の程度は、予後を左右するものであり、また治療方針を決定するためには、その重症度の判定が重要となる。重症度分類には**Hunt and Hess分類**、**Hunt and Kosnik分類**、世

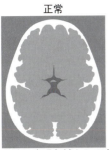
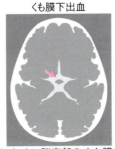

血液は高吸収域として白く写る。とくに脳底部のくも膜下腔はヒトデ型をしており、この部分が白く写る（→）

図11-5 くも膜下出血の頭部CT像

表11-1 くも膜下出血の重症度分類

Hunt and Hess分類（1968）	
Grade I	無症状か、最小限の頭痛および軽度の項部硬直をみる
Grade II	中等度から強度の頭痛、項部硬直をみるが、脳神経麻痺以外の神経学的失調はみられない
Grade III	傾眠状態、錯乱状態、または軽度の巣症状を示すもの
Grade IV	昏迷状態で、中等度から重篤な片麻痺があり、早期除脳硬直および自律神経障害を伴うこともある
Grade V	深昏睡状態で除脳硬直を示し、瀕死の様相を示すもの
Hunt and Kosnik分類（1974）	
Grade 0	未破裂の動脈瘤
Grade I	無症状か、最小限の頭痛および軽度の項部硬直をみる
Grade Ia	急性の髄膜あるいは脳症状をみないが、固定した神経学的失調のあるもの
Grade II	中等度から強度の頭痛、項部硬直をみるが、脳神経麻痺以外の神経学的失調はみられない
Grade III	傾眠状態、錯乱状態、または軽度の巣症状を示すもの
Grade IV	昏迷状態で、中等度から重篤な片麻痺があり、早期除脳硬直および自律神経障害を伴うこともある
Grade V	深昏睡状態で除脳硬直を示し、瀕死の様相を示すもの

WFNS分類（1983）		
Grade	GCS*score	主要な局所神経症状（失語あるいは片麻痺）
I	15	なし
II	14〜13	なし
III	14〜13	あり
IV	12〜7	有無は不問
V	6〜3	有無は不問

*GCS：グラスゴー・コーマ・スケール（Glasgow coma scale）

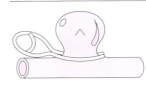

クリッピング術
脳動脈瘤の柄部を金属のクリップで止め、血液を遮断して再破裂を防ぐ

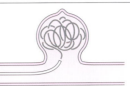

コイル塞栓術
大腿動脈から挿入したカテーテルで動脈瘤にコイルを入れて、血栓をつくって閉塞する

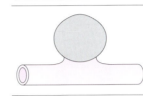

コーティング（ラッピング）術
動脈瘤の柄部が露出できなかったりして、クリッピング術が難しい場合は、接着剤などで動脈瘤をおおう

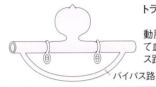

トラッピング術
動脈瘤への血管を結紮して血流を遮断する。バイパス路が必要となる

図11-6 脳動脈瘤の主な外科的治療法

界脳神経外科連合（WFNS）による分類があり、いずれも国際的に活用されている（表11-1）。

5 機能評価

脳血管障害患者の機能評価法には、機能的自立度（FIM）、脳卒中機能評価法（SIAS）などがある。

くも膜下出血の治療

破裂脳動脈瘤の治療には、動脈瘤柄部をクリップで閉塞（neck clipping）し、再破裂を防止する開頭手術がある（図11-6）。また、最近は血管内治療としてコイルを詰めることによる血管内治療（**コイル塞栓術**）が行われることがある。

脳圧亢進症状に対しては、**持続脳室ドレナージ**を行う。

引用・参考文献
1）山田幸宏：看護のための病態ハンドブック、第2版、医学芸術社、2007
2）児玉南海雄監修：標準脳神経外科、第12版、医学書院、2011
3）日本脳卒中学会脳卒中ガイドライン委員会：脳卒中治療ガイドライン2009、http://www.jsts.gr.jp/jss08.html

くも膜下出血患者のナーシング・ケアマップ

	脳動脈瘤破裂から根治手術まで
看護目標	片麻痺・意識レベルの低下などの合併症を起こさずに回復できる
	根治手術まで再破裂を起こさない ・血圧が安定する ・身体的苦痛（頭痛）が軽減する ・血圧増強因子（ストレス、痛み、不安）を与えない
検査・治療	□薬物療法（点滴静脈注射・内服薬） □酸素投与 □頭部CT/MRI、脳血管撮影
観察	□血圧 □意識レベル □神経症状の悪化の有無 □頭痛・項部痛の有無 □再破裂徴候の有無 □尿量、水分出納バランス □1〜2時間ごとの観察
指導・説明	□症状安静の必要性に関する説明 □ストレスのかからないような生活
清潔	□全身清拭・陰部洗浄 □口腔ケア
栄養	□絶食または減塩食（塩分5〜8g） □輸液管理
活動	□ベッド上安静 □直射日光が入らず、かつ静かな病室
排泄	□膀胱留置カテーテル □排便コントロール・努責禁

根治手術から2〜3週間まで	回復期
脳血管攣縮になる脳梗塞を起こさない ・身体的苦痛が軽減する ・神経症状が悪化しない ・意識レベルが悪化しない	・疾患に関する知識と血圧増悪因子を理解し、高血圧を予防する健康管理行動がとれる
□薬物療法（点滴静脈注射→内服薬）	□薬物療法（内服薬）
	□循環動態
□脱水・低タンパク血症の有無	
□2〜4時間ごとの観察	□4〜8時間ごとの観察
□低タンパク血症時は高タンパク摂取指導	□生活習慣指導 □退院指導（定期的な受診、過労・ストレスの軽減の必要性） □家庭血圧測定の指導
□安静度に応じた清拭、陰部の清潔 　→シャワー浴介助 □洗髪・足浴	□シャワー浴・入浴
□低タンパク血症時は高タンパク食	□普通食
□リハビリテーションプログラムに沿った段階的な活動量の増加 □活動量の増加による循環動態状態の変動に注意	□活動量を自己コントロールできるように援助
□ポータブルトイレでの排泄	□トイレでの排泄 □排便コントロール

11 くも膜下出血

看護プロセス

事例紹介

- **氏名** Aさん
- **性別、年齢** 女性、82歳
- **職業** 無職
- **趣味** 花作り・コーラス
- **診断名** 脳動脈瘤（右内頸動脈－後交通動脈〈IC-PC〉分岐部動脈瘤）の破裂によるくも膜下出血
- **家族構成**

夫とは7年前に死別し、現在一人暮らし。長女（56歳）夫婦が近所に住み、2～3日ごとに手伝いに来ている。

- **嗜好** 飲酒なし、喫煙なし。
- **性格** まじめで几帳面である。
- **既往歴**

約15年前から高血圧を指摘され、近医で降圧薬を内服していたが、時々最大血圧が170mmHg台に上昇することがあった。また、6か月前から複視の訴えがあり、眼科に通院していた。やや耳が遠い。

- **現病歴**

12月11日14時30分頃、トイレに行こうと立ち上がったとき、突然頭痛と悪心・嘔吐が出現した。近所に住む長女に電話連絡し、長女が10分後に訪ねたときは尿・便失禁を起こし、居間に倒れていた。声をかけると開眼はした。すぐに救急車を呼び、B病院に搬送された。

意識レベルはGCS（グラスゴー・コーマ・スケール）では13点（E4M5V4）で、CT上くも膜下出血（FisherのSAHの量的重症度分類Group 3）を認めたため、C病院脳神経外科を紹介され、18時に緊急入院した。

- **入院後の経過**

来院時、血圧は192/84mmHgで、意識はGCS13点（E4M5V4）。開眼すると、複視と右眼窩部痛を強く訴えていた。瞳孔と対光反射の左右差はないものの、右の眼裂がやや狭くなっていた。同日、脳血管撮影が行われ、右IC-PC動脈瘤で、Hunt & Kosnikの分類ではGrade 3、WFNS SAH scaleではGrade 2と診断された。

降圧薬の投与を微量注入器で行ったため、最大血圧は140～160mmHgを維持できていたが、体位変換や痛みを訴えるときは180mmHg近くに上昇していた。

翌日、開頭による脳動脈瘤クリッピング術および脳室ドレナージ術が行われた。

- **術後の経過**

降圧薬を使用せず、140～170mmHgの間で経過した。意識レベルもGCS14点（E4M6V4）であった。麻痺などの出現もみられなかった。脳血管攣縮を予防するため、術後は厳密な循環管理を行い、血圧の維持と脱水予防を心がけていた。

術後13日目、朝食を摂取していたとき、急に箸を落とす動作があった。返答も曖昧なため、主治医に報告して即座にMRIを実施すると、両側内包に梗塞巣を認めた。この頃に四肢麻痺が出現し、表情がなく、意識レベルもGCS12点（E3M5V4）に低下した。食事の介助をするが、ほとんど摂取しない状況になった。

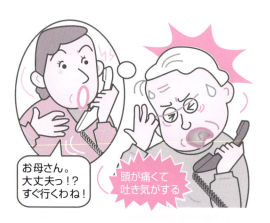

アセスメントのポイント

視点

❶ 発作直後から手術まで

くも膜下出血は、脳卒中全体の10〜20％を占め、その原因は80％以上が破裂脳動脈瘤である。

破裂脳動脈瘤の治療は、再破裂を防止するため、原則として開頭手術によるクリッピング術を行う。しかし、直達手術が部位的に困難な動脈瘤（高位脳底動脈分岐部動脈瘤など）、高齢者、全身合併症などのため、全身麻酔が困難な例などは、コイルによる血管内手術（コイル塞栓術）が適応になる。

このときの看護のポイントは、血圧を低く保つことと、悪心・嘔吐、頭痛に対して、苦痛の緩和を図ることである。また、苦痛の緩和を最優先すると、意識レベルの低下を見逃すことがあり、この判断が難しい。専門家としての経験と根拠のある判断が必要である。

❷ 手術後

術後3〜4日目から2週間の間に発生する脳血管攣縮の予防がポイントである。厳密な循環管理や栄養管理を行い、とくに低ナトリウム血症に注意する。（p.219、NOTE参照）。具体的には、脱水状態にさせない、低タンパク血症にさせない、血圧を高めに保つ、などが必要になる。

このときの看護では、患者の意識レベルの状態に合わせて、栄養チューブとIVH（中心静脈栄養）による完全栄養管理にするか、経口的に摂取するか、この中間を行うか、などの見極めが大切である。いずれにしても、水分の経口摂取と食事が十分できていることが大切である。

間違えやすい部分

●「不動」「無力」という診断について

術後13日目のAさんが動かない状態に対し、「不動」「無力」というアセスメントを行うことは簡単である。しかし、病態生理学的に異常な状態を否定できて初めて、この診断名があがる。たとえば、インスリン過剰の低血糖発作による意識障害、インスリン不足による高血糖による意識障害、高齢者によく起こる脱水症による意識障害、脳血管性認知症による意識障害、正常圧水頭症による意識障害など意識障害に伴う不動や無力をきたす原因疾患は多い。これらの原因が排除できて初めて、看護の問題として「不動」「無力」をあげることができる。さらに患者が動かないということは、大脳に何らかの異変が起こっているのであって、患者が怠けているからだと即断しないよう心がけなければならない。Aさんの場合は、電解質および血糖値は正常で、MRIでも脳室拡大の所見はなかったため、「不動」「無力」というアセスメントを行っている。

条件が変わる場合

❶ 脳動脈瘤の前駆症状

Aさんの事例は、眼症状（複視、眼瞼下垂による眼裂の狭窄）が出現したが、このような前駆症状が出ることは、IC-PC動脈瘤に特有なものである。不定愁訴、種々の痛み、頭痛、めまい、悪心・嘔吐などさまざまなかたちで出現するため、気をつけなければならない。

❷ 手術を行ったかどうか

脳動脈瘤で手術適応がない場合でも、状態がよくなってから手術を行うことがある。この場合には根治術ができておらず、再破裂が起こるリスク状態である。そのため、根治術を行うまでの2〜4週間の厳密な血圧のコントロールが必要で、かつ通常血圧も低めに維持する。一方、発作後48〜72時間以内の早期に根治術を施行した場合には、術後はむしろ人為的高血圧療法を行い、血圧を高めに維持することが多い。

くも膜下出血患者の手術適応の有無を決定する基準としては、①Hunt&Hess分類、②Hunt&Kosnik分類、③WFNS分類があり、いずれも国際的に活用されている（表11-1、p.207参照）。

情報収集とアセスメント

項　目	情　報	アセスメント
健康知覚・健康管理	発作直後～手術まで ● 長女「降圧薬は、毎日欠かさず飲んでいて、忘れるということはほとんどなかった。血圧も、1日1回家庭用血圧計で測っていた。健康には非常に気をつけていた」 術後20日目 ● 表情が全くなく、常に下を向いている。 ● 自発的発語はほとんどなく、尋ねると氏名や年齢は正答する。 ● 発語のスピードは非常に遅い。 ● 長女「母はどうなったのでしょうか。なぜ感情がなくなったのですか」	● 高血圧のため治療中であるが、健康にはよく気をつけていた。 ● 両側内包部の梗塞で、梗塞巣そのものはそれほど大きくないにもかかわらず、両側麻痺と自発性がなくなっている。 ● 脳動脈瘤の発作後の脳血管攣縮は、発生部位によってはこのような状況になることがある。
栄養・代謝	発作直後～手術まで ● 総タンパク（TP）6.2g/dL、アルブミン（Alb）3.2g/dL、赤血球数（RBC）398×10⁴/μL、血色素数（Hb）13.2g/dL、ヘマトクリット（Ht）38.7％、空腹時血糖（FBS）96mg/dL ● 輸液　電解質補液1500mL ● 抗生剤1g＋生理食塩液100mL　2本 ● 経口水分量500mL 術後20日目 ● 身長143cm、体重51kg ● 全粥、ミンチ菜を介助で2～3割しか摂取しない。経口水分量200mL ● 輸液1000mL ● TP7.0g/dL、Alb3.8g/dL、RBC404×10⁴/μL、Hb13.8g/dL、Ht40.5％、FBS92mg/dL	● 術前・術後をとおして栄養状態は良好である。 ● 水分出納バランス 　・intake：末梢ルートから1700mLの輸液と経口摂取500mL　計2200mL 　・output：CSF（脳脊髄液）50mL、尿量2800mL計2850mL　バランス＋650mL ● 脱水状態ではないが、「体液量平衡異常」のリスク状態であり、毎日バランスシートの確認を行っていく必要のある患者である。 ● 水分出納バランス 　経口200mL、輸液1000mL　計1200mL 　尿量800mL　バランス＋400mL ● 脱水状態ではない。 ● 術前に引き続き、経口摂取量が減少し、さらに、「体液量平衡異常」のリスク状態であり、毎日バランスシートの確認を行っていく必要のある患者である。
排泄	発作直後～手術まで ● 術後2日目に膀胱留置カテーテルを抜去した。 ● 1日尿量2800mL ● 脳室ドレナージ排液量50mL/日、性状血性～淡血性、チューブ内に凝血塊が多くみられた。ドレナージ圧12cmH₂O、3日目にドレナージ抜去した。 ● Na137mEq/L、K4.0 mEq/L、Cl98 mEq/L ● 硫酸マグネシウム（緩下薬）の処方が出ている。 術後20日目 ● 尿意はこちらが尋ねれば、「うん」と頷き、ベッド上で介助で排尿する。 ● 1日尿量800mL ● 便意は訴えない。 ● 酸化マグネシウムで軟便にコントロール中 ● Na142mEq/L、K4.3 mEq/L、Cl105 mEq/L	● 便意に伴う努責で頭蓋内圧亢進状態を起こさせないよう、医師から緩下薬の処方が出ている。 ● 食事摂取量が少なく、意識レベルの低下に伴う動きがほとんどなく、ベッド上安静が続くため、活動量の低下に伴う便秘が考えられる。 ● 尿意・便意を訴えず、放置すれば尿・便失禁状態である。

項　目	情　報	アセスメント
活動・運動	発作直後～術急性期後 ● Aラインを挿入し、モニタリング中 ● 術後2日目にPaO₂ 99mmHgになり、酸素マスクは中止した。 術後13日目 ● 食事は介助されなければ食べない。 ● 清潔は、毎日全身清拭と週2回介助にて入浴 ● 動きたがらず、促せばゆっくり動く程度である。 ● 食事中に箸を落とし、運動麻痺を起こしている状況が出現した。 術後20日目 ● 四肢麻痺が出現し、表情がなく、意識レベルもGCSで13点（E3M6V4）である。	● 安静に伴うベッド上での生活を余儀なくされている。 ● ベッド上安静のため、廃用症候群に至る可能性がある。 ● 清潔・更衣・整容・摂取の援助を受けており、それぞれがセルフケア不足状態であることが考えられる。 ● 術後13日目に、軽度の麻痺状況と発語の状態の変化を看護師が発見した。対応が早く即座にMRI撮影をして、脳梗塞と診断できた。 ● 四肢麻痺が出現し、共同問題として考えてもよい。
睡眠・休息	発作直後～手術まで ● 発作直後は眼窩部の痛みを訴え、開眼すると痛みがひどくなる。 ● 眼窩部痛は術後4～5日で消失した。 術後20日目 ● ベッド上で臥床している。 ● 1日中うとうとしている。	● 眼窩部痛があり、安楽の変調を起こしている。
認知・知覚	発作直後～手術まで ● 項部を痛め、眼窩部痛を訴えている。 ● 痛みに対して、鎮痛効果のある坐薬の挿入を4～6時間ごとに行っている。 ● 開眼すると複視の訴えがある。 術後20日目 ● 食事摂取時に飲み込まず、口内に入れているだけである。 ● 促すと嚥下する。むせることはない。 ● 長女は「なぜ母がこんなになってしまったの」と、混乱している。 ● 終日うつむいている。 ● 自発的動きや自発的発語はない。 ● 小声でしゃべる。 ● 尋ねると氏名・年齢は答えられる。	● 急性疼痛がある。 ● 「誤嚥」のリスク状態である。四肢麻痺が認められる場合には、仮性球麻痺を起こし、誤嚥の可能性が高いと考えられる。 ● 「感覚知覚の低下」をきたしている可能性がある。
自己知覚	発作直後～手術まで ● 長女「几帳面でまじめ」 ● 「私はどうなっているの」 術後20日目 ● 終日うつむいている。 ● 自発的な動きはない。	● 漠然とした病気に対する不安がある。 ● 患者の動作・発語状態からは「無力」状態の可能性がある。
役割・関係	発作直後～手術まで ● 年金で、一人暮らし。 ● 週1回、デイサービスで老人保健施設から迎えが来ていた。 術後20日目 ● 長女が毎日見舞いに来ているが、長女とも話をしている様子はない。	● 長女からのサポートは十分受けている。 ● コミュニケーションの障害の可能性があるが、自発的発語もなく患者の意識レベルなどを再度観察する必要がある。

Aさんの情報から作成した全体関連図

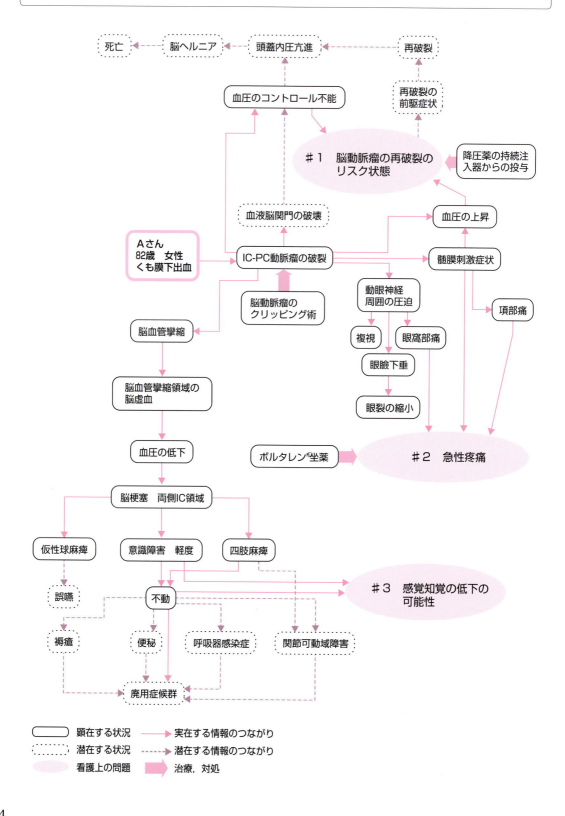

関連図の解説

Aさんは、脳動脈瘤の発作を起こし、緊急に入院してきた患者である。ここでは、①発作直後から手術前まで、②手術後14日目に脳血管攣縮による脳梗塞が起こって6日間持続という、2つの時期における状況を取り上げた。

●発作直後から手術まで

Aさんは、一時的な意識消失はあったもののすぐに回復し、手術適応（Hunt&Kosnik分類ではGrade 3、FisherのSAHの量的重症度分類Group 3）があったため、翌日動脈瘤の根治手術が行われた。

手術前には、再破裂をきたさないための血圧のコントロールと、血圧を上昇させないための日常生活の支援を実施しなければならない（♯1）。その際、患者の気持ちを落ち着け、安静を図ることが第一目標になる。また、Aさんは眼窩部の疼痛（眼の奥の痛み）をひどく訴え（♯2）、開眼するとこの痛みと複視が増強している様子である。

この2つの症状の緩和と状態のコントロールの優先順位は、♯1、♯2とし、救命救急の事項を第1番目に設定した。

●術後20日目

手術後は、脳血管攣縮とそれに伴う症状を予防するため、術前とは反対に血圧を少し高めにコントロールし、脳梗塞の発生による種々の神経症状を起こさせないように心がけなければならない。しかし、最善の注意を払って観察とケアをしているにもかかわらず、虚血症状の進行により脳梗塞が発生することもある。

Aさんの場合も、綿密な観察と看護を実施していたにもかかわらず脳梗塞をきたした。この時期は正常圧水頭症との鑑別が必要だが、CTやMRI所見で容易に診断がつく。脳室拡大はなく、脳梗塞所見があった。

また、Aさんは意識レベルが低下してはいるが、意識レベルの混乱ほどではないと判断した。そのため、「感覚知覚の低下の可能性」という看護問題とした（♯3）。

そのほか、嚥下障害やコミュニケーションの障害も考えられるが、♯3にあげた看護問題の解決が優先される。

Aさんの看護上の問題

発作直後〜手術前

♯1 血圧のコントロールができないことに関連した脳動脈瘤の再破裂のリスク状態

♯2 鎮痛薬の投与がなければ我慢できないほどの急性疼痛

手術後20日目

♯3 脳血管攣縮による脳梗塞に関連した感覚知覚の低下の可能性

＃1　血圧のコントロールができないことに関連した脳動脈瘤の再破裂のリスク状態

　Aさんは、緊急で入院し、1日後に開頭による脳動脈瘤のクリッピング術を予定している。緊急入院から手術までの期間に再破裂を起こすと、その死亡率は50〜60％になり、また救命されても重大な脳損傷による機能障害を残す可能性がある。このため、再破裂を起こさないためのケアを重点的に実施する必要がある。

　再破裂をきたす直接的誘発因子としては、急激な血圧上昇、血流増加、動脈瘤自身の壁の脆弱性などがある。また、再破裂をきたしやすい条件としては、最終破裂時の重症度、最終破裂からの期間、高血圧の有無、動脈瘤の大きさ、形状、脳血管攣縮の有無などがある。これらの因子をできるだけ除外する方法でケアにあたらなければならない。

　医師の治療としては、人為的低血圧療法と鎮静である。看護では、これらの治療の効果を最大限得ることと、日常生活のなかで血圧を上げないためのケアを提供しなければならない。Aさんの来院時の血圧は192/84mmHgと非常に高く、速やかに降圧を図る必要があった。降圧薬を微量注入器で投与し、血圧を下げるよう試みていた。

　血圧の変動が激しくなり、降圧薬を投与しているにもかかわらず血圧が上昇する、あるいは、IC-PC動脈瘤の特有症状である対光反射の緩慢・瞳孔不同・眼裂の縮小などの症状が出現したときには、脳動脈瘤再破裂の前駆症状と考えられる。したがって、綿密な血圧のコントロールと観察が必要になる。通常の血圧コントロールの目安としては、最高血圧は130〜150mmHgである。

＃1　関連図

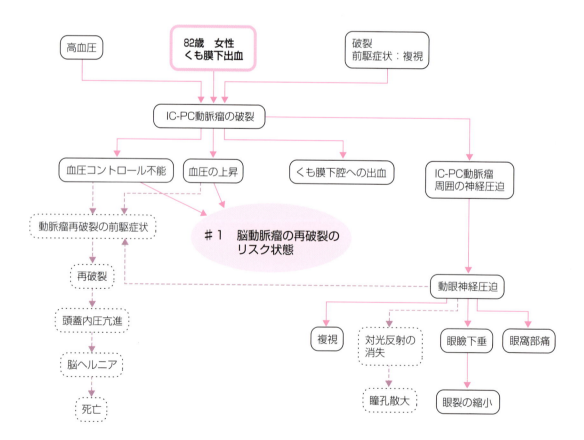

看護目標

❶ 絶対的安静を履行し、再破裂を起こさない。
❷ 再破裂の前駆症状を早期に発見して予防的処置がとれる。
❸ 血圧を指示範囲以上に上げないよう、コントロールする。

看護計画	看護計画の根拠・理由
OP（観察計画） ① 血圧の経時的チェック ② 意識レベルの経時的チェック（痛みを感じる刺激は実施しない） ③ 頭痛の増強の有無、瞳孔の対光反射の有無は、8時間に1度にとどめる。 ④ 血圧の変動の有無、対光反射の緩慢、瞳孔不同、眼裂の縮小などの、破裂前の前駆症状の有無を確認する。 **TP（直接的ケア計画）** ① 動脈瘤破裂後6時間の超急性期は、絶対的安静を守る。 ・食事、排泄などはすべて臥床で行う。 ② 外的環境刺激を最小限にする。 ・病室内はブラインドなどで暗くし、昼光刺激を避ける。 ・夜間の照明は最小限にする。 ・室内照明が臥床している患者の目に直接入らないような工夫を行う。 ・Aさんにとって無用な、全患者への一斉ナースコールをしない。 ・テレビ、ラジオを制限し、音刺激を与えない。 ・個室に収容する。 ・重要他者以外の面会を制限する。 ③ 患者への痛み刺激を最小限にする。 ・筋肉内注射は避け、舌下錠・坐薬で補う。 ・意識レベル判定のための痛み刺激は最小限にとどめる。 ④ 指示による降圧薬の効果を経時的に観察する。 ・鎮痛薬の定期的な内服は確実に行い、頭痛時は適宜追加する。 ⑤ 腹圧・頭蓋内圧を高める動作や努責をさせない。 **EP（指導計画）** ① 排便時に強い努責をしてはいけないことを指導する。 ② 臥床安静期間は手術までであることの保証を説明し、安静期間の同意と協力を得る。	❶ 血圧の上昇・コントロール不能は、血液脳関門（BBB）の破壊によって血圧の自答調整能が機能していないことが考えられる。 ❹ 観察は、最小で最大の効果を得るように心がける。 このため、頻回の観察を避け、看護師が通常行う食事・排泄・体位変換の援助などのときの患者の反応の変化から類推して、患者の意識レベルを判定する。 ❶ 直接的誘発因子の、急激な血圧上昇や血流増加をさせない。 ・低血圧で維持する。 ・厳密な血圧管理を行う。 ❷ 間接的因子での血圧上昇を避ける。 ・外的環境での刺激を避ける。 ・心理的ストレスを最小限にする。 ・腹圧・頭蓋内圧を高める動作をさせない。 ❶ 再破裂をきたしやすい条件をできるだけ除外する。 ❷ 最終破裂から発作後6時間以内は最も再破裂しやすい時間であるため、注意する。

くも膜下出血

♯2　鎮痛薬の投与がなければ我慢できないほどの急性疼痛

　眼窩部痛の原因は、IC-PC動脈瘤の瘤自身の動眼神経への圧迫からくる瞳孔不同や対光反射の消失、眼瞼下垂などで、眼球の奥部の痛み、開眼したときの複視として発生することがある。Aさんは、IC-PC動脈瘤のための眼窩部の痛みが激しいものと考える。また、くも膜下腔への出血が原因の項部痛（首の後ろの痛み）の出現は、出血後数時間でみられ、体位が変化するだけで痛がる非常に強い不快な症状である。この不快な眼窩部痛や髄膜刺激症状を我慢させることによって、血圧の変動を助長させ、再破裂につながる。積極的にそれぞれの症状の緩和に努めなければならない時期である。

　また、この脳動脈瘤破裂後に根治術を行うことにより、術後の不快症状はほとんど消失することが多い。

　痛みをひどく訴えるときには、鎮痛薬の投与（原則として筋肉注射を避け、坐薬や経静脈的投与を選択）を行う。

♯2　関連図

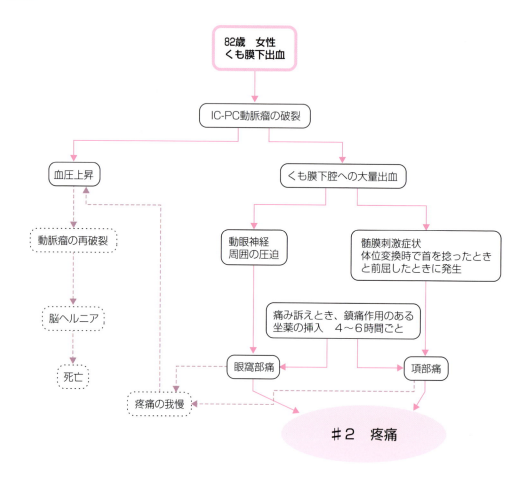

看護目標

❶ 眼窩部痛・項部痛を我慢しないで、訴えることができる。
❷ 十分な緩和法を実施した後、緩和したことを述べることができる。

看護計画	看護計画の根拠・理由
OP（観察計画） ① 患者の訴え（眼窩部痛・項部痛）の部位、程度、誘発因子 ② 表情（苦痛様か、穏やかか） ③ 指示による積極的鎮静の効果の経時的な観察 **TP（直接的ケア計画）** ① 指示による鎮痛薬の定期的与薬 ② 眼窩部痛が辛抱できない時は指示の鎮痛薬を追加し、我慢させない。 ③ 眼窩部痛に対し、室内照度を下げて直接光が差し込まないよう、タオルなどを眼部に置く。 **EP（指導計画）** ① 痛みがひどいときは、遠慮せずに訴えるように説明する。 ② 痛みの発生原因とその経過について患者に話す。 ※ 動脈瘤根治術後は、頭痛・眼窩部痛ともに消失することを説明する。	❶ 眼窩部痛および項部痛とそれに随伴する悪心、複視による気分不快については、経時的に観察し、不快症状をできるだけ少なくする方法を行う。 ❶ 定期的指示薬は必ず与薬し、安楽を図るようにする。このことは、♯1にも関連して、血圧を上げない・再破裂を起こさないためにも、積極的に苦痛の緩和を図っていく必要がある。

NOTE　脳血管攣縮の予防について

　破裂脳動脈瘤の術後に起きる脳血管攣縮の病因は明らかになっておらず、決定的治療法はない。このため、血管攣縮に伴う虚血、脳梗塞が完成される前段階から、治療と早期発見を行うことがポイントになる。
　治療としては、脳血管攣縮の発症後は循環血液量の増加（hypervolemia）、血液希釈（hemodilution）、人為的高血圧（hypertension）を行い、トリプルH療法（hyperdynamic療法）とよばれる。この治療にあたって、看護師は正確な薬物投与と全身管理を行い、脳血管攣縮の早期発見を行うことが求められる。

♯3　脳血管攣縮による脳梗塞に関連した感覚知覚の低下の可能性

　Aさんは意識レベルが低下し、意識レベルを回復するケアを計画し、実施していく必要のある患者である。しかし、意識レベルの混乱の状態ではなく、ボーッとしている、常に下を向いている、食事介助でも促さなければ嚥下しない、尿意は促すと排尿するが放置しておくと失禁状態になる、自発的発語がない、などの症状は、混乱レベルとはいえないと考えられる。劣位半球の前頭葉の障害の症状のために、無力であったりボーッとしていると思われる。廃用症候群での種々の合併症を起こさせないようなケアとともに、さらに積極的に意識レベルを回復させるための方法を計画することが必要と考えた。

　感覚である五感への刺激をさまざまに組み込んで、Aさんの趣味・嗜好に合わせた五感刺激方法の計画の立案を試みた。

♯3　関連図

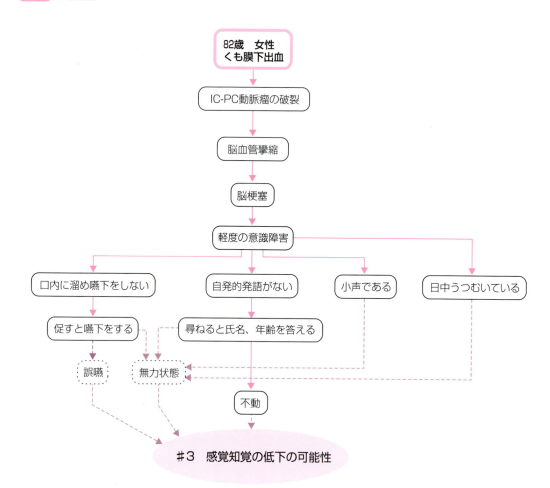

看護目標

患者は感覚知覚の低下の症状が改善したことを示す。

看護計画	看護計画の根拠・理由
OP（観察計画） ① 意識レベルの観察（GCS） ・開眼状態、言語反応、運動の状態の3つの状態から確認する。 ② 意識レベルのほかに患者の表情や動きも観察する。 **TP（直接的ケア計画）** ① 視覚刺激 ・家族・孫の写真を患者の前に準備する。 ・部屋に季節感のある花を飾る。 ② 聴覚刺激 ・すべての処置の前には大きな声で声かけをしてから実施する。 ・患者の好きなコーラス部で歌っていた音楽をかける。1日2回（10時・16時） ③ 味覚刺激 ・食事終了後のデザートに、必ず冷たいアイスクリームか氷菓の摂取を試みる。 ④ 運動覚刺激 ・午前中はベッド上でギャッチアップをし、座位にする。 ・午後は1時間、車いすに移乗させ、病棟内を散歩する。 ・清潔援助に入浴プログラムを組み入れ、皮膚（深部感覚）への刺激を促す。 **EP（指導計画）** ① 長女に対して、いろいろな感覚刺激を続けていくと、意識レベルが覚醒していく例もあることを話す。 ② 主治医から長女夫婦への病状説明をしてもらうように働きかける。	● 意識レベルはJCS（3-3-9度方式）での判定を用いてもよく、実習している施設で用いた意識レベルで判定すると看護師の判定と比較でき、学習できる。しかし、JCSは覚醒機能のみをみるため、救急患者には非常に有用であるが、脳神経系疾患患者には適さない場合もある。 ● それぞれの感覚刺激は、発作前の患者が好みで行っていた物事を選択して、刺激として用いなければ意味がない。 ● 嫌いな刺激も刺激のうちと考えられるが、患者の好みを第一に考えていくべきであろう。 ● いろいろな感覚刺激を続ける期間は、個人差があって、3か月から1年程度である。また、その回復のレベルも全く正常に回復する〜単語を話す程度まで回復する、などさまざまで、すべての患者が全回復するというわけではない。

引用・参考文献
1）日本脳卒中学会：脳卒中治療ガイドライン2009、http://www.jsts.gr.jp/jss08.html

Cerebral Infarction

12 脳梗塞

病態生理

脳梗塞は医療技術の進歩とともに救命率も向上し、障害を持ちながらも生活することが可能になってきた。しかし、今後、高齢者人口が増加すると、脳梗塞患者の割合が増え、介護を必要とする患者が増加することが予測される。脳梗塞は後遺症を残すことがある疾患であり、救命・リハビリテーション・再発予防の看護が患者の生活の予後に影響を及ぼす。そのため、脳梗塞疾患の病態生理を理解することが必要である。

> **! 学習 Check Point**
>
> □ 脳梗塞の病態の理解　　　　　　□ 機能障害による症状の理解
> □ 脳梗塞の臨床病型の違い　　　　□ 急性期の対応と主な治療法
> □ 虚血の持続時間による分類　　　□ 慢性期の対応と主な治療法
> □ 脳動脈の障害部位と症状　　　　□ リハビリテーションによる生活行動の再獲得
> □ 意識障害の評価　　　　　　　　□ 再発予防の生活指導

脳梗塞の病態

1 脳梗塞とは

　脳梗塞とは、脳動脈が詰まることで**脳細胞が虚血状態**になり、**壊死**する疾患である。症状は壊死した脳の部位により意識障害、運動麻痺、感覚障害、失語症、嚥下障害などさまざまな障害が出現する。
　脳卒中は脳血管障害のなかで突発的に発症するものをいう（図12-1）。

2 脳梗塞の原因と分類

　脳動脈が詰まる機序には、血栓性、塞栓性、血行力学性がある。
　血栓性は老化や脂質異常症などによって動脈の内膜に脂質が付着し、アテローム変性が肥厚し血管内を狭め、ついには閉塞する病態である。塞栓性は高血圧、糖尿病、脂質異常症、不整脈などによって脳の血管以外でできた血栓が脳に運ばれて血管を塞ぐ

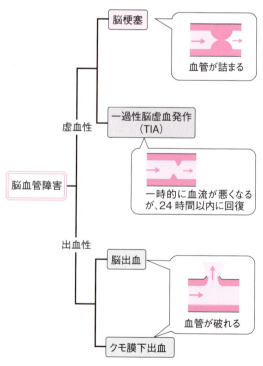

図12-1　脳血管障害の分類

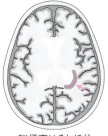
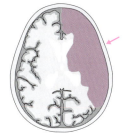
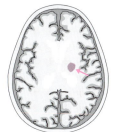

アテローム血栓性脳梗塞 / 心原性脳梗塞 / ラクナ梗塞

脳梗塞はそれほど大きくない / 脳梗塞は大きい / 梗塞巣（矢印）は15mm以下で小さい

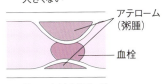
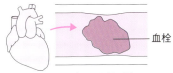
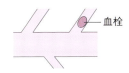

アテロームができている太い血管に血栓が詰まる / 心臓から運ばれた血栓が詰まる / 細い血管が詰まる

図12-2 脳梗塞の種類

病態である。血行力学性は脳灌流圧の低下により脳血流量が減少して梗塞を生じる病態である。

臨床病型ではアテローム血栓性脳梗塞、心原性脳梗塞、ラクナ梗塞に分類される（**図11-2**）。

● **アテローム血栓性脳梗塞**

動脈硬化によって脳の太い血管が閉塞することである。

● **心原性脳梗塞**

心房細動や弁膜症によって心臓での血流が障害され血栓が生じ、それが血管に遊離し脳の血管を閉塞する。

● **ラクナ梗塞**

脳内の深部穿通動脈の細い血管の血流障害である。原因は血管壊死や変性、アテロームによる場合がある。

3 脳梗塞の症状

虚血により生じた神経症状の持続時間によって、**一過性脳虚血発作**（TIA）、**可逆性虚血神経障害**（RIND）、**完成脳卒中**に分類される。

TIAは症状が発現してから24時間以内に症状が回復し、RINDは神経脱落症状が3週間以内に消失し、完成脳卒中は症状が回復しない。TIAやRINDを繰り返すことで完成脳卒中に移行することがある。

アテローム血栓性脳梗塞は、ゆっくり血管が閉塞する過程でTIAやRINDを起こすことがある。副側血行路が発達しやすく、梗塞範囲が拡大しない場合がある。

太い血管が突然詰まることはあまりないため、アテローム血栓性脳梗塞では症状も段階的に進行、悪化していく。一方、心原性脳梗塞では突然に片麻痺や感覚障害などが出現する。ラクナ梗塞は緩徐に発症し、発症部位によっては脱力感程度の症状の場合もあるし、症状が出現しない場合もある。

脳梗塞の症状は血流が途絶えた血管の支配領域に従って症状が出現する（**表12-1**）。

● **意識障害**

特別な刺激をしても覚醒しない（昏睡）、あるいは刺激のあるときだけ覚醒する場合（半昏睡、嗜眠）がある。覚醒の障害のある意識障害は、脳幹部周辺や大脳の広範囲の病変によって生じる。また、覚醒しているが自分の名前や今いる場所、時間を正しく認知できないなどの意識内容の障害（せん妄、見当識障害）も意識障害である。

● **運動麻痺**

大脳皮質に梗塞を起こした脳の反対側の上下肢や顔面の半身に**麻痺**が起きる（**図12-3**）。橋部での梗塞は一側の上下肢の麻痺と反対側の顔面に麻痺が起きる。脳幹部では両側の上下肢に、脊髄では両下肢

表12-1 脳動脈の障害部位と症状

障害部位	神経症状
内頸動脈	同側一過性黒内障、対側片運動麻痺、対側知覚障害、失語症（優位半球の場合）
前大脳動脈	対側下肢に強い運動麻痺、対側下肢に強い知覚障害
中大脳動脈	対側片運動麻痺、対側知覚障害、失語症（優位半球の場合）
椎骨動脈	同側小脳失調、対側知覚障害、運動失調
脳底動脈	意識障害、四肢麻痺、交代性片麻痺、眼球運動障害、ワレンベルグ症候群
後大脳動脈	対側同名半盲

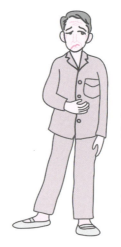

患側（右）上肢は、肩関節内転、肘・手・指の屈曲、前腕の内旋位をとる

下肢は、股・膝関節の伸展外旋位をとる

図12-3 ウェルニッケ・マン肢位

に麻痺が生じる。

● 嚥下障害

嚥下運動は随意運動と不随意運動からなり、口腔期・咽頭期・食道期（図12-4）に分けられる。

口腔期は三叉神経・顔面神経・舌下神経の支配を受け、食物を咀嚼し食塊を形成、咽頭まで送る。咽頭期は延髄にある嚥下中枢で、舌咽神経・迷走神経が関与し、食塊が咽頭粘膜を刺激し嚥下反射を誘発する。食道期は迷走神経や副神経の支配を受け食道が食塊の刺激によって不随意に食道の**蠕動運動**が起きる。どの神経が障害されても嚥下障害が起きる。

● 失語症

ウェルニッケ野の障害は話を理解できない**感覚性失語症**となり、ブローカ野の障害では話すことができない**運動性失語**となる。

● 構音障害（運動障害性構音障害）

脳梗塞により、呼吸・発声・共鳴・構音などをつ

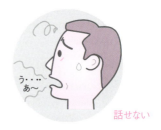

図12-5 構音障害

かさどる神経が障害された結果起こる発話の障害である（図12-5）。

● 排尿障害

排尿は、仙髄の排尿中枢、橋にある**自律排尿中枢**、前頭葉皮質の**最高排尿中枢**によってコントロールされる。そのため、神経の損傷部位によって尿意なく失禁したり、排尿できない状態が起きる。

● 高次脳機能障害

前頭葉・側頭葉などの障害により、運動機能に障

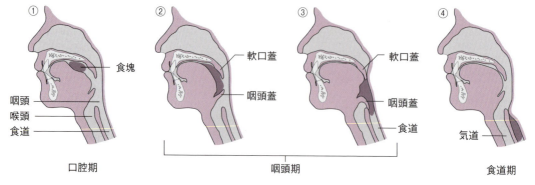

図12-4 正常な嚥下

害はないが、服が着られないなどの**失行**や、視力に問題はないが目の前にある物がわからないなどの**失認**が起きる。

4 機能評価

● **意識障害の評価**
ジャパン・コーマ・スケール（表12-2）、グラスゴー・コーマ・スケール（表12-3）

● **麻痺の評価**
麻痺の回復過程を評価するブルンストロームの評価法（表12-4）、筋力を評価する徒手筋力テスト（MMT、表12-5）

● **ADLの評価**
バーセル指数（BI）、機能的自立度評価法（FIM）

● **認知症の評価**
長谷川式認知症スケール（HDS-R）、ミニメンタルステート検査（MMSE）

5 検査と機能評価

適切な治療のためには、迅速で正確な診断が必須である。

● **CT検査**
X線を用いて脳の断層を撮影する。画像は白黒で、脳内の出血や血腫は白く、梗塞による浮腫は黒く写る。

● **MRI検査**
強力な磁場を利用して脳の断層を撮影する。コンピュータで画像を処理するため多方面の断層を撮影することが可能である。

● **MRA（磁気共鳴血管撮影）検査**
MRIと同様に撮影しコンピュータの画像処理によって、血管だけを写し出す。血管の狭窄状態を3次元的に評価することが可能である。

● **SPECT検査**
放射線物質を体内に注入し断層画像を撮り、脳の血流量を測定する。

● **脳血管撮影検査**
腕や大腿の血管から頸動脈や内頸動脈までに通したカテーテルから脳の血管に造影剤を注入し、X線撮影をする。脳内の動脈や静脈の血管の走行状態が分かる。また、検査中に梗塞部位へ血栓溶解剤を注入して治療を行う場合がある。

表12-2 ジャパン・コーマ・スケール（JCS）

I	覚醒している	
1	だいたい清明だが、今ひとつはっきりしない	
2	見当識障害がある	
3	名前、生年月日が言えない	
II	刺激すると覚醒する	
10	普通の呼びかけで開眼する	
20	大きな声、または体を揺さぶると開眼する	
30	痛み刺激を加え、呼びかけを繰り返すと、かろうじて開眼する	
III	刺激しても覚醒しない	
100	痛み刺激に対して、払いのけるような動作をする	
200	痛み刺激で少し手足を動かしたり、顔をしかめる	
300	痛み刺激に反応しない	

該当する項目の数字を組み合わせて、II-20 のように意識レベルを表す

表12-3 グラスゴー・コーマ・スケール（GCS）

観察項目	反応	スコア
開眼（E）	自発的に開眼する	4
	呼びかけにより開眼する	3
	痛み刺激により開眼する	2
	全く開眼しない	1
言語反応（V）	見当識あり	5
	混乱した会話	4
	混乱した言葉	3
	理解不明の音声	2
	全くなし	1
運動反応（M）	命令に従う	6
	疼痛部を認識する	5
	痛みから逃避する	4
	異常屈曲	3
	伸展する	2
	全くなし	1

3つの項目のスコアを合計して評価する
最も重症 3点、最も軽症 15点

表12-4 ブルンストロームの評価法

ステージ	上肢	手指	下肢
I	弛緩性麻痺（随意運動なし）	弛緩性麻痺（随意運動なし）	弛緩性麻痺（随意運動なし）
II	痙性発現（連合運動）	痙性発現（連合運動）	痙性発現（連合運動）
III			
IV			
V			
VI			

ブルンストロームの評価法—ステージの基本概念

ステージI	随意運動がみられない。筋は弛緩性である
ステージII	随意運動あるいは連合運動として、共同運動がわずかに出現した状態。関節の動きにまでは至らなくてもよい。痙性が出始める
ステージIII	随意的な共同運動として関節の運動が可能な段階。痙性は高度となる
ステージIV	共同運動パターンが崩れ、分離運動が部分的に可能になった状態。痙性は減退し始める
ステージV	さらに分離運動が進展した状態で、ステージIVよりも複雑な逆共同運動の組み合わせが可能となる。しかし、一部の動作には相当な努力が必要
ステージVI	分離運動が自由に、速く、協調性をもって行える状態。諸動作は正常あるいは正常に近い（多少の拙劣さは許される）。痙性は消失するかほとんど目立たない

● **神経超音波検査**

　超音波を用いて血管壁の状態、血管内腔や血流の方向、速度の観察ができる。頸動脈の検査では、血管内のコレステロール付着、出血、石灰化、壊死について評価ができる。

治療

1 急性期治療

● **呼吸管理**

　低酸素や二酸化炭素の過多は脳浮腫を助長させる

表12-5 徒手筋力テスト（MMT）

スコア	表示法	状況
5	nomal	強い抵抗を加えても完全に動かせる
4	good	かなりの抵抗を加えても、なお完全に動かせる
3	fair	抵抗を加えなければ、重力に打ち勝って完全に動かせる
2	poor	重力を除けば完全に動かせる
1	trace	関節は動かない。筋の収縮のみが認められる。
0	zero	筋の収縮も全くみられない

危険性があるため、気道の確保や酸素投与が必要になる。

● 血圧管理

脳は血圧の変動があっても、ある範囲で血流量を一定に保つ働き（脳循環自動調節能）があるが、脳梗塞によってそれが障害されると、脳血流が血圧に左右される。そのため、降圧は灌流量が低下し梗塞巣を拡大する場合があるので収縮期血圧を160～180mmHgに調節する。また、収縮期血圧が200mmHg以上になると出血性梗塞の危険があるので、降圧薬が必要になる。

● 水分・栄養管理

脱水状態は体内の赤血球が凝集しやすくなり、脳梗塞の範囲が広がったり、新たな脳梗塞を起こす危険性がある。発症直後、嚥下障害や意識障害などで経口からの水分摂取が困難な場合があるため、点滴による水分補液が施行される。しかし、水分が過剰に投与されると脳浮腫を増悪する場合があるため、点滴の滴下や水分出納管理が必要である。また、同時に栄養摂取も困難になるため、消化管の問題がなければ発症早々から経管栄養を開始する。

● 内科的治療

抗浮腫療法：脳浮腫は頭蓋内圧を亢進するため、改善の必要がある。グリセオール®やステロイド剤を使用する。

血栓溶解療法：発症4.5時間以内で血栓を溶解する遺伝子組み換え組織プラスミノゲンアクチベーター（rt-PA、アルテプラーゼ）を静脈から点滴で投与する。

抗血小板療法：血栓形成防止のために発症48時間以内の場合、アスピリンの経口与薬が開始される。また、脳血栓症の脳梗塞の場合は閉塞血管よりさらに末梢に血小板血栓ができやすいため、発症5日以内にオザグレナトリウムを静脈内投与する。

抗凝固療法：アテローム血栓性脳梗塞で発症48時間以内においてアルガトロバンやヘパリンを使用し、血栓生成の抑制を図る。

● 外科的治療

減圧術、浅側頭動脈－中大脳動脈吻合術

● リハビリテーション

肺炎、褥瘡、関節拘縮、筋萎縮など廃用性の予防のための援助を目的として行う。

2 再発予防の治療

● 内科的治療

血栓生成の予防のために内服治療を行う。

- 抗血小板剤：アスピリン、チクロピジン、シロスタゾール、クロピドグレル
- 抗凝固療法：ワーファリン

● 外科的治療

頸動脈内膜剥離術、浅側頭動脈－中大脳動脈吻合術

● 再発の危険因子の治療

- 高血圧、脂質異常症、心疾患、糖尿病の治療
- 喫煙・食習慣・運動習慣の改善

3 リハビリテーション

急性期から早期座位・立位、装具を用いた早期歩行訓練、摂食嚥下訓練などが開始される。また、在宅への療養をめざし、障害された身体機能の回復とその状態で行う生活動作の獲得、機能した障害を補助する装具や杖、食器などの調整を行う。さらに、社会復帰のための家庭環境や職場の環境整備が必要である。

引用・参考文献

1) 日本脳卒中学会：脳卒中ガイドライン2015
2) 日本脳卒中学会：脳卒中ガイドライン2015〔追補2017. http://www.jsts.gr.jp/img/guideline2015_tuiho2017.pdf. 2018年3月11日検索
3) 馬場元毅：JJNブックス、絵でみる脳と神経－しくみと障害のメカニズム、第3版、医学書院、2009

脳梗塞患者のナーシング・ケアマップ

	超急性期（発症から1～2日目）	急性期（発症から1～14日目頃）
指導説明	□入院オリエンテーション □治療に伴う安静度	□リハビリテーション □転倒予防
検査 治療	□抗浮腫療法（必要に応じて） □血栓溶解療法（塞栓症に適応） □抗血小板療法 □抗凝固療法 □外科的治療 □頭部CT検査、心電図検査 □血液、尿検査、血液ガス検査	□補液療法 □頭部CT検査、MRA、MRI □血液検査（TT、INR**含む） □ホルター心電図検査、心エコー検査
食事	□嚥下テスト ・水分、半固形物、固形物でむせがないかを確認 嚥下障害がなければ食事開始 嚥下障害があれば、嚥下トレーニング □口腔ケア、アイスマッサージ* 頬・口唇・舌のマッサージ、空嚥下 口腔内の寒冷刺激	□上肢の麻痺の程度に応じた介助 □嚥下トレーニングしながら食事開始（食事の形 □経管栄養、流動食または半流動食 □座位保持訓練、リラクゼーション、 　発声訓練、呼吸・排痰訓練、 　ブローイング***
活動	□ベッド上安静 □体位変換	□ベッドサイドリハビリテーション 　（病巣によって開始時期は異なる） □端座位訓練 ・30°、45°、60°、90°端座位 □血圧測定：前、直後、5分、10分、15分… 　起立性低血圧がないことを確認
排泄	□膀胱留置カテーテル □ベッド上排泄	□安静度・麻痺の状態に応じた排泄介助
清潔	□清拭	□安静度に応じた清潔介助
観察	□意識レベル、呼吸状態、瞳孔不同、対光反射 □バイタルサイン、圧脈波、中枢性高熱、 　心房細動、心内血栓の有無 □頭蓋内圧亢進状態の有無 □血圧の保持（180～220mmHgまでは放置） □徒手筋力テスト、麻痺の進行の有無、頭痛、 　悪心・嘔吐	□バイタルサイン4検
連絡調整	□入院計画書	□OT、PT

*アイスマッサージ：喉の奥の部分（咽頭後壁、舌根部など）に凍らせた綿（割り箸など安全で折れにくい棒に綿を巻いたものがよい）を当てて冷やし、マッサージを行い、嚥下反射を誘発させる。
**TT：トロンボテスト、INR：International Normalized Ratio（国際標準比）の略。INRは、患者のプロトロンビン時間の結果を国際標準と比較した結果のことで、抗凝固薬治療の調整に使用される
***ブローイング：コップに水を入れてストローをさし、ストローから水にできるだけ長く息を吹き込むこと

回復期（発症から10日目〜3か月頃）	維持期（3か月〜）
□生活習慣指導 □食事指導 □高血圧、高脂血症治療法の指導 □内服自己管理	□退院指導 □家族指導
□内服に移行	
□頭部CT検査、MRA、MRI □血液検査	□頭部CT検査、MRA、MRI □血液検査（TT、INR含む）
	□ご飯、副食刻み
態は嚥下状態に合わせる） 全粥、副食刻み	
□リハビリテーションルームで訓練 □車いす乗車	□歩行訓練
□トイレでの排泄（麻痺の状態に応じた介助）	
□シャワー、入浴（麻痺の状態に応じた介助）	
□バイタルサイン2検 □誤嚥、転倒・転落の危険性 □障害に対する不安 □生活動作の獲得状況	□家族の介護状況
□医師、コメディカルによる総合カンファレンス	□薬剤師、栄養士

看護プロセス

事例紹介

- **氏名** Eさん
- **性別、年齢** 男性、78歳
- **既往歴** 55歳から高血圧にて内服治療中
- **診断名** 右中大脳動脈血栓（アテローム性脳梗塞）
- **性格** 真面目で無口、我慢強い（家族からの情報）
- **職業** 現在は無職（元造園業）
- **嗜好** 飲酒は焼酎2合/日　煙草は10本/日
- **利き手** 右利き
- **身長、体重** 155cm、45kg
- **現病歴**

　2週間前の朝食後、居間のソファで新聞を読んでいる時に、左上下肢の脱力感としびれが出現し、間もなく意識レベルが低下しソファに倒れ込んだ。そばにいた妻がすぐに救急車を呼び、当院に搬送されて入院となる。

- **入院時の状態**

　頭部MRIにて右側頭葉から右頭頂葉に梗塞病変があり右中大脳動脈血栓の所見であった。意識状態は閉眼しているが名前を呼んだり、呼びかけに反応はあったが、返答は不明瞭だった。JCS（ジャパン・コーマ・スケール）Ⅱ-10であった。左上肢は挙上することができない完全麻痺であったが、左下肢は膝立てとその保持がなんとかできる状態であった。

- **入院後の経過**

　入院後、ベッド上安静にて頭蓋内圧亢進治療薬（グリセオール®）と血小板凝集阻止薬（カタクロット®）の輸液が開始された。

　10日目に輸液の治療から血小板凝集阻止薬（バイアスピリン®）、脳循環障害諸症状改善薬（ケタス®）、降圧薬（レニベース®5mg）の内服薬治療となった。意識状態は徐々に回復し、特別な刺激がなくても開眼が可能になったが、日時がわからなかったり、少し前に行ったことを忘れてしまったりということがみられた。JCSⅠ-2、HDS-R（改訂長谷川式簡易知能評価スケール）は16点と判断された。同日に、車いすに乗り、食事が開始され、介助によるトイレでの排泄が開始された。しかし、日常生活行動のすべてに介助が必要であった。左半身の麻痺の程度は悪化することなく経過した。病態が安定したため、12日目に訓練室でのリハビリテーションが開始となった。

- **検査データ（12日目）**

身長：155cm、体重：45kg（入院前50kg）
体温：36.8℃、脈拍：68回/分、呼吸：18回/分、血圧：160/90mmHg
〈採血〉白血球数（WBC）3000/μL、赤血球数（RBC）357×10⁴/μL、血色素量（Hb）11.0g/dL、ヘマトクリット（Ht）33.9%、総蛋白（TP）6.1g/dL、アルブミン（Alb）3.2g/dL、ナトリウム（Na）144mEq/L、カリウム（K）4.0mEq/L

- **医師からの説明**

　「今回の発作の脳梗塞は落ち着きました。しかし、高血圧や喫煙の習慣があるため脳梗塞を再発する危険性があり、これまでの生活を調整する必要があります。また、麻痺が完全に改善することはありませんが、リハビリテーションをして筋力を増強し、杖歩行を目標にします」

- **本人の受け止め**

　「早く歩けるようになりたい」と言っている。

- **家族構成**

　妻（75歳）と二人暮し。妻の健康状態は良好である。子どもは3人で同市内に在住しており、それぞれ家庭をもっている。

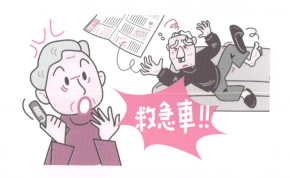

アセスメントのポイント

視点

❶ 脳梗塞部位に応じた症状
- 意識状態：意識レベルはJCSやGCSによる意識の評価、バイタルサインは呼吸状態や血圧の変動、脈の状態、神経症状は瞳孔の大きさ・対光反射・瞳孔の位置・頭痛・嘔吐・麻痺の状態
- 言語障害：話している内容が理解できているのか、話すことができないのか、言語以外のコミュニケーション能力の有無
- 運動麻痺：麻痺と部位の範囲、麻痺の状態（だらりとしているか、引きつっているか）、寝返り・移動・起立・歩行・食事・排泄・衣服の着脱などの生活動作がどの程度できるのか、できないのか
- 摂食・嚥下障害：摂食機能（認知状態、姿勢保持、上肢の可動状態や巧緻性状態）、嚥下機能として咀嚼筋（咬む力、噛み方）・口腔機能（舌の動き、歯の状態）・飲み込みの状態（涎流の有無）、鼻への逆流状態
- 排尿障害：尿意の有無、残尿感、排尿回数、排尿感覚、失禁状態
- 小脳失調：姿勢の保持の状態、歩行時のバランスの状態、下肢の振戦、座位や立位の姿勢時の転落や歩行時の転倒の危険性

❷ 脳梗塞の再発の危険性
- 高血圧の症状：頭重感、頭痛、耳鳴り、手足のしびれ、心悸亢進、悪心・嘔吐、食欲不振
- 脱水症状：口渇感、皮膚の状態、水分出納

❸ 二次的合併症
- 褥瘡、浮腫、関節拘縮、筋力の萎縮低下、脱臼などの有無
- 関節可動域や筋力の程度

❹ 患者と家族の障害の受け止め方
脳梗塞による身体の障害は、思いを伝えらえられない、動けないなどの困難が生じるために、これまでの生活様式を根底から見直さなければならない。そのため、心理的に葛藤が生じやすい。患者の表情、言動、睡眠状態などから心理状態を把握する。

また、家族も同様に心理的・経済的に不安定になりやすく、その心理的不安は患者に影響を及ぼすため、家族の状況も把握する必要がある。

間違えやすい部分

❶ 障害状況
生活行動の困難な状況が似ていても、患者によって機能障害や脳の障害部位が異なることがあるため、障害の程度や部位に応じた看護が必要である。
- せん妄と認知症：認知症は老化や脳梗塞の後遺症で発症し、治療が困難である。せん妄は意識障害であり、環境の変化や睡眠障害で起こりやすく、治療が可能である。また、失行や失認なども認知症と混同しがちである。
- 失語症と構音障害：失語症は言語中枢の障害であり、話を理解できなかったり話せなかったりする。一方、構音障害は運動障害であり、話の内容は理解できているが口形をつくることができない状態である。
- 摂食障害と嚥下障害：摂食障害は食べ物を口腔まで運ぶ過程に障害があり、嚥下障害は口腔内の食物を食塊し飲み込む過程に障害がある。

❷ リハビリテーション看護の目標
右大脳半球が疾患によって傷害されると、自分の上下肢の麻痺に対してあまり認識がない場合があり（身体失認）、麻痺側を無視した身体の使い方をする場合がある。また、突然に麻痺になった身体をどのように動かしてよいかわからず、混乱する場合もある。このような場合は、生活動作をていねいに言語や身振りで示すか、健側の身体を他動的に動かして、どのように動かすかを示すことが必要になる。つまり、看護は、理学・作業療法で回復した機能や改善した動きを生活動作で応用できるように、患者の希望に添いながら段階的に目標を設定することが重要である。

❸ 家族への支援
生活行動が困難な状態で退院することが多く、家族の介護が必要になる。家族によっては介護能力が脆弱であったり、経済的基盤がなかったりするた

め、介護にあたる家族のアセスメントが必要である。そして、介護力が不足している場合は福祉と連携し、その対応の調整が必要である。また、家族が介護をする場合、患者と家族が無理なく続けられる介護方法の工夫が必要になる。

条件が変わる場合

❶発症時期

発症年齢は、青年期から老年期までさまざまである。青年期の発症では進学・復学や就職の課題が生じ、壮年期でも職場復帰の課題や家族を支える経済的課題が生じる。老年期では、環境の変化や治療に伴う安静が認知機能を低下させやすいため、早期離床が必要である。また、認知機能が低下した場合、患者は自己の置かれている状況を認識することが難しくなり、予測不可能な行動がみられることがある。しかし、患者の心理的状況を把握しながら患者の気持ちに寄り添って対応することが必要である。

さらに、社会復帰において介護の課題が生じやすく、医療のほか福祉や行政との連携が必要になる。

❷脳梗塞の原因による生活指導

アテローム血栓性脳梗塞は脂質異常症や高血圧、糖尿病が原疾患である場合が多く、それらの原疾患の治療と生活習慣の改善の生活指導が必要である。心原性脳梗塞は、心房細動や弁膜疾患などの心疾患が原疾患である場合が多く、心疾患の治療も必要になる。また、心原性脳梗塞は発症が突発的で障害が固定するため、患者の心理的な状態が不安定になりやすく、心理的状況の把握が重要になる。

情報収集とアセスメント

項目	情報（入院14日目の状況）	アセスメント
病態・治療	●診断名：右中大脳動脈血栓（アテローム血栓性脳梗塞）。頭部CT上で右側頭葉から右頭頂葉に梗塞病変が認められた。 ●左半身に片麻痺がある。 ●治療状況 　＊バイアスピリン® 1錠1回/日 　＊ケタス® 3錠3回/日 ●既往：55歳から高血圧症（レニベース® 5mg 1錠2回/日を内服中）	●Eさんは、右中大脳動脈の血栓により、右中大脳動脈の支配領域である側頭葉と頭頂葉に虚血性壊死が起こった。右側頭葉、右頭頂葉から生じた運動神経線維は延髄下部で交差し、左側に移動して下降するので、左半身に障害が現れている。 ●高血圧は脳梗塞再発の危険因子にもなるため、管理が必要である。
呼吸	●体温：36.8℃、脈拍：68回/分、呼吸：18回/分 ●血圧：160/90mmHg（入院後の収縮期血圧は150～160台で安定している）	●血圧は、正常値と比較して高めに経過しているが、急激な血圧低下は脳の虚血を助長する可能性もあるため、高めに維持しながら観察していく必要がある。
飲食－代謝	●身長：155cm、体重：45kg、BMI：18.8（入院前体重50kg） ●血液データ　総タンパク（TP）6.4g/dL、アルブミン（Alb）3.5g/dL ●全粥刻み食、1800kcal、塩分制限7g、水分のとろみなし ●歯は上下とも総義歯を使用している。 ●食事は右手（利き手）でスプーンを使用して摂取できるが、時間がかかる。 ●食べこぼしがあり、左口角から流涎が出ていることがある。 ●咀嚼している時間が長く、飲み込むときには顔をしかめてつらそうな表情がみられる。	●EさんのBMIは18.8で正常範囲内だが、体重は減少傾向にある。 ●血液データでは栄養状態は基準値内であるが、Eさんの食事摂取量は1/2程度なので、このままでは栄養状態が低下する可能性がある。 ●Eさんは自力で食事摂取できるが、時間がかかっていることから、片手ではうまく食べられない可能性がある。 ●食べこぼしや流涎があることから、口唇の閉鎖不全や舌運動の障害など、準備期に問題があると考えられる。 ●口腔ケア時に食物残渣が多いことから、舌や下顎の運動障害など口腔期に問題があると考えられる。

項　目	情　報（入院14日目の状況）	アセスメント
	●食事の後半からむせが増え、むせたときに、鼻から食物が少量出てくることがある。 ●食事中は車いすに乗車しているが、姿勢は左側に傾いていることがある。 ●テレビや職員の動きに気をとられて、よそ見をしたまま食べ物を口に入れていることがある。 ●「疲れた」と言って半分ほど残して食べるのを止めてしまう。 ●本人は「ご飯を食べるとむせるから苦しい」と言っている。 ●口腔ケア時には、食物残渣が多くみられる。	●鼻から食物が出てくることから軟口蓋の閉鎖不全による鼻腔への逆流の可能性もある。 ●飲み込みにくさや食事の後半のむせがあることから、送り込みの障害や咽頭残留など、咽頭期に問題があると考えられる。 ●脳梗塞による影響だけでなく、Eさんは加齢による喉頭位置の下垂や咽頭反射の遅延などによりむせが起きていると考えられる。 ●食事時間が長くかかることで、姿勢の保持が困難となり左に傾くことや、疲労によって嚥下機能が低下することにより誤嚥しやすくなる。 ●落ち着かない環境により食事に集中できず、食べこぼしや食事時間の延長につながっている可能性がある。 ●食物残渣が多くみられることから、舌や口腔内の運動機能低下が考えられる。現在の食形態がEさんの咀嚼・嚥下能力に合っているか確認が必要である。
排泄	●排便は、2日に1回、自然排便 ●排尿は、日中5～7回、夜間2回 ●尿意・便意あり、失禁はなくオムツを使用していない。 ●介助でトイレ排泄している。 ●尿便意を感じるとナースコールを押して看護師を呼ぶ。 ●排泄動作は、トイレまでの車いす移動、起立動作、下衣の上げ下げの介助が必要である。 ●トイレットペーパーを取るのを介助すると自力で拭ける。	●尿便意、排泄回数の問題はない。 ●左片麻痺により、排泄動作は介助が必要である。今後は徐々に自力でできる動作を増やしていけるように援助していく必要がある。
姿勢保持・移動	●左半身の状況 　・左上下肢：ブルンストロームの評価法：ステージⅣ 　・左上肢は、左肩の挙上、左肘関節の屈曲伸展、左手関節および手指関節運動が不可能である。 　・左下肢は、介助で膝立てが可能である。 ●利き手は右手である。 ●寝返り、起き上がり、起立は一部介助が必要である。 ●端座位の保持は、ベッド柵につかまって可能。 ●立位の保持は手すりを利用すると20秒ほど可能だが不安定である。 ●ベッド⇔車いす間の移乗は、全面介助が必要である。 ●リハビリテーションは、毎日訓練室で寝返り・起き上がり訓練、端座位の保持訓練、平行棒を使っての立位保持訓練を30分ほど行っている。	●脳梗塞による麻痺は完全に回復することはないが、残された能力を生かしたADLの拡大や、麻痺側の関節拘縮や筋の廃用性萎縮などの二次障害の予防も重要である。 ●Eさんは片麻痺に加え、加齢や入院後の安静による健側の筋力低下もあり、移動や姿勢保持が困難になっていると考えられる。 ●Eさんはリハビリテーションを行っているが、訓練室で「できる動作」を日常生活のなかでも生かせるように、リハビリのスタッフとも連携する必要がある。
睡眠・休息	●日中はリハビリテーション後に1時間半程度の午睡をする。 ●夜間は良眠できている。	●睡眠は問題ない。

項目	情報（入院14日目の状況）	アセスメント
衣服	●更衣は、上着は介助で健側のみ腕を通し、下衣は全面介助が必要である。	●動作の安定性をみて、徐々に自力で実施する部分を増やす必要がある。
身体の清潔	●口腔ケアはセッティングにより自力で可能である。 ●洗面はタオルを渡すと自力で拭ける。 ●入浴は週3回、介助でシャワー浴をしている。	●嚥下障害があるため、口腔ケアが確実に行われるように確認が必要である。 ●入浴は今後、洗身方法や浴槽に入る動作の確認が必要である。
意思伝達	●意識レベルはJCS＝Ⅰ-2 ●HDS-R＝16点 ●失語症および構音障害はなし。 ●日常会話はほぼ問題はないが、複雑な内容は理解しにくい様子である。 ●時々物忘れがみられる。	●JCSはⅠ-2で見当識障害があり、HDS-Rは16点と21点以下であることから、認知症の可能性がある。 ●認知機能の低下が脳梗塞の影響であるのか、入院前の認知機能の状態について家族に確認する必要がある。 ●現状では認知機能の低下が認められるため、危険への認識や生活調整、服薬自己管理能力などを確認していく必要がある。
価値観・信念	●性格は、真面目で無口、我慢強い。 ●「歩けなくなったら、おしまいだな」と腹立たしげに言う姿がみられた。	●Eさんの言葉から、歩けないことに対する苛立ちがあるようである。
社会的活動	●職業：無職（元造園業） ●家族構成：妻（75歳、健康）と二人暮らし。子どもは3人で同市内在住。 ●妻が週に3回ほど面会に来る。	●妻は定期的に面会に来ており、関係性はよいようである。しかし、妻も高齢であり、自宅でEさんの介護をするには負担が大きいと思われるため、サポートシステムの構築が必要である。
健康認識・健康管理	●本人は「早く歩けるようになりたい」と言っている。 ●リハビリテーションには意欲的で、休憩を勧めても「まだまだ」と言って続けることがある。 ●リハビリテーション後、ふらつきがみられることがある。 ●夜間の巡回時に1人で起き上がろうとしているところを何度か発見されている。 ●2日前、夜間に自力で起き上がろうとしてベッドからずり落ちているところを発見された。本人は「トイレに行こうと思った」という。怪我はなし。	●Eさんは歩くことに対する意欲が高く、リハビリテーションにも熱心に取り組んでいるが、無理をしすぎないように見守る必要がある。 ●夜間は覚醒状態が低いため、危険に対する判断力が低下し、看護師を呼ばずに能力以上の行動を起こして転倒につながったと考えられる。 ●Eさんの現在の認知機能から考えると、自身の身体状況やそれに伴う危険について正しく理解されていない可能性もあるため、再確認が必要である。
環境整備	●Eさんはベッド周囲が散らかっていても気にしていない様子。	●転倒につながる障害物の有無などを観察する必要がある。
ストレスコーピング	●看護師が心配するような状況でも「大丈夫だよ」と答える。 ●妻の面会時には笑顔が多くみられる。	●Eさんは我慢強い性格で訴えが少ないため、微妙な様子の変化を見逃さないことが大切である。 ●妻の面会が楽しみの1つになっているようである。

Eさんの情報から作成した全体関連図

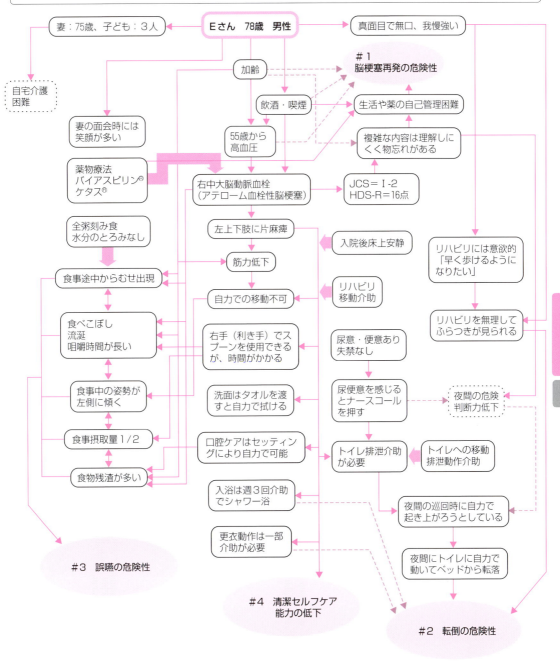

関連図の解説

　現在、Eさんは回復期にあり、安全にリハビリテーションが進み日常生活動作が自立するための看護が必要である。

　Eさんは血圧の治療を受けていたが、飲酒と喫煙は続けてきたため、血栓によって右中大動脈が閉塞し、脳梗塞を発症した。右中大脳動脈が支配する領域（右頭頂葉、右側頭葉）の脳神経細胞が壊死した状態である。その結果、左側の運動麻痺、嚥下障害が生じている。

　今回の脳梗塞の原因はアテローム血栓性脳梗塞であることから、血管が加齢による動脈硬化を起こしていることがうかがえる。Eさんは高血圧があり内服治療を受けていることと、認知の低下がみられるため、内服薬管理が正しく行われない可能性がある。また、喫煙習慣があるため、今後、脳梗塞の再発の危険性は高く、総頸動脈、内頸動脈、椎骨動脈などに発症することが予測される（#1）。

　今回の脳梗塞の発作により、運動麻痺が左顔面と左半身（左片麻痺）にある。さらに加齢と安静による健側の筋力の低下により、身体可動性の低下が生じて移動動作が困難な状況があり、認知力も低下していることから、転倒の危険性が高い。また、Eさん自身も「早く歩けるようになりたい」と話しているように歩行への意欲が高いため、自己判断で歩行を開始する危険性も高い（#2）。

　さらに、左顔面の運動麻痺により左口唇・舌の動きが低下しており、加齢による咽頭反射の低下があることと、左片麻痺によって食事の姿勢が保持できない状態があり、誤嚥の危険性が生じている。また、HDS-R16点のため、食事中に周囲の環境の影響を受けて集中力が低下し、誤嚥を起こす危険性がある（#3）。

　Eさんは、脳梗塞後遺症の左片麻痺があり、加齢や安静による筋力の低下もあるため、移動、食事、排泄、入浴、更衣などの日常生活動作全般が妨げられる。よって、Eさんのできる部分、できない部分をていねいに観察し、自立に向けた援助が必要である（#4）。

Eさんの看護上の問題

- **#1** 高血圧、喫煙習慣に関連した脳梗塞の再発の危険性
- **#2** 左片麻痺と危険に対する判断能力の低下に関連した転倒の危険性
- **#3** 脳梗塞後遺症と加齢による嚥下機能の低下に関連した誤嚥の危険性
- **#4** 左片麻痺に関連した清潔セルフケア能力の低下

（紙面の都合により、#4を省略）

#1 高血圧、喫煙習慣に関連した脳梗塞の再発の危険性

今回の発作でEさんは、急性期において生命に危機的な状況が生じず、回復期を迎えている。しかし、脳梗塞の急性期では脳循環自動調節能が障害される。急激な血圧上昇は血管の破綻による出血の危険性と、血圧下降は可逆的虚血領域（ペナンブラ領域）の虚血を促進する危険性がある。また、脳梗塞によって梗塞部位周辺の脳に浮腫が起こり、頭蓋内圧亢進の危険性がある。頭蓋内圧が上昇すると意識レベルが低下し、不穏状態、興奮状態、対光反射消失、瞳孔の散大、しびれ、感覚障害、運動障害などの症状が出現する。頭蓋内圧がさらに上昇すると、脳ヘルニアを起こして死に至る危険性がある。

Eさんの病気は右中大脳動脈が血栓で閉塞されたアテローム血栓性脳梗塞である。Eさんは既往症に高血圧があり、喫煙の習慣もあるため、再発の危険性は高い。高血圧により、小動脈の中膜が増殖・肥厚して血管内を狭小化が起こりやすいことに加え、大動脈血管の内皮細胞が損傷してアテローム性動脈硬化症を起こしやすくする。この血管内の合併症が脳梗塞の原因になる可能性が高く、高血圧をコントロールすることが必要である。また、タバコはニコチンの作用によって血圧を上昇させたり、冠動脈を狭窄させて虚血性心疾患を誘発しやすい。また、多量の飲酒後の脱水は血液を濃縮させ、脳梗塞や心筋梗塞の誘因になりやすい。これらのことから、喫煙や飲酒の制限が必要である。

しかし、EさんはHDS-Rが16点と、認知機能の低下がみられるため、内服管理や生活習慣をコントロールするのに困難が生じることが予想され、再発の危険性は高いと推測される。

#1 関連図

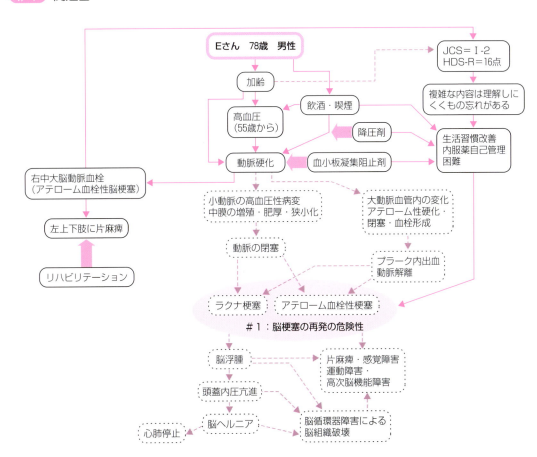

看護目標

❶ 患者や家族は指示された内服薬を管理することができる。
❷ 患者や家族は喫煙や飲酒の制限の必要性を学習できる。
❸ 患者や家族は食事療法について学習できる。

看護計画	看護計画の根拠・理由
OP（観察計画） ① バイタルサイン（血圧、脈拍、体温） ② 神経学的徴候：意識レベル（JCS）、麻痺レベルの変化の有無、新たな運動機能や感覚の異常などの有無等 ③ 血圧変動に伴う症状：頭痛、めまい、耳鳴り、ふらつき、など ④ 内服薬の効果と副作用 ⑤ 血圧に影響する因子の状態：食事摂取状況、水分出納、睡眠・休息、排便状況、心理状態、など	**OP** ● 脳梗塞再発を早期に発見するため神経学的徴候の観察は重要である。 ● 内服薬による血圧のコントロールを行っているため、薬の効果と副作用の観察が必要である。また、高血圧による随伴症状の観察は脳、心臓、腎などの合併症を早期発見につながる。 ● 降圧剤は排尿量が増加し脱水になりやすいので水分出納の観察が必要である。
TP（直接的ケア計画）・EP（指導計画） ① 再発の早期発見 ・頭痛、めまい、運動機能の変化、異常感覚など何か自覚症状を感じたらすぐに知らせるよう伝える。 ② 食事療法の指導 ・塩分制限やミネラルの適量摂取について、本人と家族に説明する。 ・本人の嗜好にあわせて具体的に工夫方法を説明する。 ③ 喫煙、飲酒の制限の指導 ・本人と家族に喫煙と飲酒が脳梗塞再発の危険因子であることを説明する。 ・本人の喫煙と飲酒に対する気持ちを確認して実施可能な方法を一緒に検討する。 ④ 内服薬の指導 ・毎回、看護師が内服薬を本人に手渡し、薬の種類と効果について伝える。 ・随時、本人と家族の内服薬に対する認識を確認し、飲み忘れないための方法を一緒に検討する。	**TP・EP** ● 再発時に起こりうる症状を本人と家族に伝えて早期発見に努める必要がある。 ● 塩分の制限は体内のナトリウム量を減らし、体液量や心拍出量を減少させ、血管の抵抗を下げ血圧を低下させる。ただし、塩分制限により食欲が減退する場合は、栄養士と相談し調理方法を工夫するか、医師と相談し塩分制限を再検討する。 ● ニコチンやアルコールは依存性がある。そのため喫煙習慣を変更することは非常につらい状況が生じる。したがって、本人と家族とよく話し合い、禁煙や飲酒の調整が必要である。 ● Eさんは認知の機能が低下していることから内服薬の自己管理が行えない危険性がある。よって、家族と本人へ内服薬の管理について指導が必要である。

♯2　左片麻痺と危険に対する判断能力の低下に関連した転倒の危険性

　Eさんは、脳梗塞後遺症の左上下肢の麻痺に加え、加齢と安静による健側の筋力低下もあり、移動動作には援助が必要な状態である。中枢性の運動麻痺は上位運動ニューロンが障害されるため、病巣側と反対側に発症する。運動麻痺になった筋肉は、発症直後は弛緩しているが次第に痙性が強くなる。そして、錐体路の障害により、膝蓋腱反射などのように刺激によって筋肉が伸展する深部反射が亢進したり、正常な成人ではみられないが乳児ではみられるバビンスキー反射などのような反射が生じる。また、筋肉の萎縮は廃用症候群になりやすい状態にあり、麻痺した身体の可動性が低下する。さらに、麻痺となった身体をこれまでと同じように行動することは困難となる。しかし、患者自身が麻痺した身体の認識がなかったり、動かし方がわからないという場合がある。そのため、麻痺を意識して動くことがなく、転倒の危険性がある。Eさんは、夜間に1人でトイレに行こうとして転倒したことがあり、何度か看護師を呼ばずに起き上がろうとすることから、認知力が低下しているため、危険に対する判断ができない可能性があり、転倒の危険が高い。さらにEさんの歩きたいという気持ちは、焦りになりやすく自己判断で歩き始める危険性もある。しかし、このEさんの歩きたいという気持ちや右上下肢が健側であることは強みである。Eさんの生活パターンに合わせ、移動動作の自立をめざすために、理学療法と連動しながら行える行動を生活援助のなかに組み込んでいく必要である。

♯2　関連図

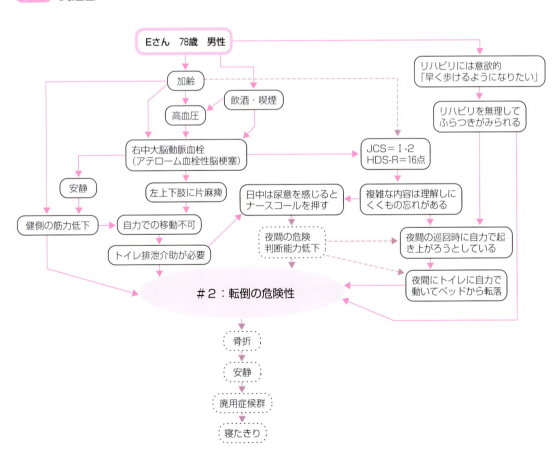

看護目標

❶ 転倒しない。
❷ 移動時にはナースコールで看護師を呼ぶことができる。
❸ 看護師見守りのもとで移動動作を行える。
❹ 自力でできる移動動作が増える（立位の安定、立ち上がりなど）。

看護計画	看護計画の根拠・理由
OP（観察計画） ① バイタルサイン（血圧、脈拍、体温） ② 疲労の有無（とくにリハビリ後） ③ 動作の安定性（座位、起立、立位など） ④ 本人の危険に対する認識 ⑤ 本人の移動へのニーズ（尿・便意、どこかに行きたいなど） **TP（直接的ケア計画）** ① ベッド周囲の環境整備（L字バーの固定、ベッドの高さ、ナースコールの位置、障害物除去、床状況、日用品の配置など） ② ベッド⇔車いす間の移乗や排泄時など、移動の必要なときには必ず介助する。 ③ 本人の排泄パターンに合わせた巡回と誘導を行う（とくに夜間）。 ④ 移動動作の安定性向上のため訓練室でリハビリテーションを継続し、生活場面でも積極的に活用する。 **EP（指導計画）** ① 移動時の介助の必要性を説明し、移動を希望するときや尿・便意を感じたときは、ナースコールを押して看護師を呼ぶように伝える。 ② 介助を受けているときでも、できるだけ本人が力を発揮できるような動作の方法を随時伝える。	❶❷ 体調によって動作の安定性が変化するため、バイタルサインの把握や疲労状況の確認は必要である。 ❺ 本人の移動へのニーズでは、とくに尿・便意は強い動機になるため、排泄パターンを把握していく必要がある。 ❶ 転倒予防および転倒時の被害を最小限にとどめるための環境整備が必要である。 ❷❸ 基本的にはEさんの希望時に援助を行うが、夜間には排泄パターンに合わせたアプローチも必要である。 ❹ 転倒の危険回避の視点だけではなく、動作の安定性を向上し、自立に向けた援助も大切である。そのためには、訓練室でできることを生活のなかで活用できるようにリハビリスタッフとの連携も重要である。 ❶ Eさんは、覚醒時は介助の必要性を感じていると思われるが、認知力の低下もあるため、随時、介助の必要性について再確認していく必要がある。 ❷ 自立をめざして介助されるなかでも、自分の力を使っていくことを意識してもらうことは重要である。

♯3　脳梗塞後遺症と加齢による嚥下機能の低下に関連した誤嚥の危険性

　Eさんはいくつかの要因が関連して嚥下障害を起こしていると考えられる。まず、78歳という年齢から加齢に伴う喉咽頭の形態変化や咽頭反射の減弱の可能性がある。そして脳梗塞後遺症による口唇・口腔内・舌の運動機能低下により咀嚼・食塊形成と咽頭への運び込みが困難となり食物残渣が左口腔内に残ってしまい、それらが咽頭に落ち込み誤嚥する可能性がある。

　また、食べこぼしや流涎は口唇の閉鎖不全によるもの、鼻から食物が出てしまうことは軟口蓋の閉鎖不全が考えられる。現在の食形態がEさんの咀嚼・食塊形成能力に合ったものであるか確認が必要である。

　Eさんは食事時間が長くかかり途中からむせが出現している。これは長時間の姿勢保持が困難であること、疲労により更に嚥下機能が低下することが影響している。食事時間延長の原因として、右手（利き手）のみでの摂取による食べにくさ、落ち着かない環境による食事への集中力低下が関連していると考えられる。以上より、誤嚥予防と嚥下機能回復をめざした援助が必要である。

♯3　関連図

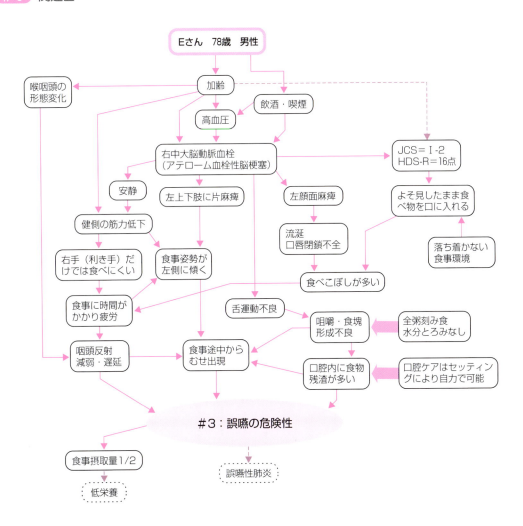

看護目標

❶ 右手だけでも摂食動作がスムーズに行える。
❷ 食事中に姿勢が崩れない。
❸ 嚥下訓練を継続することができる。
❹ むせの回数が減少する。

看護計画	看護計画の根拠・理由
OP（観察計画） ① 誤嚥性肺炎徴候の有無（胸部X線、発熱、肺音異常、倦怠感などの有無） ② 食事の摂取量・摂取時間・スピード ③ 咀嚼、飲み込み状況 ④ むせの状況 ⑤ 食事中の呼吸状態（呼吸数、脈拍、声の性状変化、気管支音・肺音、必要時SpO₂） ⑥ 食事形態と摂取状況の関連 ⑦ 食事中の姿勢 ⑧ 摂食動作 ⑨ 食事中の集中力・疲労状況 ⑩ 義歯の状況 ⑪ 口腔の食物残渣の状況 ⑫ 口唇、舌、顔面筋などの動き ⑬ 栄養状態（体重、TP、Alb） ⑭ 脱水の有無（水分摂取量、皮膚・粘膜の乾燥、発熱、倦怠感など）	❶ 高齢者の場合、誤嚥性肺炎の徴候はバイタルサインに明らかな変化が現れない場合もあるので見逃さないように注意が必要である。 ❸ ❸ 嚥下状態の観察は、食物と認知する先行期から食道期までていねいに行うことが必要である。 ❺ 食事中の呼吸状態は、誤嚥の有無の確認や疲労の指標にもなる。 ❼ 食事中の姿勢は、嚥下をスムーズにするために重要であり、テーブル・いすの高さや麻痺の影響などさまざまな視点で観察する必要がある。 ⑬⑭ 嚥下障害によって摂取量が減少すると栄養状態の低下や脱水をまねく可能性があるため、観察が必要である。
TP（直接的ケア計画） ① 食事環境整備（ゆったりした雰囲気づくり） ② 食事姿勢の調整・保持 ③ 食事形態の調整（食事の大きさ、硬さ、とろみなど） ④ 摂食動作をスムーズにする工夫（片手でもすくいやすい食器の工夫、滑り止めマットの使用など） ⑤ 食前・間・後に空嚥下を勧める。 ⑥ 食事前に嚥下基礎訓練を実施する（リラクゼーション、舌・唇・頬などの運動、発声訓練、ブローイング、呼吸・排痰訓練） ⑦ 毎食後の口腔ケアの一部介助および口腔内残渣を確認する。 ⑧ 日常のケアにも顔面筋や頸部の筋肉を動かす方法を取り入れる。 ⑨ 日常での会話を増やして発声を促す。	❶ 認知症のEさんは、周囲の騒音や人の動きに気をとられて集中力が低下しやすいため、嚥下反射のタイミングのずれをまねきやすい。食事に集中できる環境を設定する必要がある。 ❷ Eさんは左片麻痺のため、座位姿勢を保持することが困難であり、左体側に姿勢が崩れる傾向がある。崩れた姿勢では嚥下に障害を生じやすく、疲労しやすいため、正しい姿勢を保持する必要がある。 ❹ Eさんは右手だけの摂食動作になるため、うまくできないと疲労や食欲不振につながることもある。 ❻ Eさんの嚥下機能の低下を示す症状から、適切な嚥下基礎訓練を選択し、食事前に実施すると効果的である。 ❼ 誤嚥性肺炎予防には、口腔ケアが重要である。また、口腔内残渣の状況を観察することで口腔内の動きも予測できる。 ❽ 嚥下基礎訓練のように改めて実施することだけでなく、日常のケアのなかに訓練的要素を取り入れていくことも必要である。
EP（指導計画） ① 誤嚥予防として食事に集中することや姿勢を整えることの大切さを説明する。 ② 誤嚥性肺炎予防として口腔ケアの重要性を伝える。 ③ 嚥下基礎訓練の重要性と方法を伝え、一緒に実施する。	● 誤嚥予防の必要性や方法をEさんに伝えることにより、セルフケアの拡大にもつながる。しかし、Eさんは認知力の低下もみられるため、繰り返しの説明や、実施状況の観察が必要である。 　さらに、今後家族が介護をする場合を想定し、口腔ケアの必要性とその方法を指導することが必要である。

索 引

欧 文

A-DROPシステム … 7
ACBG … 110
ACS … 126
AST … 128
BNP … 72
BT … 90
CA19-9 … 146
CABG … 129
CAG … 109, 110, 129
CEA … 49, 146, 166
CK … 128
CK-BB … 129
CK-MB … 129
CK-MM … 129
COPD … 26
　　——の病期分類 … 27
CT … 46
CVP … 72
CYFRA21-1 … 49
EMR … 147, 167
EOB・プリモビスト … 187
ESD … 147
FIM … 207, 225
FOLFOX療法 … 168
GCS … 225
GOT … 128
Group分類 … 147
GVHD … 184
HBV … 184
HCV … 184
HDS-R … 225
HER2 … 149
HOT … 28
Hunt and Hess分類 … 206
Hunt and Kosnik分類 … 206
IABP … 73, 110
JCS … 225
LDH … 128
MAPCA … 89
METs … 85
MMSE … 225
MMT … 225, 227
MRA … 225
MRC息切れスケール … 28
MRI … 46
NHCAP … 7
NIPPV … 28
NSE … 49
PAWP … 72
PCI … 110
PDT … 49
PET … 46, 48
ProGRP … 49
PTCA … 110, 129
PTCR … 110
RIND … 223
SCC … 49

SIADH … 46
SIAS … 207
SLX … 49
SPECT検査 … 225
ST上昇 … 108
ST低下 … 108
TIA … 222, 223
TNM分類 … 47
T波陰性化 … 108
WFNS … 207

あ

アイスマッサージ … 228
アイソザイム … 128
愛着形成 … 99
アスベスト … 45
アタッチメント … 99
圧負荷 … 69
アテローム血栓性脳梗塞 … 223
アテローム硬化巣 … 126
アテローム性動脈硬化 … 106
イートン・ランバート症候群 … 46
胃がんの転移 … 146
胃がんの病期 … 145
異型狭心症 … 107
意識障害 … 206, 223
　　——の評価 … 225
移植片対宿主病 … 184
胃生検組織診断分類 … 147
胃切除後の再建法 … 148
胃切除の方法 … 148
胃全摘術 … 147
一側大脳半球 … 206
1秒率の低下 … 27
一過性脳虚血発作 … 222, 223
胃部不快感 … 146
医療・介護関連肺炎 … 7
院内肺炎 … 7
ウイリス動脈輪閉塞症 … 204, 206
ウィルヒョウのリンパ節転移 … 145
上大静脈症候群 … 45
ウェルニッケ・マン肢位 … 224
右心室肥大 … 88, 90
うっ血 … 71
うっ血性心不全 … 68
ウレアーゼ … 145
運動障害性構音障害 … 224
運動性失語 … 224
運動負荷試験 … 108, 108
運動麻痺 … 223
壊死 … 184
嚥下障害 … 45, 146, 224
エンピリック治療 … 7, 9
黄色髄液 … 206
黄疸 … 185
オピオイド鎮痛薬 … 51

か

潰瘍 … 144

243

潰瘍限局型	144
潰瘍浸潤型	145
潰瘍性大腸炎	165
化学療法	50
可逆性虚血神経障害	223
喀痰	71
喀痰検査	7
喀痰細胞診検査	46
家族性大腸ポリポーシス	165
片麻痺	206
括約筋間直腸切除術	168
カナダ心臓血管学会の分類	107
空咳	71
カルシウム拮抗薬	109, 129
カルチノイド腫瘍	48
カルチノイド症候群	46
加齢に伴う1秒量の変化	27
陥凹型	144
感覚性失語症	224
肝がん合併	186
冠危険因子	106, 115
肝機能低下	187
肝硬度測定	187
肝硬変の血液検査	187
肝硬変の重症度分類	186
肝硬変の症状と合併症	185
肝細胞がん	186
間質液	71
間質性肺炎	6, 13
患者のコーピング能力	33
肝腫大	71
がん親和光感受性薬品	49
がん性胸膜炎	46
肝性脳症	186, 186
完成脳卒中	223
肝組織の傷害	184
がん胎児性抗原	166
眼底出血	206
冠動脈疾患の侵襲的治療	111
冠動脈疾患の診断・治療の流れ	110
冠動脈造影	109, 110, 129
冠動脈造影CT検査	109, 129
冠動脈のアテローム性動脈硬化	106
冠動脈の攣縮	106
冠動脈バイパス移植術	110, 129
肝庇護療法	187
冠血栓性狭心症	107
冠攣縮性狭心症	107, 106
気管支擦過細胞診	46
木靴型	90
奇形血管塊	205, 206
起坐呼吸	71, 71
器質性狭心症	107
喫煙	26, 44
喫煙指数	44
機能的自立度	207
機能的自立度評価法	225
ギャロップリズム	127
キャンサーボード	179
急性冠症候群	126
急性心筋梗塞の重症度分類	128
急性心筋梗塞の心電図	128
急性心筋梗塞への移行徴候	115
急性心不全	70
——の原因と症状	71
狭窄症状	146, 165
狭心症と心筋梗塞	107
狭心症の発生機序	107
狭心症の分類	108
狭心症発作	115
狭心症発作の症状	115
胸水	72
胸痛発作	126
胸部圧迫感	107
胸部X線撮影検査	46
胸部可動域訓練	16
胸部絞扼感	107
虚血状態	106
キリップ分類	69, 127, 128
口すぼめ呼吸	16, 27
——のメカニズム	37
クッシング症候群	46
くも状血管腫	186
くも膜下腔	204, 205
くも膜下出血	206
——の主な原因	205
グラスゴー・コーマ・スケール	225
クリッピング術	207
クルーケンベルク腫瘍	145
クレアチンキナーゼ	128
経気管支肺生検	46
経肛門的局所切除術	168
頸静脈の怒張	71
経仙骨的局所切除術	168
頸動脈終末部	206
経皮経管的冠動脈溶解療法	110
経皮的冠動脈インターベンション	110, 129
経皮的冠動脈形成術	110, 129
経鼻的持続気道陽圧呼吸療法	28
傾眠	186
ケールニッヒ徴候	206
下血	165
血液希釈	219
血管拡張薬	109
血管の攣縮	204
血行性による肝転移	167
血漿膠質浸透圧	72
血性髄液	206
血栓塞栓	127
血栓溶解療法	227
結腸がん	164
——の手術	168
血流の閉塞	45
見当識障害	223
原発性肝がん	186
原発性肺がん	44
コイル塞栓術	207
構音障害	224
高カルシウム血症	46
硬がん	145
抗凝固療法	227
抗菌化学療法	7
高血圧性脳内出血	204, 206
抗血小板薬	109
抗血小板療法	227
抗血栓薬	129

膠原病関連肺疾患	7
高次脳機能障害	224
硬性がん	145
光線力学療法	49
拘束性換気障害	6
項部硬直	206
後負荷	69
抗浮腫療法	227
後壁梗塞	126
後方障害説	70
抗利尿ホルモン不適合分泌症候群	46
コーティング（ラッピング）術	207
コールドポリペクトミー	167
呼吸器感染症の分類	6
呼吸筋トレーニング	16
呼吸訓練	16
呼吸困難	27, 71
——の機序	33
呼吸困難感の体験	33
呼吸生理学的検査	27
呼吸理学療法	16
心窩部痛	146
心タンポナーデ	70
骨髄生検	48
5年生存率	44
昏睡	186, 223

さ

細菌性肺炎	7, 13
最高排尿中枢	224
再生結節	184
在宅酸素療法	16, 28
左心房圧	69
嗄声	45
サルコイドーシス	184
酸素飽和度曲線	28, 28
C型肝炎ウイルス	184
痔核	186
磁気共鳴血管撮影	225
ジギタリス	73
自己免疫性の肝炎	184
持続脳室ドレナージ	207
下壁梗塞	128
市中肺炎	7
失語症	224
湿性ラ音	71, 127
自転車エルゴメーター負荷試験	108
自動吻合器	168
シフラ	49
嗜眠	223
ジャパン・コーマ・スケール	225
収縮不全	126
修正ボルグスケール	28
粥状硬化	126
手掌紅斑	186
シュニッツラー転移	145
主要大動脈肺動脈側副血行路	89
腫瘤型	144
循環血液量の増加	219
循環性浮腫	72
小細胞がん	48
硝酸薬	109, 129
上皮性の悪性腫瘍	144

上部消化管造影検査	146
上部消化管内視鏡検査	146
静脈還流	45
静脈瘤破綻	186
食道静脈瘤	186
女性化乳房	46, 186
ショック状態	70
自律神経温存手術	168
自律排尿中枢	224
シルヴィウス裂	206
人為的高血圧	219
心エコー検査	72
心機能分類	70
心胸郭比	72
心筋壊死	126
心筋梗塞	70
——の致死的な合併症	126
——の発生機序	127
——の部位	127
心筋障害マーカー	133
心筋シンチグラフィ法	109
心筋トロポニン	129
神経症状	46
心係数	128
神経超音波検査	226
心原性ショック	127
心原性脳梗塞	223
進行胃がん	144
人工肛門	168
心室中隔欠損	88
心室中隔の穿孔	126
心室瘤	127
心収縮力を決定する静脈還流量	69
滲出液	46, 71
浸潤	144
心性浮腫	72
腎性浮腫	72
心臓移植手術	73
心臓核医学検査	129
心臓カテーテル検査	90, 109, 129
心臓カテーテル法	72
心臓死	68
心臓喘息	70
心臓痛	106
心臓リハビリテーション	133
心内修復術	90
心破裂	126
心不全細胞	71
心不全に伴う症状	72
心不全の重症度	69
心不全の重症度評価	77
心不全の代償機序	77
心不全の発生機序	70
心不全の病期	77
心不全をきたす基礎疾患	68
心膜嚢への液体の貯留	45
髄液シャント術	204
髄液循環障害	204
水頭症	204
髄膜刺激症状	206
スキルスがん	145
スクイージング	16
スターリングの心臓の法則	69

項目	ページ
スターリングの法則	72
ステント留置術	110, 129
ストーマ	168
スパイロメーター	27
スワン-ガンツカテーテル	72
正常圧水頭症	204
正常な嚥下	224
精巣萎縮	186
生体肝移植	187
腺がん	48, 164
全身浮腫	70
先天性心疾患	88
蠕動運動	224
前負荷	69
前壁梗塞	126, 128
前方障害説	69
前方切除術	168
喘鳴	71
せん妄	223
早期胃がん	144
相対的貧血	95
側壁梗塞	126
組織液	71
蹲踞	89

た

項目	ページ
大細胞がん	48
胎児性抗原	146
大循環系の短絡	187
代償性肝硬変	185
大腸がんの好発部位	164
大腸がんの進行度分類	166
大腸がんの転移	167
大腸がんの発生機序	165
大腸がんの病期（ステージ）治療方針	167
大腸内視鏡検査	165
大腸における内容物の形状	173
大腸ポリープ	164
大動脈騎乗	88
大動脈内バルーンパンピング法	73, 110
大動脈肺動脈吻合手術	90
大動脈弁狭窄症	106
大脳間裂	206
多血症	95
多剤併用療法	149, 168
樽状胸郭	27
胆管細胞がん	186
断層心エコー	90
断続性ラ音	71
ダンピング症候群	149
短絡手術	90
短絡路	45
チアノーゼ	27, 89
知能低下	186
チャイルド・ピュー分類	186
中心静脈圧	72
中大脳動脈領域	206
注腸造影	165
中皮腫	45
直腸がん	164
——の手術	168, 169
直腸局所切断術	168
直腸指診	166

項目	ページ
直腸切断術	168
定型手術	148
定型肺炎	7
低酸素発作	89
デュークス分類	166, 166
転移性肺がん	44, 46, 47
疼痛発作	106
頭部外傷	204
動脈血ガスの基準値	27
動脈血ガス分析	7, 27
動脈血酸素飽和度	28
特発性間質性肺炎	7
徒手筋力テスト	225, 227
トラッピング術	207
トリプルH療法	219
トレッドミル負荷試験	108

な

項目	ページ
内視鏡的治療	167
内視鏡的粘膜下層剥離術	147
内視鏡的粘膜切除術	147, 167
ナイダス	205
ニコランジル	109
日常活動におけるエネルギー消費量	85
日本内視鏡学会分類	144
2薬併用療法	50
乳頭筋の断裂	126
ニューヨーク心臓協会	69
脳圧亢進症状	206
脳血管撮影検査	225
脳血管障害の分類	222
脳血管攣縮	219
脳梗塞の再発の危険性	231
脳梗塞の種類	223
脳梗塞部位に応じた症状	231
脳出血	206
脳性ナトリウム利尿ペプチド	72
脳卒中機能評価法	207
脳底槽	206
脳動静脈奇形	205
脳動静脈奇形破裂	204
脳動脈の障害部位と症状	224
脳動脈瘤	204
——の主な外科的治療法	207
脳動脈瘤破裂	204

は

項目	ページ
バーセル指数	225
肺うっ血	71
肺炎患者の病態	7
肺炎の重症度分類	7
バイオプシー	46
肺外症状	46
肺がんのTNM分類	47
肺がんの血行性転移	46
肺がんの手術療法	49
肺がんの組織分類	47, 48
肺がんの治療成績	50
肺がんの治療方法	49
肺がんの病期分類	47
肺気腫	26
肺気腫型	26
肺機能検査	50

肺気量の測定	28
肺高血圧症	27
肺水腫像	71
肺性心	27
肺線維症	6
排痰法	16
肺動脈圧	72
肺動脈狭窄	88
肺動脈楔入圧	69, 70, 72
排尿障害	224
肺浮腫	127
肺胞気動脈血酸素分圧較	27
肺胞性肺炎	6
長谷川式認知症スケール	225
ばち状指	46, 89
羽ばたき振戦	186
パルスオキシメータ	16, 28
パンコースト症候群	45
半昏睡	223
反復性の痙攣	206
B型肝炎ウイルス	184
脾腫	186
非小細胞がん	48
非侵襲的陽圧換気	28
非代償性肝硬変	185
左心不全	69
非定型肺炎	7
非肺気腫型	26
皮膚筋炎	46
びまん浸潤型	145
表在型	144, 166
日和見感染性肺炎	7
ビルロートⅠ法	148
ビルロートⅡ法	148
広基型	167
ピロリ菌	145
頻呼吸	71
不安定狭心症	107
フィステル	45
フォトセンシタイザ	49
フォレスター分類	69, 70, 128
腹腔鏡下手術	167
腹水	72, 185
腹部腫瘤触知	165
腹壁静脈の怒張	186
浮腫	71, 187
不随意運動	206
不整脈	45, 126
フラミンガム心不全の診断基準	73
フランク・スターリングの法則	68
ブリンクマン指数	44
ブルジンスキー徴候	206
ブルンストロームの評価法	225, 226
ブレロック・トーシック	90
ブローイング	228
フローボリューム曲線	27, 28
分化がん	144
分子標的治療薬	51, 168
分子標的治療薬療法	149, 168
噴門側胃切除	148
β遮断薬	109, 129
壁外性進展の特殊型	166
ヘリカルCT検査	46

ヘリコバクターピロリ	145
便潜血検査	165
扁平上皮がん	48
放射線照射	50
ボールマン分類	144, 166
ポジトロンCT	48
補助人工心臓手術	73
骨シンチグラフィ	48
骨スキャン	48
ポリープ	164
ポリペクトミー	165, 167
ホルター心電図検査	109
ホルネル症候群	45

ま

マイルズ手術	168
マスター2段階負荷試験	108
末梢循環不全	71
麻痺	223
慢性気管支炎	26
慢性心不全	70
慢性閉塞性肺疾患	13, 26
右軸偏位	90
右心不全	27, 69
ミニメンタルステート検査	225
未分化がん	144
ミラーとジョーンズの分類	7
無症候性心筋虚血	107
メドゥーサの頭	186
免疫学的便潜血反応	165
免疫チェックポイント阻害薬	51
毛細血管内静水圧	72
毛細血管壁の透過性	72
もやもや病	204
門脈圧亢進症	185, 187
門脈側副血行路	186
門脈大循環短絡路	186

や

有茎型	167
用手的肺理学療法手技	16
腰椎穿刺	206
容量負荷	69

ら

ラクナ梗塞	223
利尿薬	73
隆起型	144, 166
流出静脈	206
流入動脈	205
両室不全	73
リンゴの芯様像	165
リンパ節郭清	168
ルーワイ法	148
労作狭心症	107
——の重症度分類	108
漏出液	46
漏出液	71

疾患別看護過程セミナー　上巻

執筆者	山田幸宏（やまださちひろ）　他
発行人	中村雅彦
発行所	株式会社サイオ出版
	〒101-0054
	東京都千代田区神田錦町 3-6　錦町スクウェアビル 7 階
	TEL 03-3518-9434　FAX 03-3518-9435
カバーデザイン	株式会社メデューム
DTP	株式会社メデューム
本文イラスト	株式会社日本グラフィックス、井出三佐雄
印刷・製本	株式会社朝陽会

2018 年 7 月 20 日　第 1 版第 1 刷発行　　ISBN 978-4-907176-68-6　　Ⓒ Sachihiro Yamada

●ショメイ：シッカンベツカンゴカテイセミナー　ジョウカン

乱丁本、落丁本はお取り替えします。

本書の無断転載、複製、頒布、公衆送信、翻訳、翻案などを禁じます。本書に掲載する著者物の複製権、翻訳権、上映権、譲渡権、公衆送信権、通信可能化権は、株式会社サイオ出版が管理します。本書を代行業者など第三者に依頼し、スキャニングやデジタル化することは、個人や家庭内利用であっても、著作権上、認められておりません。

JCOPY　<（社）出版者著作権管理機構　委託出版物>

本書の無断複写は著作権法上での例外を除き禁じられています。複写される場合は、そのつど事前に、（社）出版者著作権管理機構（電話 03-3513-6969、FAX 03-3513-6979、e-mail: info@jcopy.or.jp）の許諾を得てください。